破岩灭燚治肿瘤

王笑民从医35年验案实录

王笑民 ◎ 主编

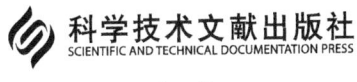

·北京·

图书在版编目（CIP）数据

破岩灭燚治肿瘤：王笑民从医35年验案实录 / 王笑民主编. -- 北京：科学技术文献出版社，2025.4（2025.11重印）.
ISBN 978-7-5235-2275-2

Ⅰ．R273

中国国家版本馆CIP数据核字第20254UX457号

破岩灭燚治肿瘤：王笑民从医35年验案实录

策划编辑：孔荣华　郭　蓉　责任编辑：郭　蓉　责任校对：彭　玉　责任出版：张志平

出 版 者	科学技术文献出版社
地　　　址	北京市复兴路15号　邮编　100038
编 务 部	（010）58882938，58882087（传真）
发 行 部	（010）58882868，58882870（传真）
邮 购 部	（010）58882873
官方网址	www.stdp.com.cn
发 行 者	科学技术文献出版社发行　全国各地新华书店经销
印 刷 者	北京虎彩文化传播有限公司
版　　　次	2025年4月第1版　2025年11月第2次印刷
开　　　本	710×1000　1/16
字　　　数	221千
印　　　张	13
书　　　号	ISBN 978-7-5235-2275-2
定　　　价	58.00元

版权所有　违法必究

购买本社图书，凡字迹不清、缺页、倒页、脱页者，本社发行部负责调换

编委会

主　编　王笑民

副主编　程培育　丁彤晶　雷　勇

编　委　马云飞　郝彩霞　陈　红　张佳慧
　　　　　李晓晓　张博然　谢　鋆　陈欣洁
　　　　　黄　薇　李光达　李冰雪　代存芳
　　　　　陈宇晗　高　宇　吕一人　王秀慧
　　　　　朱　慧　孔柄坛

前言

我的老师、已故的国家级名老中医郁仁存教授主编的《中医肿瘤学》一书，对中医肿瘤学的形成与发展起关键作用。对于早期恶性肿瘤患者，手术治疗依然是主要方法。对于中晚期恶性肿瘤患者，随着免疫治疗、靶向治疗等新疗法和新药物的涌现，转化治疗使部分患者的生存期大大延长，部分病例可以临床治愈。在这种背景下，中医肿瘤学的任务也从最初的改善肿瘤患者生活质量，改善患者的主观感受，逐渐转变到降低肿瘤标志物、缩小肿瘤病灶等客观指标上来。同时，中医肿瘤临床工作者面对的大多数是中晚期肿瘤患者，只有控制了肿瘤生长，部分患者的症状才能改善，才能有更好的生活质量，这无疑对中医肿瘤临床工作者提出了更高的要求。患者的要求就是医者的使命，患者对中医肿瘤治疗质量的期待促使我在临床工作中不断学习，以病者为师，上溯历代古籍经验，向老一辈肿瘤学专家学习，在临证中积累经验。早期我曾侍诊郁仁存教授，后又拜师于上海中医药大学附属龙华医院刘嘉湘教授，在近40年的中医肿瘤临床经验基础上，总结出"内虚瘀毒""岩燚理论""肾实学说"等一系列中医肿瘤的原创理论。临床是理论提出的重要基础，理论要服务于临床才有价值，我一直坚信中医药是可以控制肿瘤进展、降低肿瘤标志物、缩小肿瘤病灶的，在临床实践中也证明了这一点。

本书是我近40年的临床医案实录，如实地反映了临床处方思路的变化，也是中医肿瘤治疗发展变化的一个缩影。本书所选医案，以复诊时间长、症状繁多为特点，中晚期肿瘤患者占多数，中西医结合治疗恶性肿瘤的艰难可见一斑。本书的体例没有按照既往疾病类别的方式来编写，这是为了更好地体现我对中西医结合治疗恶性肿瘤所能达到目标的认识，即改善生活质量是基础，降低肿瘤标志物、缩小肿瘤病灶是提高，延长生存期是终极目的，也就是患者不仅要"活得长"，也要"活得好"。根据治疗目标，本书医案分为三部分：其一，延长生存预期；其二，降低肿瘤标志物，控制肿瘤病灶；其三，改善肿瘤患者症状，提高生活质量。本书的编写历时近3年，编委主要为我的学生，书中各病案从不同侧面反映了不同时期我的中医肿瘤诊治思想的变化历程，其作为真实的记录更是难能可贵，因此编写时并未做过多修饰。本书中很多超常规用药均为个人经验，读者万勿一味照搬，需要在有经验的医师指导下结合个人经验使用，且处方中的炮山甲根据国家政策，现已禁用，特此补充说明。

诚然，中西医结合治疗肿瘤还有很多值得进一步提高的地方，"横看成岭侧成峰，远近高低各不同"，希望本书能作为源头活水，让各位同道引起共鸣，同时能令广大读者稍有所得，那就欣庆之至了。

最后，本人所见难免以管窥豹，且本书编写时间较长，如有疏漏之处，还请各位读者不吝赐教。

王笑民

目 录

第一部分　延长生存预期 1

案 1　肺癌：健脾益肾、化痰解毒法延长老年患者生存期 1
案 2　肺癌：清肺降火、化痰祛瘀法延长患者生存期 4
案 3　肺癌：清肺降火、祛瘀解毒法延长老年患者生存期 7
案 4　肺癌：祛瘀解毒、健脾益气法延长患者生存期 10
案 5　肺癌：扶正祛瘀、解毒抑癌法延长患者生存期 12
案 6　肺癌：化痰祛瘀、扶正解毒法延长患者生存期 16
案 7　肺癌：健脾益肾、祛瘀攻毒法延长患者生存期 20
案 8　肺癌：健脾益肾、化痰祛瘀法延长患者生存期 23
案 9　肺癌：扶正攻毒、化痰散结法延长患者生存期 26
案 10　肺癌：大剂量解毒攻毒法使患者生存期延长 30
案 11　肺癌：治肾解毒法延长恶性肿瘤患者生存期 33
案 12　肺癌：攻邪为主、佐以扶正延长患者生存期 35
案 13　乳腺癌：疏肝祛瘀、扶正攻毒法延长患者生存期 38
案 14　乳腺癌：疏肝祛瘀、攻毒抑癌法延长患者生存期 42
案 15　乳腺癌：健脾化痰、降火解毒法延长晚期癌症患者生存期 46
案 16　结肠癌：健脾益肾、逐瘀攻毒法延长患者生存期 50
案 17　胸腺癌：疏肝健脾、祛痰化瘀法延长患者生存期 52
案 18　输卵管癌、乳腺癌：引火归元、清热解毒法使患者病情长期
　　　　稳定 55
案 19　淋巴瘤：化痰散结、清热解毒法延长患者生存期 57

案20　霍奇金淋巴瘤：扶正益气、解毒化浊法使患者病情稳定 61

案21　非霍奇金淋巴瘤：补气益阳、化瘀解毒法长期控制患者病情 65

第二部分　降低肿瘤标志物，控制肿瘤病灶 70

一、降低肿瘤标志物 70

案1　肺癌：疏肝健脾、补肾解毒法有效降低患者肿瘤标志物 70

案2　肺癌：疏肝健脾、补肾解毒法将患者肿瘤标志物降至正常水平 ...72

案3　肺癌：健脾补肾、解毒抗癌法降低患者肿瘤标志物 74

案4　肺癌：调济水火、抗癌解毒法改善患者生活质量 77

案5　肺癌：疏肝健脾、补肾解毒法降低患者肿瘤标志物 79

案6　肺癌：健脾补肾、解毒抗癌法降低患者肿瘤标志物 82

案7　肺癌：健脾补肾、解毒排毒法降低患者肿瘤标志物 85

案8　肺癌：补肾疏肝、健脾解毒法稳定患者病情 87

案9　肺癌：疏肝健脾、补肾解毒法使患者肿瘤标志物稳定下降 91

案10　肺癌：大剂量攻毒抑癌药降低患者肿瘤标志物 94

案11　肺癌：大剂量解毒药降低患者肿瘤标志物 97

案12　肺癌：大剂量清热解毒药使患者肿瘤标志物下降 100

案13　肺癌：解毒攻毒、引火归元法控制患者肺内病灶 103

案14　肺癌：疏肝降火、解毒化浊法使患者肿瘤标志物降低 105

案15　肺癌：疏肝健脾、解毒行瘀法使患者肿瘤标志物下降 108

案16　肺癌：健脾益肾、活血解毒法降低患者肿瘤标志物且控制
　　　　病灶进展 111

案17　肺癌：化痰降浊、解毒通瘀法使患者肿瘤标志物下降 113

案18　肺癌：补虚导滞、清毒驱邪法降低患者肿瘤标志物 116

案19　肺癌：清热解毒、滋水降火法降低患者肿瘤标志物 119

案20　右肺微浸润性腺癌术后：疏肝健脾、活血解毒法降低患者
　　　　肿瘤标志物 122

案21 乳腺癌：补肾疏肝、健脾解毒法降低患者肿瘤标志物 126

案22 乳腺癌：引火归元、解毒行瘀法降低患者肿瘤标志物 129

案23 胰腺癌：疏肝健脾、抗癌解毒法降低患者肿瘤标志物 133

案24 胰腺癌：化痰活血、解毒化瘀法使患者肿瘤标志物在短期
内下降 135

案25 直肠癌：健脾补肾、解毒抗癌法降低晚期患者肿瘤标志物 137

案26 卵巢癌：大剂量解毒药物在短时间内使患者肿瘤指标下降 140

案27 肺结节：大剂量攻毒药降低肺结节患者肿瘤标志物 145

案28 肺结节：和解枢机、表里同治、清降相火解毒法降低患者
肿瘤标志物 147

二、控制肿瘤病灶 149

案1 肺癌：健脾益肾、解毒化瘀法使患者肺部结节缩小 149

案2 肺癌：清肺益肾、解毒通滞法控制患者病情 151

案3 肺癌：健脾益肾、解毒散结法控制患者肿瘤进展 154

案4 肺癌：大剂量解毒药使患者肿瘤病灶缩小 157

案5 肺癌：抗癌化瘀、健脾祛瘀法缩小肺结节 159

案6 肺癌：解毒抗癌、清肺降火法缩小患者转移灶 162

案7 肺癌：引火归元、疏肝通络法控制肿瘤病灶 165

案8 乳腺癌：泻火解毒、疏肝解郁法控制肿瘤病灶 167

案9 肺结节：补肾疏肝、化痰解毒法治愈肺结节 171

第三部分 改善肿瘤患者症状，提高生活质量 173

案1 肺癌：疏肝健脾、化痰散结法提高患者生活质量 173

案2 肺癌：健脾补肾、化痰解毒法有效提高老年患者生活质量 177

案3 肺癌：疏肝健脾、抗癌解毒法有效改善晚期患者生活质量 179

案4 肺癌：疏肝健脾、清热解毒法改善患者生活质量 181

案5 食管癌：疏肝健脾、扶正灭燚法改善患者生活质量 184

案 6　乳腺癌：疏肝补肾、解毒利湿法有效改善患者生活质量..............188

案 7　鼻咽癌：疏肝健脾、补肾解毒法改善患者生活质量......................192

案 8　左肺上叶结节：补益脾肾、化痰解毒法有效改善患者生活质量...194

参考文献..197

第一部分　延长生存预期

生存时间对于癌症特别是晚期癌症患者尤为重要，能有效延长生存期是每个患者和家庭的期望，中医药治疗肿瘤具有"带瘤生存"的特点。中医发挥作用的根本在于整体观，扶助正气，驱除癌毒，杀灭肿瘤细胞，降低复发率和转移率，使得机体受癌毒打击次数和面积尽可能减少。

案1　肺癌：健脾益肾、化痰解毒法延长老年患者生存期

董某，男，81岁，初诊时间：2014年12月17日。

主诉：发现右肺鳞癌8个月。

现病史：2014年4月患者因咳嗽、痰多在外院就诊，查CT回报右肺上叶支气管狭窄闭塞、肺不张，有钙化灶，性质待定。怀疑恶性。2014年12月9日痰涂片病理结果见异形细胞，不除外鳞状细胞癌。患者年高，拒绝手术及放化疗，要求中药治疗，遂来诊。

既往史：高血压病史20余年。吸烟40余年。

家族史：父亲患食管癌。

刻下症：咳嗽，咳大量白色泡沫样痰，声音嘶哑，大便稀，每日1行，进食生冷易腹泻，纳可，眠安，小便调。舌淡红，苔黄厚腻，舌边有齿痕，脉动数，尺脉沉。

西医诊断：右肺上叶鳞癌。

中医诊断：肺癌病。

辨证：脾肾两虚，相火痰毒。

处方：生黄芪30 g，炒白术10 g，防风10 g，紫菀10 g，苦杏仁10 g，枇杷叶15 g，炮附子30 g（先煎），干姜10 g，炙甘草10 g，蜈蚣3条，全蝎5 g，木鳖子30 g，金荞麦30 g，败酱草15 g，龙葵30 g，白英30 g，海藻30 g，苍耳子20 g，白花蛇舌草30 g。20剂，每日1剂，水煎，早晚分服。

其间随证调方，病情稳定，2016年2月24日二诊。

刻下症：患者偶有咳嗽，痰白量少，容易咳出，乏力，纳可，大便稍干，夜尿 2~3 次，夜寐尚安。舌暗红，有齿痕，苔薄白，脉滑，尺脉弱。证属肾亏相火，痰毒内阻。

处方：知母 10 g，黄柏 10 g，熟地黄 30 g，炙龟板 30 g（先煎），金荞麦 30 g，败酱草 15 g，苦杏仁 10 g，瓜蒌 30 g，萆薢 30 g，车前子 15 g（包煎），龙葵 30 g，木鳖子 15 g，太子参 30 g，砂仁 10 g（后下），生黄芪 30 g，枳壳 10 g，青皮 10 g，法半夏 15 g（先煎），炙甘草 10 g。20 剂，每日 1 剂，水煎，早晚分服。

其间随证调方，病情稳定，2017 年 10 月 18 日三诊。

刻下症：患者仍咳嗽，咳白痰，咳则右胸阵痛，右胁胀满，乏力，纳眠可，二便调。舌紫暗，苔白腻，有齿痕，脉涩。证属脾虚肺火，痰毒内蕴。

处方：柴胡 15 g，陈皮 10 g，法半夏 15 g（先煎），党参 30 g，炒白术 10 g，茯苓 10 g，炙甘草 10 g，伊贝母 10 g，龙葵 30 g，蛇莓 30 g，白英 30 g，白花蛇舌草 60 g，半枝莲 60 g，黄芩 10 g，女贞子 15 g，苦杏仁 10 g，前胡 10 g，炮山甲 10 g，土鳖虫 10 g。40 剂，每日 1 剂，水煎，早晚分服。

其间随证调方，病情稳定，2018 年 2 月 7 日四诊。

刻下症：患者偶有咳嗽，白痰易咳，乏力，右胁胀满略减，纳眠可，二便调。舌淡暗，苔薄白，脉滑数。证属肝郁脾虚，肺火痰毒。

处方：炙鳖甲 30 g（先煎），阿胶 10 g，柴胡 15 g，黄芩 10 g，法半夏 15 g（先煎），党参 30 g，炙甘草 10 g，大枣 10 g，桂枝 10 g，白芍 15 g，麦冬 30 g，伊贝母 10 g，桔梗 10 g，苦杏仁 10 g，炒酸枣仁 30 g，细辛 10 g，乌梅 15 g，金荞麦 15 g，炮山甲 10 g，土鳖虫 10 g，瞿麦 30 g，凌霄花 10 g，半枝莲 60 g（先煎），龙葵 30 g，白英 30 g，焦三仙各 30 g，白花蛇舌草 60 g（先煎）。40 剂，每日 1 剂，水煎，早晚分服。

其间随证调方，病情稳定，2018 年 12 月 26 日五诊。

刻下症：患者易咳嗽，白痰易咳，因咳嗽夜寐不安，右胁胀满，纳可，大便每日 3~4 次，质可。舌淡胖有齿痕，苔黄腻，脉弦滑。证属肺火痰毒。

处方：炮山甲 10 g，土鳖虫 10 g，龙葵 30 g，白英 30 g，半枝莲 60 g（先煎），苦杏仁 10 g，伊贝母 10 g，炙龟板 30 g，金荞麦 30 g，败酱草 15 g，熟地黄 30 g，知母 10 g，黄柏 10 g，生黄芪 30 g，炒白术 10 g，八月札 10 g，柴胡 15 g，白花蛇舌草 60 g（先煎）。40 剂，每日 1 剂，水煎，早晚分服。

患者高龄，已逾 85 岁，随访时仍健在，每 2 个月就诊调方，病情稳定，生活质量尚可。

【按语】

肺鳞癌多见于老年男性，与吸烟有密切关系，以中央型肺癌多见，并有向管腔内生长的倾向，容易引发支气管狭窄、肺不张或阻塞性肺炎。肺鳞癌生长缓慢，转移晚，手术切除机会较多，分期早的患者手术完全切除后预后较好。本例患者为男性，有吸烟史，症状以咳嗽为主，痰涂片支持鳞状细胞癌，因高龄，未行手术及放化疗，因未行影像学检查及实验室检查，难以判断是否发生转移及具体的肿瘤分期，至本书编撰时已平稳度过5年，生活质量较好。

中医对于肺癌病的论述散见于对"咳嗽""喘促""胸痛""咯血"等症状的描述中，沈金鳌在《杂病源流犀烛》中总结肺癌病的成因说："邪积胸中，阻塞气道，气不宣通，为痰为食为血，皆得与正相搏，邪既胜，正不得而制之，遂结成形而有块。"与本例患者的发病特点十分相符。本例患者发病时已八十有余，脾肾俱衰，精微失运，凝而成痰，又久受烟毒，肺脏受累，失于宣肃，津聚成痰。

首诊时患者以腹泻、咳痰为主要症状，辨证为脾肾两虚，相火痰毒。以玉屏风散、四逆汤温补脾肾；重用炮附子至30 g，力挽衰败亏损之阳气，温中阳而保生机，为高龄肿瘤患者治疗的关键，"存一分胃气，便有一分生机"，癌毒侵犯，扶正的同时要兼顾抑瘤，故而以蜈蚣、全蝎通络散结，苍耳子通阳散风，龙葵、白英、海藻抗癌解毒；痰毒凝肺，以紫菀、苦杏仁配干姜温肺止咳，金荞麦、败酱草清热排痰。后续随证调方，病情稳定。

二诊时患者咳嗽、咳痰较前好转，乏力，便干，脉滑，提示正气较前恢复，故而去温阳之四逆汤；改以大补阴丸加生黄芪、太子参益气养阴；黄柏、砂仁、甘草为封髓丹以清热养阴；以苦杏仁、瓜蒌止咳化痰通便；枳壳、青皮理气疏肝。法半夏之所以先煎，是由于当时部分患者出现可疑半夏过敏，先煎后无此弊端。

三诊时患者胸痛明显，不排除为肿瘤侵犯局部胸膜所致，继续以小柴胡汤疏肝健脾；重用半枝莲、白花蛇舌草清热抗癌解毒；癌毒阻络，用炮山甲、土鳖虫化瘀镇痛；联用龙葵、白英、蛇莓等抗癌。

四诊时右胁胀满略有缓解，在前方基础上加炙鳖甲养阴散结；阿胶、麦冬养血润肺；柴胡桂枝汤疏肝健脾；重用细辛温阳通络，止咳定喘；乌梅敛肺止咳；肾精异变，"肾实"为患，故而以瞿麦泄膀胱而给邪气以出路。

五诊时患者肺火再作，故复以大补阴丸合玉屏风散补益气阴，滋水以涵养肺阴，补气以培土生金。

本案患者高龄，应用内虚癌毒学说，病情控制良好，实现了患者的长期生存。

案 2　肺癌：清肺降火、化痰祛瘀法延长患者生存期

梁某，女，71 岁，初诊时间：2014 年 7 月 30 日。

主诉：右肺上叶腺癌术后 1 年 4 月余。

现病史：患者 2013 年 3 月 11 日查肺 CT 发现右肺上叶后段一软组织密度结节（1.3 cm×0.9 cm），双肺散在软组织密度小结节，较大者约为 0.3 cm×0.5 cm。次日行手术切除，术后病理示右肺上叶浸润性腺癌，淋巴结转移（0/6）。2013 年 4 月 24 日复查 CT 示右肺术后，纵隔、左锁骨上、腋下淋巴结增大，较大者为 1.8 cm×1.6 cm；浅表淋巴结 B 超示左锁骨上、双侧腹股沟多发淋巴结肿大。未行放化疗。现为寻求中药治疗来诊。

既往史：胰腺占位（囊肿？导管内乳头状瘤？）病史 6 年。结节性甲状腺肿 6 年。冠心病病史 1 年，左回旋支近段重度狭窄 70%，伴钙化、斑块。高血压病史 40 余年。双下肢动脉粥样硬化伴斑块形成，左下肢肌间静脉血栓形成。

家族史：父亲患前列腺癌，姑姑患胰腺癌，姐姐患肺腺癌，弟弟患脑胶质细胞瘤，儿子患甲状腺癌。

辅助检查：肿瘤标志物（2014 年 7 月 25 日）示促胃液素释放肽前体 57.21 pg/mL。

刻下症：1 个月前受风后流清涕，伴咽痛、咳嗽、咳痰，痰多，色白，质黏，不易咳出。潮热汗出，口干口苦，时有气短、心悸，小腿肌肉易痉挛。食欲可，胃胀，自行服用消化酶，胃胀消失，小便可，大便成形，排便不通畅，1 次/日。

西医诊断：右肺上叶腺癌，纵隔、左锁骨上、双侧腋下及腹股沟淋巴结转移。

中医诊断：肺癌病。

辨证：相火瘀毒。

处方：牡丹皮 10 g，盐知母 10 g，黄柏 10 g，藿香 10 g（后下），前胡 10 g，川贝母 10 g，泽泻 10 g，生地黄 30 g，熟地黄 30 g，山茱萸 10 g，木鳖子 20 g，龙葵 30 g，白英 30 g，远志 10 g，炙鳖甲 30 g（先煎），八月札 10 g，川楝子 10 g，当归 10 g，白芍 30 g，莲子心 10 g。20 剂，每日 1 剂，水煎，早晚分服。

其间定期复查，随证调方，2015 年 3 月 27 日二诊。

刻下症：时有潮热汗出，口干、鼻干，偶有口苦。平素易外感，昨日外

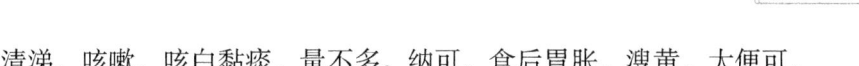

感，鼻流清涕，咳嗽，咳白黏痰，量不多。纳可，食后胃胀，溲黄，大便可，眠浅，夜尿3次。舌淡苔薄黄，脉沉缓略滑。证属相火瘀毒。

处方：牡丹皮10g，女贞子15g，生地黄30g，熟地黄30g，八月札10g，川楝子10g，巴戟天30g，肉桂5g（后下），生黄芪30g，炒白术10g，防风10g，金荞麦30g，龙葵30g，白英30g，木鳖子20g，藤梨根30g，琥珀粉1.5g（冲服），三七粉6g（冲服），枸杞子30g，益智仁20g，北沙参30g，麦冬15g，五味子15g。20剂，每日1剂，水煎，早晚分服。

其间定期复查，随证调方，2015年5月27日三诊。

辅助检查：胸部CT（2015年5月12日）示右肺中叶新见纤维条索影及磨玻璃影，考虑治疗后改变；右侧斜裂新见胸膜增厚。肿瘤标志物（2015年5月12日）示促胃液素释放肽前体57.55 pg/mL。

刻下症：双下肢水肿，腰背疼痛，左肩韧带撕裂，入夜疼痛尤甚。胃胀、潮热好转。纳眠可，二便调。舌红暗苔薄，脉沉缓。证属阳虚浊毒。

处方：2015年3月27日方加炮附子10g（先煎），党参30g，白芥子15g，海藻30g，生甘草10g，蜈蚣3条，去金荞麦、琥珀粉、牡丹皮、川楝子。40剂，每日1剂，水煎，早晚分服。

其间定期复查，随证调方，2015年7月29日四诊。

辅助检查：上腹部MRI（2015年7月22日）示胰腺多发囊肿，较之前无明显变化。

刻下症：口干不欲饮，双足自觉灼热发烫，犹如蜡烛灼烧，全身乏力，纳眠可，二便调。舌淡苔滑，脉细。证属相火瘀毒。

处方：炮附子20g（先煎），干姜10g，炙甘草15g，巴戟天30g，菟丝子20g，生黄芪30g，龙葵30g，白英30g，蛇莓30g，木鳖子20g，藤梨根30g，炮山甲10g，土鳖虫10g，金荞麦30g，败酱草15g，蜈蚣3条，全蝎5g。40剂，每日1剂，水煎，早晚分服。

其间定期复查，随证调方，2017年2月8日五诊。

辅助检查：胸部CT（2016年12月1日）示右胸术后改变，支气管断端软组织略有增厚；左肺上叶尖后段可见磨玻璃结节（1.3 cm×0.8 cm），肺癌不除外；右肺上叶胸膜下可见斑片影；右侧胸腔积液。患者2017年1月22日行左肺结节切除术，术后病理示左肺上叶结节侵袭性腺癌（附壁及乳头状生长为主），未累及胸膜。

刻下症：左胸部紧缩感，术区疼痛。偶有恶心、头晕。纳可，眠一般，醒后不易入睡，二便调。舌暗胖，苔白略厚，脉弦，右脉沉。证属瘀毒未尽，肝肾亏虚。

处方：巴戟天 30 g，菟丝子 20 g，淫羊藿 10 g，仙茅 15 g，党参 30 g，茯苓 10 g，炒白术 10 g，炙甘草 10 g，生黄芪 30 g，鹿角霜 10 g，茯神 10 g，土鳖虫 10 g，桂枝 6 g，白芍 30 g，瓜蒌 30 g，木鳖子 10 g，远志 10 g，夏枯草 30 g。40 剂，每日 1 剂，水煎，早晚分服。

其间定期复查，随证调方，2017 年 5 月 26 日六诊。

辅助检查：腹部 MRCP（2017 年 5 月 10 日）示胰腺多发大小不等囊性病变，最大者位于胰颈（1.71 cm × 1.3 cm × 1.2 cm），肝内散在小囊肿，左肾小囊肿同前。胸部 CT（2017 年 5 月 10 日）示同前。肿瘤标志物（2017 年 4 月 18 日）未见异常。

刻下症：口干口苦，夜间明显，眼干，视物模糊。手凉、脚心热。肛周湿疹。午后下肢水肿。纳食略减，大便成形，每日 1～2 次。舌红，苔中黄腻，脉右细左滑。证属肝郁肾亏，瘀毒内阻。

处方：乌梅 30 g，细辛 10 g，干姜 10 g，当归 10 g，炮附子 10 g（先煎），川椒 10 g，桂枝 10 g，黄柏 10 g，党参 30 g，女贞子 15 g，龙葵 30 g，木鳖子 20 g，藤梨根 30 g，黄连 15 g。40 剂，每日 1 剂，水煎，早晚分服。

此后患者定期复查，随证调方，随访至今，病情稳定。

【按语】

患者高龄，基础病较多，身体一般情况较差，加之久病术后，真元衰败，阴阳失和，虽经手术切除，但难以耐受放化疗，故寻求中医药治疗。

首诊至二诊为第一阶段，潮热汗出和口干口苦是肾阴亏虚、坎阳浮越的征象，以盐知母、黄柏、牡丹皮、生地黄滋阴降火；炙鳖甲养阴散结；熟地黄、山茱萸、女贞子、枸杞子填补肾精；白芍、八月札、川楝子助肝木升发；前胡、川贝母润肺降气助肺金肃降，运轮以恢复四维升降出入，调和阴阳；患者潮热汗出日益减轻，随证加入玉屏风散补肺固卫，减少外感；生脉饮益气养阴。依心神不力学说，先天肾精耗损或异变，致元神失养，内不守舍则心悸、眠差，故加入远志、莲子心、琥珀粉宁心定志；调控失司，细胞生命节律被打破，癌毒内生，肿块疯长，即所谓癌由心生，加入龙葵、白英、藤梨根、木鳖子攻解癌毒。

2015 年 5 月 27 日—2017 年 2 月 8 日为第二阶段，患者肢节疼痛、双足灼热如火烧，左肺新发腺癌，相火夹癌毒流窜，而肾元愈虚，故以四逆汤、淫羊藿、仙茅、鹿角霜、巴戟天等温肾填精，引火归元，以土鳖虫、炮山甲、蜈蚣、全蝎、龙葵、白英、蛇莓等通络散结，抗癌解毒。

2017年5月26日患者郁火略减，症状缓解，仍口干口苦，目涩，手凉足热，纳食略减，肛周湿疹，舌红苔黄腻，脉右细左滑，肾阳难继肝阳，水火分离，寒热并见，故以乌梅丸寒热并用，以黄连、黄柏清热燥湿，党参、干姜之温振脾阳，炮附子、川椒温肾与肝，平寒热。

第一阶段以养阴清热为主，逐步加入清金化痰、抗癌解毒之品；第二阶段在虫类通络药物之中，加入温肾填精之品，并同时配合抗癌解毒，化痰散结，使患者病情渐趋平稳，随证诊治。本案应用济调火水之法调和阴阳，清肺降火；心神不力学说攻毒抑癌；最终改善患者的生活质量，延长预计生存期。

案3　肺癌：清肺降火、祛瘀解毒法延长老年患者生存期

聂某，女，89岁，初诊时间：2018年5月30日。

主诉：发现左肺腺癌8年余。

现病史：2010年发现左肺门占位，支气管镜病理示左肺腺癌，分期为pT1N0M0，免疫组织化学（免疫组化）结果不详。未行手术及放化疗。1年前无明显诱因出现喑哑。患者因高龄未定期复查。现为求中药诊治来诊。

刻下症：性急躁，喑哑，自觉咽部黏痰难咳。动则气短，乏力，心悸，双下肢水肿，足心发热，胃部不适，呃逆，纳少，睡眠尚可，二便调。舌红苔少，脉弦滑。

西医诊断：左肺腺癌（pT1N0M0）。

中医诊断：肺癌病。

辨证：肺火肾亏，瘀毒内阻。

处方：熟地黄30 g，白芍15 g，当归10 g，川芎15 g，肉桂3 g（后下），柴胡15 g，黄芩10 g，党参30 g，炙甘草10 g，大枣10 g，桂枝10 g，法半夏15 g（先煎），石韦15 g，瞿麦30 g，焦三仙各30 g，车前草15 g，车前子15 g（包煎），炮山甲10 g，土鳖虫10 g，白花蛇舌草60 g（先煎），半枝莲60 g（先煎），龙葵30 g，白英30 g，蛇莓30 g，牡丹皮10 g，菊花10 g，黄连10 g，金荞麦30 g，伊贝母20 g，海藻30 g，生甘草15 g。20剂，每日1剂，水煎，早晚分服。

其间定期复查，随证调方，2018年8月22日二诊。

辅助检查：实验室生化检查（2018年8月21日）示血肌酐33 μmol/L，尿酸460 μmol/L。

刻下症：喑哑，咽喉不利，少量白黏痰，气短减轻，喜叹息。晨起心悸，乏力，双下肢水肿，右甚于左，自觉发热，触之冰凉。胃部不适，呃逆，纳少，药物助眠，睡眠尚可，二便调。心烦易怒。舌红，苔少，脉弦。证属相火瘀毒。

处方：党参30 g，茯苓10 g，炒白术10 g，炙甘草10 g，熟地黄30 g，白芍15 g，当归10 g，川芎15 g，枳壳10 g，玫瑰花10 g，牡丹皮10 g，焦栀子10 g，柴胡15 g，郁金10 g，干姜10 g，羌活10 g，海风藤15 g，络石藤15 g，龙葵30 g，白英30 g，蛇莓30 g，土鳖虫10 g，桑枝10 g，竹茹30 g，法半夏15 g（先煎），砂仁10 g（后下），生谷芽30 g，麦冬30 g，半枝莲60 g（先煎），白花蛇舌草60 g（先煎）。20剂，每日1剂，水煎，早晚分服。

其间定期复查，随证调方，2018年11月14日三诊。

刻下症：喑哑，咽喉不利，少量白黏痰。心悸，恶热，汗出。腰部及右髋沉重，双下肢水肿。纳可，药物助眠，睡眠尚可，二便调。性情急躁。舌暗红，苔少，脉弦数。证属相火瘀毒。

处方：柴胡15 g，黄芩10 g，桂枝10 g，白芍15 g，党参30 g，炙甘草10 g，大枣10 g，法半夏15 g（先煎），炮山甲10 g，土鳖虫10 g，鹿角霜10 g，苦杏仁10 g，枇杷叶15 g，肉桂3 g（后下），黄连10 g，五味子15 g，炙鳖甲30 g（先煎），海藻30 g，生甘草15 g，怀牛膝10 g，炒酸枣仁30 g，龙葵30 g，白英30 g，半枝莲60 g（先煎），麦冬30 g，太子参30 g，焦栀子10 g，蜈蚣3条，白花蛇舌草60 g（先煎）。40剂，每日1剂，水煎，早晚分服。

2019年1月16日四诊。

辅助检查：胸部CT（2018年12月27日）示两肺支气管管壁增厚伴周边磨玻璃影及点片影，炎症可能。

刻下症：喑哑，气短，心悸，双下肢水肿同前，呃逆，食欲差，纳少，药物助眠，睡眠尚可，小便调，大便日1次，不成形。性情急躁。舌暗红，苔少，脉弦。证属肾亏相火瘀毒。

处方：柴胡15 g，黄芩10 g，白芍30 g，砂仁10 g（后下），炙甘草10 g，生黄芪30 g，党参30 g，炙龟板30 g（先煎），桑白皮15 g，地骨皮15 g，黄柏10 g，车前子15 g（包煎），肉桂5 g（后下），黄连10 g，生薏苡仁30 g，法半夏30 g（先煎），枳壳10 g，土鳖虫10 g，半枝莲60 g（先煎），龙葵30 g，白英30 g，金荞麦30 g，浙贝母30 g，炮山甲10 g，白花蛇舌草60 g（先煎）。40剂，每日1剂，水煎，早晚分服。

2019年3月13日五诊。

刻下症：喑哑，气短，心悸，双下肢水肿同前，食欲差，纳少，药物助眠，睡眠尚可，二便调。性情急躁。舌红，苔剥脱，脉滑数。证属脾肾亏虚，瘀毒内阻。

处方：肉桂5 g（后下），黄连10 g，阿胶10 g，炮附子10 g（先煎），干姜10 g，炙甘草10 g，砂仁10 g（后下），生谷芽30 g，生黄芪30 g，茯苓10 g，车前子15 g（包煎），车前草15 g，海藻30 g，炮山甲10 g，土鳖虫10 g，龙葵30 g，白英30 g，半枝莲90 g（先煎），白花蛇舌草90 g（先煎）。20剂，每日1剂，水煎，早晚分服。

2019年4月10日六诊。

刻下症：喑哑，咽部不利，偶有咳嗽、喷嚏，心悸，气短，喜叹息。双下肢水肿，自觉足底发热，食欲稍差，纳可，药物助眠，睡眠一般，二便调。性情急躁。舌红，苔少，脉弦。证属相火瘀毒。

处方：炮附子15 g（先煎），干姜10 g，炙甘草15 g，生黄芪60 g，砂仁10 g（后下），生谷芽30 g，八月札10 g，川楝子10 g，柴胡15 g，黄芩10 g，乌梅10 g，熟地黄15 g，生地黄15 g，桂枝15 g，龙葵30 g，白英30 g，白花蛇舌草30 g，半枝莲30 g，车前子15 g（包煎），远志10 g，炒酸枣仁30 g。20剂，每日1剂，水煎，早晚分服。

此方服后心悸、气短、呃逆皆有好转，食欲增加。定期复查，随证加减。

【按语】

中央型肺癌系指发生于主支气管、肺叶支气管及肺段支气管的肺癌，以鳞癌和未分化癌居多，但腺癌也可发生，如本例患者。中央型肺癌手术切除难度大，效果不理想，很容易诱发骨转移，而患者已耄耋之年，全身脏器储备差，手术风险高，化疗、放疗对腺癌敏感度一般，且风险较大，故中医药治疗对提高患者的生活质量尤为重要。

患者除肺癌病引起的喑哑、气短、咳痰外，还伴有呃逆、纳少、心烦心悸、足心发热及顽固的双下肢水肿。属肺、脾、肾虚，水化不利，夹杂肺火、相火、癌毒异火，水热相搏，火炎水泛，阴阳失衡，乃"津液充郭，其魄独居，孤精于内，气耗于外"之候，故舌红苔少，脉弦滑。一方面癌毒客于肺，肺气衰竭，一身之气、百脉之血皆无统率，则心主受累，心悸气短；另一方面患者高龄，肾气将竭，元阴元阳皆大亏，无力气化，难主水运，也无法上合心阳，故水肿顽固难消。阴阳相离，而中焦之地却受气逆火逆之扰，断绝了水火相济之路。进一步发展则形弊血尽，病情危重。

首诊时治以柴胡桂枝汤合四物汤合交泰丸，配以石韦、瞿麦、车前子、车前草、海藻、生甘草等利水攻下之品，同时兼顾清除癌毒的白花蛇舌草、半枝莲、龙葵、白英等，以期在补气养血的基础上开通太阳、少阳之气道、水道，达成水火调济的目的，其他病案中也有此法效案。

此患者久病亏虚，仅以柴桂剂难再推进，二诊时症状缓解不明显，故尝试以八珍汤为基础，配以疏肝清肝、降逆醒脾、温阳补肾、通络散结的方法，多法并进，以求恢复下离上坎、水火既济之象，患者病情稍有稳定。

五诊以四逆汤合交泰丸，加阿胶育阴保液，配益气降气、交通任督之品恢复气血运行，攻积逐瘀，清解癌毒，利水祛邪共辅助之，应用此法患者食欲略好转，二便正常。六诊故继用此法加生地黄、熟地黄滋补肾阴，加柴胡、桂枝通三焦气道及水道，泄膀胱而祛肾实。增八月札、川楝子疏肝顺气，配乌梅、炙甘草敛阴化阳，合远志、炒酸枣仁进一步交济水火，患者心悸、气短、呃逆等症状均明显缓解。

在此例中，火水未济学说的运用包含3个要点：上位火、下位水、中位道路。《黄帝内经》云："左右者，阴阳之道路也。"调济水火，不仅调济其多少，还要调济其道路，因时因势，才能到达目的，如阴阳将离，尚可通宣道路，求其异气相引；阴阳相背，则须"使阳和之气，直入坎中，据其窠宅而招之诱之，则相求同气"；阴阳离决则须回阳救逆，力挽狂澜。本案患者应用火水未济学说清肺降火，癌毒学说和肾实学说攻毒抑癌控制病灶，内虚瘀毒学说补肾祛瘀、顾护正气，患者病情维持稳定，延长其预计生存期。

案4　肺癌：祛瘀解毒、健脾益气法延长患者生存期

李某，男，65岁，初诊时间：2014年9月17日。

主诉：确诊小细胞肺癌2个多月，化疗1个周期后。

现病史：患者2014年7月无明显诱因出现胸闷、咳嗽。2014年8月行胸部增强CT示左侧肺门占位，考虑中央型肺癌；左肺结节，考虑转移；纵隔多发肿大淋巴结。穿刺病理示小细胞肺癌。目前已完成EP（依托泊苷+顺铂）方案化疗1个周期。现为求中西医结合治疗来诊。

刻下症：声音嘶哑，偶尔咳嗽，无痰，一般情况可。二便调。舌淡苔白，脉弦滑。

西医诊断：左肺小细胞肺癌（广泛期），双侧纵隔淋巴结转移。

中医诊断：肺癌病。

辨证：瘀毒内阻。

处方：土鳖虫 10 g，炮山甲 10 g，生黄芪 30 g，炒白术 10 g，太子参 30 g，法半夏 20 g（先煎），竹茹 30 g，干姜 10 g，菟丝子 20 g，木鳖子 20 g，藤梨根 30 g，龙葵 30 g，浙贝母 30 g，全蝎 10 g，金荞麦 30 g，蜈蚣 3 条，猫爪草 15 g，枸杞子 30 g。20 剂，每日 1 剂，水煎，早晚分服。

2015 年 1 月 14 日二诊。患者处于放化疗恢复期。

刻下症：一般情况可，偶尔进食哽噎，偶有咳痰，纳眠可，二便调。舌紫苔白，脉滑数。证属瘀毒内阻。

处方：生黄芪 30 g，炒白术 10 g，防风 10 g，生白术 10 g，金荞麦 30 g，败酱草 30 g，木鳖子 20 g，藤梨根 30 g，土鳖虫 10 g，海藻 30 g，生甘草 10 g，僵蚕 15 g，白芥子 15 g，全蝎 10 g，半枝莲 30 g，蜈蚣 3 条，白花蛇舌草 30 g。20 剂，每日 1 剂，水煎，早晚分服。

2016 年 1 月 27 日三诊。

刻下症：干咳无痰，口干，纳眠可，二便调。舌淡苔黄，脉细。证属瘀毒未尽。

处方：土鳖虫 10 g，龙葵 30 g，白英 30 g，生白术 10 g，熟地黄 30 g，生黄芪 30 g，茯苓 10 g，女贞子 30 g，八月札 10 g，黄柏 10 g，木鳖子 20 g，藤梨根 30 g，川贝母 10 g，莪术 10 g，冬瓜皮 15 g。40 剂，每日 1 剂，水煎，早晚分服。

2017 年 2 月 22 日四诊。

刻下症：干咳，咽干，咽痛，纳眠可，大便日 1 行，小便可。舌暗红，苔黄腻，脉濡滑。证属肺火脾虚，瘀毒未尽。

处方：女贞子 30 g，生黄芪 30 g，土鳖虫 10 g，草河车 15 g，枸杞子 30 g，防风 10 g，木鳖子 10 g，太子参 30 g，当归 10 g，麦冬 30 g，藤梨根 30 g，蜈蚣 3 条，鹿角霜 10 g，北沙参 30 g，炮山甲 10 g。40 剂，每日 1 剂，水煎，早晚分服。

2019 年 3 月 6 日五诊。

刻下症：一般情况可，时有咳嗽，痰少色白，余无明显不适。舌淡红，苔薄白，脉滑。证属气阴两虚，余毒未尽。

处方：生黄芪 30 g，地骨皮 15 g，法半夏 15 g（先煎），龙葵 30 g，防风 10 g，柴胡 15 g，炙甘草 10 g，白英 30 g，炒白术 10 g，黄芩 10 g，瞿麦 30 g，白花蛇舌草 30 g，桑白皮 15 g，太子参 30 g，泽泻 10 g，土鳖虫 10 g。40 剂，每日 1 剂，水煎，早晚分服。

【按语】

肺癌是由于正气内虚、邪毒外侵引起的，以痰浊内聚，气滞血瘀，蕴结于肺，以致肺失宣发与肃降为基本病机。本则案例中患者早期就诊时邪实为重，而且瘀浊相结，清浊交混，加之肺气虚弱，正气不足，中药治疗以扶正解毒为主要治法，以炮山甲、土鳖虫、全蝎、蜈蚣等虫类药攻逐瘀毒，分清降浊，又兼用大剂量龙葵、白英、白花蛇舌草等药清热解毒，使痰浊死血得以排出体外。

首诊正处于化疗中，化疗过程常见的消化道不良反应如恶心呕吐、乏力，血液学毒性常见白细胞、血红蛋白、血小板下降，一方面以菟丝子、枸杞子补肾填精，预防血液学毒性；另一方面重用法半夏、竹茹降逆止呕，改善消化道不良反应；同时以太子参、生黄芪、炒白术、干姜等药益气温中，配合炮山甲、土鳖虫活血散结；小细胞肺癌癌毒毒性较强，重用蜈蚣、全蝎抗癌解毒，以龙葵、藤梨根、木鳖子、猫爪草清热解毒。

二诊时患者放化疗已经结束，患者处于放化疗恢复期，以玉屏风散健脾益气，重用海藻配生甘草化痰散结，以毒攻毒，重用僵蚕祛风化痰，白芥子降逆止咳、温肺豁痰。整体上以健脾解毒为主，一方面促进放化疗后脾胃功能的恢复；另一方面抗癌解毒，预防肿瘤复发。

三诊加入女贞子、熟地黄滋阴补肾，八月札理气散结。部分小细胞肺癌患者可见顽固性干咳，为肿瘤占位局部刺激所致，以生黄芪配莪术益气活血，莪术可行气破血、消积止痛，尤其适用于化疗后气滞血瘀之证；兼用川贝母润肺化痰；冬瓜皮消肿排脓，促进癌毒从小便而解，此后以此法随证加减。

五诊时患者余毒未尽，以泻白散合瞿麦、泽泻等清肺火、泄肾实。本案患者应用内虚瘀毒学说健脾益气，滋补阴液，祛瘀解毒，中药配合放化疗存活长达 5 年，延长了患者生存期。

案 5 肺癌：扶正祛瘀、解毒抑癌法延长患者生存期

韩某，男，64 岁，初诊时间：2016 年 12 月 18 日。

主诉：发现右肺腺癌 7 个月，单药维持化疗中。

现病史：2016 年 5 月患者主因右肩关节疼痛，于当地医院查胸部 CT 示右上肺肿瘤样病变，肺癌可能性大，穿刺病理提示低分化腺癌。基因检测提示未见表皮生长因子受体 19、表皮生长因子受体 21 外显子突变。因病灶位置与胸

膜粘连，手术难以切除干净，故予以同步放化疗及抗骨转移治疗，2016年6月6日—7月23日行培美曲塞联合顺铂方案化疗3个周期；2016年7月26日—9月27日，化疗后评估瘤体（4.3 cm×4.2 cm）局部与胸膜粘连，邻近肋骨溶骨性破坏，仍无法手术，行肺部根治性放疗40次（2 Gy/次，共计80 Gy），未放射纵隔及肺门；2016年8月7日—9月30日行培美曲塞联合奈达铂化疗3个周期；2016年10月16日至就诊时以培美曲塞单药化疗维持。现患者为求中药治疗来诊。

辅助检查：胸部CT（2016年5月13日）示右上肺肿瘤样病变，肺癌可能性大，大小为4.6 cm×4.7 cm×3.0 cm，局部与胸膜粘连，邻近肋骨未见确切破坏。胸腔穿刺病理（2016年5月15日）见异型上皮样细胞，结合免疫组化结果，考虑低分化腺癌。胸部平扫CT（2016年12月5日）示肺占位，大小为1.7 cm×1.7 cm，局部与胸膜粘连，周围片状密度增高影较前范围略增大，纵隔内见淋巴结。血常规（2016年12月18日）示白细胞计数$2.44×10^9$/L，红细胞计数$3.65×10^{12}$/L，血红蛋白116 g/L。

刻下症：口淡，右手麻，大便每日2~3次，小便调，纳眠可，舌淡嫩，苔薄少、有裂纹，脉沉细弦。

西医诊断：右肺腺癌（T4N0M0 ⅢA期）。

中医诊断：肺癌病。

辨证：脾虚肾亏，相火浊毒。

处方：防风10 g，荆芥10 g，太子参30 g，茯苓10 g，炒白术10 g，炙甘草10 g，生黄芪30 g，蜈蚣3条，全蝎5 g，砂仁10 g（后下），生谷芽30 g，桂枝10 g，干姜10 g，独活10 g，黄连10 g，鸡血藤15 g，乳香10 g，青黛10 g（包煎），怀山药30 g，白花蛇舌草30 g，木鳖子15 g，藤梨根30 g，菟丝子20 g。20剂，每日1剂，水煎，早晚分服。

2017年2月26日二诊。

辅助检查：患者复查PET/CT示右肺上叶肺癌治疗后，右肺上叶斑片状、条索状密度增高影，氟代脱氧葡萄糖代谢轻度增高，最高标准摄取值为2.3，考虑为治疗后炎性病变可能性大；前纵隔淋巴结，未见氟代脱氧葡萄糖高代谢，建议随访观察；肝囊肿。

刻下症：右手指敲桌时麻木，仍偶有口淡无味，大便每日1行，成形，小便偏黄，便少，纳眠可。舌淡苔薄白，脉弦。证属肝肾不足，瘀毒内阻。

处方：熟地黄30 g，白芍30 g，当归10 g，川芎10 g，党参30 g，茯苓10 g，炒白术10 g，黄柏10 g，炙甘草10 g，龙葵30 g，砂仁10 g（后下），生谷芽30g,木鳖子10g,络石藤15g,鸡血藤30g,菟丝子20g。40剂,每日1剂,水煎,早晚分服。

2017年12月24日三诊。

辅助检查:患者复查胸部CT示肺气肿,肝及双肾囊肿。肿瘤标志物正常。

刻下症:纳眠可,二便调,近日感冒,偶有咳嗽伴少量白痰,易咳出,余无不适,体重较前增加。舌淡红,苔薄白,脉弦。证属肺气不足,余毒未尽。

处方:生黄芪30g,炒白术10g,防风10g,黄芩10g,茯苓10g,苦杏仁10g,麦冬10g,法半夏10g(先煎),龙葵30g,白英30g,木鳖子15g,五味子15g,姜黄20g,炒酸枣仁30g,炙淫羊藿15g,盐补骨脂30g。40剂,每日1剂,水煎,早晚分服。

2018年6月6日四诊。

辅助检查:胸部CT(2018年3月28日)与上次胸片比较,右肺上叶尖段斑片索条影范围较前缩小;双肺散在索条影,较前增多;双肺多发钙化灶,两肺门及纵隔多发小淋巴结,大致同前。

刻下症:咳嗽,咳白痰,早晚偏多,时阵发流泪,余无明显不适,二便尚可。舌淡,苔白腻,脉弦滑。证属痰浊瘀毒。

处方:炮山甲10g,土鳖虫10g,金荞麦30g,败酱草15g,生黄芪30g,炒白术10g,防风10g,龙葵30g,白英30g,蛇莓30g,半枝莲30g,苦杏仁10g,伊贝母10g,女贞子15g,白花蛇舌草30g。40剂,每日1剂,水煎,早晚分服。

2018年8月8日五诊。

辅助检查:患者复查胸部CT并与2017年12月7日胸片比较,右肺尖见小片状、网格状密度增高灶,较前未见明显变化;右肺叶间裂旁见小结节灶,较前略饱满;前纵隔见一低密度结节灶,较前略缩小,纵隔内见多发小淋巴结显示;右侧第1后肋骨皮质局限性密度增高,较前无明显变化。B超示右侧肱静脉及下腔静脉血栓形成(后予以华法林抗凝)。肿瘤标志物、生化检查、血常规检查均正常。

刻下症:患者右上肢胀痛明显,右手麻木,偶夜间咳嗽,眼流泪较前减轻,纳眠可,二便调。舌暗苔白脉沉。证属瘀毒内阻。

处方:桂枝10g,桑枝10g,鸡血藤30g,络石藤30g,水蛭10g,炮山甲6g,土鳖虫10g,生黄芪50g,龙葵30g,白英30g,车前子15g(包煎),延胡索10g。10剂,每日1剂,水煎,早晚分服。

2018年8月22日六诊。

第一部分　延长生存预期

辅助检查：凝血酶原时间30.8 s，凝血酶原活动度为27%，活化部分凝血活酶时间43.1 s，纤维蛋白原4.28 g/L，D-二聚体425 μg/L；血肌酐27 μmol/L。

刻下症：右手麻（上举时明显），流泪好转，纳眠可，二便调。舌暗红，苔黄腻，脉沉弦。证治同前。

处方：2018年8月8日方加半枝莲60 g，白花蛇舌草60 g，防风10 g，去络石藤、水蛭、炮山甲。40剂，每日1剂，水煎，早晚分服。

2018年12月26日七诊。

患者自上次就诊后换用利伐沙班进行抗血栓治疗。

辅助检查：胸部CT示右肺尖见小片状、网格状密度增高灶，较前未见明显变化；右肺下叶及右肺尖见多个结节钙化灶，大者直径约0.5 cm，右肺叶间裂旁见小结节灶。凝血功能及肿瘤标志物均未见异常。

刻下症：患者目前自觉症状不明显，上肢疼痛已消失，纳眠可，二便调，仅偶有右手指麻，舌质略红，苔黄腻，脉沉滑细。证属瘀毒未清。

处方：龙葵30 g，蛇莓30 g，白英30 g，炮山甲10 g，土鳖虫10 g，焦栀子10 g，车前子15 g（包煎），泽泻10 g，生黄芪30 g，茯苓10 g，全蝎5 g，熟地黄30 g，生知母10 g，蜈蚣3条，黄柏10 g，砂仁10 g（后下），桑白皮20 g，地骨皮15 g，苦杏仁10 g，半枝莲60 g（先煎），白花蛇舌草60 g（先煎）。40剂，每日1剂，水煎，早晚分服。

【按语】

晚期肺腺癌随着治疗进展，培美曲塞联合顺铂目前已成为一线化疗方案，有效率近50%，在一线治疗有效后，应用单药培美曲塞维持化疗可有效延长患者的无进展生存期。培美曲塞的不良反应主要为血液毒性，常见白细胞计数、血红蛋白下降。本例患者在中药治疗的同时以单药培美曲塞维持化疗，提高了生活质量，延长了无进展生存期。

肿瘤发生发展的病理因素不外乎虚、痰、毒、瘀4个方面，肺癌患者也不例外。不同阶段，需针对患者的具体情况进行辨证论治，方可更好地发挥中药疗效。

本案例中，治疗后期，患者出现血栓，经过中西医结合治疗已痊愈。现从癌毒和血瘀两方面对此病案进行药效分析和探讨。研究报道培美曲塞单药维持治疗腺癌的无进展生存期为4.7个月。本病案中的患者经过中西医结合治疗，其瘤体大小由1.7 cm×1.7 cm逐渐变为直径在0.5 cm以内的小结节灶，且已维持2年余。不同于西药的细胞毒作用，中医在治疗方向上采用攻补兼施的方法。

首诊时考虑患者同步放化疗结束后正气受损，重在补益，常用玉屏风散、四君子汤等扶正药物，用药上加以缓解肺部症状的药物。二诊后续随证调方，病情稳定。

三诊、四诊时患者正气恢复，加大清热解毒药物的剂量，常用龙蛇羊泉汤、半枝莲、白花蛇舌草等药物控制癌毒发展。处方用药一般兼顾扶正和祛邪，既非单纯祛邪，亦不单纯扶正，同时根据患者情况实时调整扶正和祛邪的比重，方可祛邪而不伤正，扶正而不助邪。

中晚期肺癌患者常见凝血功能障碍，血液常呈高凝状态。本病案中的患者2018年8月8日出现深静脉血栓，使用抗凝药的同时，加用桂枝、桑枝温经通脉，鸡血藤、络石藤、延胡索活血祛瘀。瘀和毒在癌症的致病过程中并非各自独立，而是相互影响、胶着、转化，瘀中有毒、毒中有瘀，是谓"瘀毒互结"。本案中患者出现血栓事件后，不仅从活血角度加以论治，亦从解毒角度加以干预，瘀毒同治，进而使患者的癌毒及瘀血均得到了散解。

总之，中西药合用，共奏抗凝之效。中西医结合治疗是现在常见且不可或缺的一种治疗手段。在治疗时，综合考虑患者的西医治疗手段、虚痰毒瘀各病理因素的情况，把握用药方向，攻补兼施，进而获得优于常规单纯西医治疗的效果。本案患者应用内虚瘀毒学说滋补肝肾，固护肺气，祛瘀解毒；应用癌毒学说攻毒抑癌，控制病灶，提高生活质量，延长无进展生存期。

案6　肺癌：化痰祛瘀、扶正解毒法延长患者生存期

樊某，女，57岁，初诊时间：2012年2月20日。

主诉：左肺小细胞肺癌8个多月，化疗4个周期后。

现病史：2011年4月患者因咳嗽于当地医院就诊，支气管镜检查疑似肺癌，肿物大小约3 cm×2 cm×2 cm，于2011年6月27日行左肺癌根治术，病理示左肺下叶周围型复合型小细胞癌，未侵及胸膜，分期为T4N0M0 ⅢA，术后行4个周期化疗。现为求中药治疗前来就诊。

刻下症：患者眠差，入睡困难，醒后不易入睡，纳差，偶有咳嗽，无痰，胸闷，活动后气喘，二便调。舌暗红，苔白，脉弦。

西医诊断：左肺小细胞肺癌术后（T4N0M0 ⅢA期）。

中医诊断：肺癌病。

辨证：肾亏瘀毒。

处方：熟地黄30 g，川芎30 g，柏子仁15 g，炙龟板30 g（先煎），盐知母

10 g，茯苓 10 g，远志 10 g，炒酸枣仁 30 g，苦杏仁 10 g，土鳖虫 10 g，炮山甲 10 g，砂仁 10 g（后下），龙葵 30 g，白英 30 g，木鳖子 15 g，藤梨根 30 g，桑寄生 20 g。20 剂，每日 1 剂，水煎，早晚分服。

其间定期复查，随证调方，2013 年 3 月 13 日二诊。

辅助检查：肿瘤标志物（2013 年 3 月 6 日）示铁蛋白 156 μg/L，神经元特异性烯醇化酶 21.01 ng/mL。胸部 CT（2013 年 3 月 7 日）与 2012 年 11 月 14 日 CT 相比，新增心包积液，右肺中叶内侧段点状结节影。头颅 CT 检查未见异常。

刻下症：患者畏寒易感冒，口苦，胸闷，咳嗽，胃脘不适，纳眠可，二便调。舌淡红，苔根腻，脉弱。证属肺脾气虚，痰毒内阻。

处方：生黄芪 30 g，炒白术 10 g，防风 10 g，桂枝 10 g，干姜 10 g，白芍 30 g，炙甘草 10 g，车前子 15 g（包煎），薤白 30 g，款冬花 10 g，龙葵 30 g，白英 30 g，木鳖子 20 g，藤梨根 30 g，枸杞子 30 g，太子参 30 g，茯苓 10 g。20 剂，每日 1 剂，水煎，早晚分服。

其间定期复查，随证调方，2014 年 4 月 9 日三诊。

辅助检查：胸部 CT（2014 年 3 月 20 日）示左肺癌术后，右肺中叶高密度影，考虑炎症。颈部淋巴结超声示左侧锁骨上窝淋巴结肿大。肿瘤标志物糖类抗原（carbohydrate antigen，CA）72-4 27.1 U/mL。颅脑 CT、腹部超声检查未见异常。

刻下症：患者口干，咽干，咽喉肿痛，咳嗽，咳吐白色稀痰，偶有黄痰，胸闷，时有心烦发热汗出，动则易汗出，纳眠可，恶心，二便调。舌尖红，苔薄白，脉细。证属肾亏相火，痰毒内阻。

处方：盐知母 10 g，黄柏 10 g，熟地黄 30 g，山茱萸 10 g，生谷芽 30 g，茯苓 10 g，炒白术 10 g，砂仁 10 g（后下），当归 15 g，生石膏 30 g（先煎），牡丹皮 10 g，金荞麦 30 g，北沙参 30 g，麦冬 15 g，龙葵 30 g，白英 30 g，木鳖子 20 g，藤梨根 30 g，法半夏 10 g（先煎），生黄芪 30 g，防风 10 g，川贝母 10 g，白芍 30 g，蜈蚣 3 条，全蝎 5 g。20 剂，每日 1 剂，水煎，早晚分服。

其间定期复查，随证调方，2016 年 3 月 7 日四诊。

辅助检查：肿瘤标志物（2016 年 2 月 22 日）示铁蛋白 196.7 μg/L，神经元特异性烯醇化酶 24.28 ng/mL。胸部 CT 示左侧胸腔积液较前减少，余大致同前。

刻下症：患者咳嗽、入睡困难较前缓解，眼干，口干口苦，颈部肿痛，偶有心悸，自汗出，胃胀，纳可，眠差，多梦，大便调，夜尿多，每晚 2～

3次。证属相火瘀毒。

处方：生黄芪30g，炒白术10g，防风10g，蜈蚣3条，全蝎5g，盐知母10g，黄柏10g，熟地黄30g，龙葵30g，白英30g，太子参30g，炙龟板30g（先煎），远志10g，牡丹皮10g，女贞子15g，茯苓10g，菟丝子20g，萆薢30g，八月札10g，炙鳖甲30g（先煎），当归10g，土鳖虫10g，金荞麦30g，砂仁10g（后下）。40剂，每日1剂，水煎，早晚分服。

其间定期复查，随证调方，2017年12月13日五诊。

辅助检查：肿瘤标志物（2017年4月21日）示血管内皮生长因子54.08 pg/mL，神经元特异性烯醇化酶正常。胸部CT示左肺小细胞肺癌术后、化疗后，双颈淋巴结较前减少。

刻下症：患者咽干，偶有口干口苦，眼干涩，易外感，气短，活动后明显，纳眠可，二便调。舌暗红，苔薄黄，脉弦细。证属相火浊毒瘀阻。

处方：桂枝10g，白芍30g，苦杏仁10g，黄芩10g，柴胡30g，法半夏15g（先煎），党参30g，炙甘草10g，黄芩10g，大枣10g，干姜10g，当归10g，熟地黄15g，草河车18g，龙葵30g，伊贝母10g，白英30g，防风10g，炒白术10g，白花蛇舌草30g。40剂，每日1剂，水煎，早晚分服。

其间定期复查，随证调方，2018年9月5日六诊。

辅助检查：胸部CT（2018年8月21日）与2018年5月9日CT对比无明显变化，左侧右肺下叶结节样致密影，锁骨上部分小淋巴结略增大，大者直径约1.3cm。肿瘤标志物、血常规、生化全套检查未见异常。

刻下症：口苦，易感冒，偶有胸闷，偶有夜间2点左右双腿蚁行感，脱发，纳眠可，二便调。舌淡苔黄腻，脉沉尺弱。证属肾亏肝郁，瘀毒未尽。

处方：生黄芪30g，炒白术10g，防风10g，炮山甲10g，土鳖虫10g，黄芩10g，女贞子15g，枸杞子30g，补骨脂30g，龙葵30g，白英30g，白花蛇舌草30g，半枝莲60g，熟地黄30g，麦冬30g，砂仁10g（后下），柴胡30g。60剂，每日1剂，水煎，早晚分服。

其间定期复查，随证调方，2019年6月12日七诊。

辅助检查：胸部CT（2019年5月17日）示右肺上叶陈旧性索条影。肿瘤标志物未见异常。

刻下症：口苦，易感冒，偶有胸闷，偶有夜间2点左右双腿蚁行感，脱发，纳眠可，二便调。舌淡苔黄腻，脉沉尺弱。证属瘀毒未尽。

处方：桂枝10g，白芍30g，苦杏仁10g，黄芩10g，柴胡30g，法半夏

15 g（先煎），党参 30 g，炙甘草 10 g，生黄芪 30 g，炒白术 10 g，防风 10 g，炮山甲 10 g，土鳖虫 10 g，五味子 15 g，金钱草 30 g，金荞麦 30 g，半枝莲 60 g，龙葵 30 g，白英 30 g，白花蛇舌草 30 g，薄荷 30 g（后下），生甘草 15 g。60 剂，每日 1 剂，水煎，早晚分服。

【按语】

小细胞肺癌病位以肺为主，累及脾肾，病机以内虚为本、癌毒为标。治疗宜抗癌解毒、化痰祛瘀。

本例肺癌，患者初诊时咳嗽、胸闷、气喘，入睡困难，结合舌暗红、苔白，脉弦，考虑肾阴亏虚，浊毒瘀阻，阻遏气机，致使肺金不降，心肾不交，证属肾亏瘀毒，法当补虚泻实，补肝肾，清解癌毒。以熟地黄、炙龟板、盐知母滋补肾阴，炒酸枣仁、柏子仁、远志养心安神，茯苓、砂仁、苦杏仁补脾降肺，土鳖虫、炮山甲、龙葵、白英、木鳖子、藤梨根软坚散结、清热解毒。

2013 年 3 月 13 日二诊，患者术后新增心包积液，右肺中叶内侧段点状结节影，肿瘤标志物升高，考虑复发转移可能性大，小细胞肺癌病位在肺，肺为娇脏，外感内伤后多为肺气虚弱。患者畏寒易感冒，口苦，胸闷，咳嗽，证属肺脾气虚、痰毒内阻，故以龙葵、白英、藤梨根、木鳖子等抗癌解毒。肺气虚弱，宣发和肃降功能失调，予玉屏风散、太子参、茯苓益气固表止汗，桂枝汤调和营卫，车前子、薤白、款冬花降肺泄浊。

2014 年 4 月 9 日三诊，患者口干咽痛，咳嗽汗出，结合舌红脉细，证属肾亏相火、痰毒内阻。予知柏地黄丸滋阴清热以固本。"肺为贮痰之器"，《丹溪心法》中有"诸病多因痰而生""凡人身上、中、下有块者，多是痰"之说，本例着重补肺脾化痰，砂仁、生谷芽健脾，茯苓、炒白术、法半夏、川贝母祛湿化痰，牡丹皮、金荞麦、北沙参、麦冬清养肺胃、降逆下气，结合龙葵、白英、木鳖子、藤梨根、蜈蚣、全蝎等抗癌解毒、软坚散结。

2016 年 3 月 7 日四诊，患者咳嗽、失眠症状缓解，有口干口苦、心悸自汗，结合舌脉证属相火瘀毒，效不更方，在前方基础上予知柏地黄丸、玉屏风散加减滋阴清热、益气固表，合抗癌解毒药物，共奏良效。

2017 年 12 月 13 日五诊，患者诸症好转，偶有口干口苦、易外感，结合舌脉，证属相火浊毒瘀阻，予小柴胡汤疏解少阳，桂枝汤、玉屏风散固表益气、和解太阳中风证。患者初诊时脉管内见癌栓，术后新增心包积液，右肺中叶内侧段点状结节影，肿瘤标志物升高，考虑复发转移可能性大，本例患者坚持单纯中药治疗 5 年余，每半年复查 1 次，病情稳定。

2018年9月5日六诊，患者口苦，易感冒，偶有胸闷，结合舌脉，证属肾亏肝郁、瘀毒未尽，予玉屏风散固表益气，女贞子、枸杞子补虚，合抗癌解毒药共奏良效。

2019年6月12日七诊，患者复查胸部CT示右肺上叶陈旧性索条，肿瘤标志物未见异常，病情稳定好转，临床基本痊愈。患者口苦，易感冒，结合舌脉辨证为瘀毒未尽，予柴胡桂枝汤合玉屏风散扶正补虚，调节太阳、少阳枢机，予龙葵、白英、半枝莲、白花蛇舌草抗癌解毒，炮山甲、土鳖虫通络散结。从癌毒内虚论治小细胞肺癌，在不同阶段应采用中医辨病与辨证论治相结合的治疗方法，灵活运用毒性药物以抗癌解毒，且在整个治疗过程中不忘固护肺卫，扶正与祛邪相结合。

本案患者为中晚期小细胞肺癌，应用内虚瘀毒学说益肾固肺，祛瘀解毒；火水未济学说调治异位相火；癌毒学说攻毒抑癌，控制病情，预防复发转移，延长小细胞肺癌患者生存期。

案7 肺癌：健脾益肾、祛瘀攻毒法延长患者生存期

刘某，男，58岁，初诊时间：2010年8月18日。

主诉：右肺上叶小细胞肺癌术后1周。

现病史：患者2009年5月因脑炎在北京某医院住院期间行PET/CT检查，发现右肺上叶小结节，未予重视。2010年7月再次行PET/CT检查，高度怀疑恶性，遂于2010年8月11日手术，切除右肺上叶，术后病理诊断为小细胞肺癌，肿瘤最大径为1.3 cm（清除数个肿大淋巴结，具体转移淋巴结数目不详，病理报告未见，临床分期为Ⅱ~Ⅲ期）。术后拟行4个周期化疗，现为求中药治疗来诊。

刻下症：偶有乏力，自汗、盗汗，活动后乏力加重，纳少，眠可，二便调。舌红，苔白，脉沉。

西医诊断：右肺上叶小细胞肺癌术后。

中医诊断：肺癌病。

辨证：脾肾两虚，瘀毒内阻。

处方：生黄芪30 g，防风10 g，炒白术10 g，熟地黄30 g，补骨脂30 g，藿香10 g（后下），法半夏10 g（先煎），藤梨根30 g，炮山甲10 g，土鳖虫10 g，生谷芽30 g，砂仁10 g（后下），木鳖子10 g，夏枯草30 g，黄芩10 g。10剂，每日1剂，水煎，早晚分服。

2011—2012年定期复查,病情稳定,随证调方。

2013年12月11日二诊。

刻下症:患者自汗、盗汗,大便不成形,小便黄,腰腿酸痛,舌淡红,苔白腻,有齿痕,脉沉细弱。证属脾肾两虚,浊毒内阻。

处方:党参30 g,炒白术10 g,炙甘草10 g,茯苓10 g,生黄芪30 g,防风10 g,草河车15 g,北沙参30 g,龙葵30 g,白英30 g,金荞麦30 g,白花蛇舌草30 g,木鳖子20 g,藤梨根30 g,麦冬15 g,菟丝子20 g,女贞子15 g,浙贝母30 g。20剂,每日1剂,水煎,早晚分服。

2014年9月3日三诊。

刻下症:患者咽痒,夜间咳嗽明显,大便不成形,每日1次,纳眠可。舌淡红,苔白,有齿痕,左脉稍弱,右脉滑。证属脾虚肺火。

处方:生黄芪30 g,防风10 g,党参30 g,炒白术10 g,炙甘草10 g,茯苓10 g,金荞麦30 g,法半夏15 g(先煎),龙葵30 g,白英30 g,川贝母10 g,紫菀10 g,木鳖子15 g,焦三仙各30 g,黄芩10 g。20剂,每日1剂,水煎,早晚分服。

2015年9月30日四诊。

辅助检查:肿瘤标志物(2015年9月10日)示癌胚抗原7.57 ng/mL。患者2015年8月行生物治疗,具体不详。

刻下症:纳眠可,二便调,未诉不适,舌淡红,苔滑,舌中央有裂纹,有齿痕,脉沉细,证属瘀毒未尽。

处方:生黄芪30 g,防风10 g,炒白术10 g,龙葵30 g,蛇莓30 g,白英30 g,木鳖子25 g,藤梨根30 g,全蝎5 g,麦冬30 g,法半夏15 g(先煎),蜈蚣3条,炙甘草10 g,党参30 g,大枣10 g,女贞子15 g,冬瓜皮15 g,茯苓10 g,姜黄20 g。20剂,每日1剂,水煎,早晚分服。

2017年11月15日五诊。

辅助检查:肿瘤标志物(2017年11月10日)示癌胚抗原6.2 ng/mL,细胞角蛋白19片段抗原21-1(cytokeratin19 fragment antigen 21-1,CYFRA21-1)3.43 ng/mL,组织多肽抗原293.0 U/L。

刻下症:遇凉气轻微咳嗽,纳眠可,二便调。舌暗红,有齿痕,中央有裂纹,苔薄黄,脉沉弦。证属脾虚瘀毒。

处方:半枝莲60 g,龙葵30 g,白英30 g,白花蛇舌草30 g,木鳖子20 g,伊贝母10 g,麦冬30 g,生黄芪30 g,炒白术10 g,防风10 g,法半夏30 g(先煎),生薏苡仁30 g,炮山甲10 g,土鳖虫10 g。20剂,每日1剂,水煎，早晚分服。

2017年12月20日六诊。

辅助检查：肿瘤标志物（2017年12月15日）：癌胚抗原5.38 ng/mL，CYFRA21-1 1.92 ng/mL，组织多肽抗原215.5 U/L。

刻下症：遇凉气轻微咳嗽，时有腿酸腿沉，纳眠可，二便调。舌紫暗，苔白厚腻，脉细弦。证治同前。

处方：2017年11月15日方去伊贝母、麦冬，加补骨脂30 g，茯苓10 g，苦杏仁10 g。20剂，每日1剂，水煎，早晚分服。

患者目前状况平稳，已于2019年1月停药。患者服中药期间诊断为高血压、糖尿病，规律服用降压药、降糖药，血压、血糖控制平稳。

【按语】

小细胞肺癌是肺癌中预后较差的一型，大约有10%的小细胞肺癌还会合并其他非小细胞癌类型，恶性程度更高。小细胞肺癌对化疗的敏感性差，且易发生耐药，越来越多的小细胞肺癌患者在进行过手术、放化疗之后选择中医药进行后续治疗。小细胞肺癌常根据波及的范围分为局限期和广泛期，一般局限在单侧胸腔之内的为局限期，超出一侧胸腔即为广泛期，显然广泛期的小细胞肺癌预后更差。现在更推荐使用肺癌的TNM分期方法对小细胞肺癌进行分期，该方法能更精细地指导化疗方案的选择。

本例病理证实为小细胞肺癌，淋巴结转移，复发转移的风险较大，纵观患者的整个治疗过程，均以健脾补肾、抗癌解毒为主要治法，患者术后服用中药8年余，病情稳定，肿瘤标志物没有明显升高，仅出现癌胚抗原、CYFRA21-1、组织多肽抗原的轻微升高，在中医药调治下均降至正常，且延长了生存期。

首诊患者偶有乏力、盗汗，考虑脾肾两虚，以玉屏风散健脾益气，治疗患者脾虚引起的自汗，熟地黄滋阴补肾，补骨脂纳气平喘，脾肾同调。此后数诊多以菟丝子、女贞子健脾补肾，四君子汤、玉屏风散加减益气健脾，患者偶有咽痒咳嗽，以金荞麦、黄芩清肺解毒，紫菀、川贝母宣肺化痰。

数年诊治以龙葵、白英、藤梨根等药抗癌解毒，蜈蚣、全蝎、炮山甲、土鳖虫疏经通络，化瘀解毒。在用药过程中强调"益气""抗癌""清肺"3个原则，针对癌症"正虚""癌毒"的病机，攻补兼施。

本案患者应用内虚瘀毒学说健脾益肾，祛瘀化浊；癌毒学说攻毒抑癌，降低肿瘤标志物，控制病情，预防复发进展；同时固护肺气，改善患者生活质量，延长小细胞肺癌患者的预计生存期。

案8 肺癌：健脾益肾、化痰祛瘀法延长患者生存期

白某，女，52岁，初诊日期：2009年6月2日。

主诉：发现左上肺腺癌3年9月余。

现病史：患者2005年9月体检时胸片提示左上肺占位，于2005年10月17日行左肺上叶切除术，术后病理示（左上肺）中-低分化腺癌，肿瘤大小为2.5 cm×2.5 cm×2 cm，累及脏层胸膜，累及段支气管，肺门、纵隔淋巴结转移（5/24），术后行GP方案化疗4个周期、TC方案化疗2个周期、单药多西他赛化疗2个周期，末次化疗时间为2006年7月，2006年8月复查胸部CT提示右肺门及纵隔淋巴结转移，考虑复发，遂行局部放疗，放疗后评效疾病稳定，此后定期中药治疗，同时复查，提示病情稳定，现为求中药进一步治疗来诊。

刻下症：患者来诊时见阵发性咳嗽，可持续1～2小时，伴憋气，咳出"米粒"大小黏痰后缓解，鼻干，内眦干，无口干口苦，肘膝关节乏力，咳时或劳累时可见背部及双肋下酸沉，入睡困难，小便偶色黄，大便每日4～5次，不成形。舌红苔薄白，脉细数。

西医诊断：左上肺中-低分化腺癌，肺门淋巴结转移，纵隔淋巴结转移。

中医诊断：肺癌病。

辨证：脾肾亏虚，痰瘀互结。

处方：熟地黄50 g，肉桂5 g（后下），赤石脂15 g，巴戟天30 g，五味子10 g，茯苓10 g，太子参30 g，麦冬15 g，藤梨根30 g，龙葵30 g，白英30 g，木鳖子10 g，水蛭6 g，夏枯草30 g，海藻30 g，生甘草10 g，炮山甲10 g，灵磁石30 g（先煎），炒酸枣仁30 g，首乌藤30 g，山药30 g，蜈蚣3条，全蝎5 g，枸杞子30 g。20剂，每日1剂，水煎，早晚分服。

其间患者定期调方，随证加减，2009年8月26日二诊。

刻下症：患者近日突发剧咳，咳白色泡沫样痰伴白色黏块，乏力，双膝酸软无力，视物模糊，口干，口淡无味，纳可，入睡难，小便黄，次数多，大便日4次，不成形。舌暗红，苔黄，脉滑数。患者目前病情比较重，建议住院治疗。证治同前。

处方：生黄芪30 g，防风10 g，炒白术30 g，荆芥10 g，牡丹皮10 g，白鲜皮10 g，苦杏仁10 g，川贝母10 g，枇杷叶15 g，草河车15 g，金银花30 g，鱼

腥草 30 g, 补骨脂 30 g, 柴胡 10 g, 当归 15 g, 白芍 30 g, 川楝子 10 g, 生薏苡仁 30 g, 枸杞子 15 g, 首乌藤 30 g, 生龙骨 30 g (先煎), 生牡蛎 30 g (先煎), 土鳖虫 10 g, 地龙 10 g, 龙葵 30 g, 白英 30 g。20 剂, 每日 1 剂, 水煎, 早晚分服。

2009 年 9 月患者住院对症治疗后症状好转。2009 年 10 月 28 日三诊。

刻下症：咳嗽，咳少量白痰，质黏稠，咽痒，口鼻干燥，心悸气短，急躁易怒，目干涩，视物模糊，偶双足麻木，双膝酸软，左手及背部麻木，右髋畏风恶寒，易疲倦，纳可，入睡困难，小便调，大便每日 3~4 次，成形。舌暗苔黄，脉浮数。证治同前。

处方：生黄芪 30 g, 防风 10 g, 炒白术 30 g, 柴胡 10 g, 当归 15 g, 白芍 30 g, 牡丹皮 10 g, 焦栀子 10 g, 百部 15 g, 五味子 10 g, 苦杏仁 10 g, 川贝母 10 g, 枇杷叶 15 g, 熟地黄 30 g, 炙龟板 30 g (先煎), 川芎 30 g, 土鳖虫 10 g, 龙葵 30 g, 白英 30 g, 木鳖子 10 g, 夏枯草 30 g, 生龙骨 30 g (先煎), 生牡蛎 30 g (先煎), 生薏苡仁 30 g。20 剂, 每日 1 剂, 水煎, 早晚分服。

其间患者定期调方，随证调方，2010 年 9 月 1 日四诊。

刻下症：患者咳嗽，咳白色泡沫样黏痰，咽痒，气短，背部酸重，乏力，视物模糊，双目黏滞不爽，头枕部酸胀沉重感，急躁易怒，盗汗，自汗，纳可，眠欠安，入睡困难，小便调，大便不成形，每日 3 次。舌暗苔黄，脉沉弱。证属脾虚相火，瘀毒内阻。

处方：旋覆花 10 g (包煎), 代赭石 30 g (先煎), 生龙骨 30 g (先煎), 生牡蛎 30 g (先煎), 竹茹 30 g, 苦杏仁 10 g, 川贝母 10 g, 枇杷叶 15 g, 熟地黄 50 g, 肉桂 3 g (后下), 炙龟板 30 g (先煎), 柴胡 10 g, 白芍 30 g, 当归 20 g, 牡丹皮 10 g, 焦栀子 10 g, 炮山甲 10 g, 土鳖虫 10 g, 桂枝 10 g, 炒酸枣仁 30 g, 生薏苡仁 30 g。20 剂, 每日 1 剂, 水煎, 早晚分服。

2011 年 4 月 13 日五诊。

刻下症：咳嗽，咳白黏痰，咽部异物感，口干，鼻干，双目黏腻感，自汗，盗汗，身痒，乏力，口中异味，背部不适，舌暗苔薄黄，脉细数。证属肺虚相火，痰瘀互结。

处方：苦杏仁 10 g, 川贝母 10 g, 前胡 10 g, 炙枇杷叶 15 g, 熟地黄 30 g, 炙龟板 30 g (先煎), 桑椹 15 g, 覆盆子 15 g, 法半夏 20 g (先煎), 地龙 10 g, 防风 10 g, 陈皮 10 g, 生黄芪 30 g, 黄芩 10 g, 鱼腥草 30 g, 当归 20 g, 五倍子 10 g, 土鳖虫 10 g, 水蛭 10 g, 北沙参 30 g, 龙葵 30 g, 白英 30 g。20 剂, 每日 1 剂, 水煎, 早晚分服。

其间患者定期调方，随证加减，2011 年 12 月 28 日六诊。

刻下症：咳嗽较前减轻，时咳无色痰块，胸闷，胸痛，口鼻干燥，渴喜热饮，自汗明显，入睡困难，盗汗，烦躁易怒，易惊，纳可，小便尚可，偶有夜尿频，大便每日3~4次。舌红苔黄白，中有剥脱，脉细数。证属肾虚相火，瘀毒内阻。

处方：熟地黄30 g，炙龟板30 g（先煎），女贞子15 g，枸杞子30 g，太子参30 g，麦冬15 g，五味子10 g，石斛15 g，枳壳10 g，薤白20 g，玫瑰花10 g，当归15 g，白芍20 g，山药30 g，生薏苡仁30 g，牡丹皮10 g，夏枯草30 g，芡实20 g，龙葵30 g，白英30 g，木鳖子20 g，藤梨根30 g，僵蚕15 g。20剂，每日1剂，水煎，早晚分服。

随访至2018年10月17日，患者仍健在，生活质量尚可。

【按语】

本例应用单纯中药治疗，患者病情稳定时间长达9年，病情控制良好。肺癌主要组织类型为鳞状细胞癌和腺癌，约占全部原发性肺癌的80%；从病理和治疗角度，肺癌大致可以分为非小细胞肺癌和小细胞肺癌两大类。吸烟是目前公认的肺癌最重要的危险因素，被动吸烟也是肺癌发生的危险因素，并且主要见于女性。

本例患者肺癌术后，肺门、纵隔淋巴结转移，既往多程化疗及放疗后，多次复查病情稳定，但患者自觉症状较为严重。根据内虚瘀毒学说，正气虚弱是导致肿瘤产生的前提条件，其中首因为脾肾不足。

首诊时患者见阵发性咳嗽，腹泻，辨证为脾肾亏虚、痰瘀互结，通过化裁六味地黄丸、金匮肾气丸、七味都气丸等补肾方，重用熟地黄滋阴补肾，太子参、麦冬、五味子为生脉散养阴补肺，巴戟天、肉桂温肾阳，炒酸枣仁、首乌藤养心安神，赤石脂涩肠止泻，同时以海藻配生甘草化痰散结，龙葵、白英、藤梨根等抗癌解毒。

二诊时患者咳嗽加重，一派脾肾亏虚之象，但同时脉滑数，此乃正虚邪实，颇为难治，此时一方面建议患者住院中西医结合治疗；另一方面予健脾补肾、清热解毒之方扶正纠偏，以玉屏风散益气健脾，苦杏仁、川贝母、枇杷叶润肺化痰止咳，金银花、鱼腥草清热解毒，荆芥疏风宣肺，重用补骨脂至30 g纳气平喘。

三诊时患者兼有急躁易怒等症，辨证为肝火犯肺。根据火水未济学说，乃肝郁化火，挟心中离火上扬，致其难以下潜与肾水相交，阴阳不得位，火压水势。以加味逍遥丸清肝火，并重用夏枯草清肝散结。

六诊时患者自汗盗汗,乃真阴受灼,阴虚火旺,以熟地黄、炙龟板、女贞子等滋肾养阴,生脉散益气养阴而敛汗,汗乃心之液,故而从心阴不足论治,同时以芡实、山药健脾,芡实同时可以固精止汗,配合龙葵、白英、藤梨根等清热解毒抗癌。

本案患者应用内虚瘀毒学说健脾益肾,扶正益气;火水未济学说,清降肺火,调治异位相火;癌毒学说攻毒抑癌,控制病情进展;中医药治疗同时改善患者的生活质量,延长患者的预计生存期。

案9 肺癌:扶正攻毒、化痰散结法延长患者生存期

安某,男,34岁,初诊时间:2007年5月22日。

主诉:确诊肺癌2月余。

现病史:患者2007年3月因咳嗽就诊于当地医院,行胸片提示右肺占位(具体不详),进一步行支气管镜病理提示右肺低分化癌,行化疗3个周期,目前化疗中,现为求中药治疗来诊。

辅助检查:支气管镜(2007年3月6日)示右肺中央型肺癌,病理示右肺低分化癌。

刻下症:一般情况可,时有恶心,大便偏干,2日1行,小便正常,纳眠可。

西医诊断:右肺低分化癌。

中医诊断:肺癌病。

辨证:脾肾亏虚,痰毒互结。

处方:生黄芪30 g,太子参30 g,茯苓10 g,炒白术30 g,女贞子15 g,枸杞子15 g,补骨脂30 g,旋覆花10 g(包煎),代赭石30 g(先煎),龙葵30 g,白英30 g,鸡血藤30 g,焦三仙各30 g,竹茹30 g。20剂,每日1剂,水煎,早晚分服。

其间定期调方,随证加减,2008年1月8日二诊。

刻下症:乏力,偶有干咳,纳眠可,二便调,舌淡红苔白,脉细滑。

处方:生黄芪30 g,防风10 g,炒白术10 g,海藻30 g,生甘草10 g,夏枯草30 g,龙葵30 g,白英30 g,北沙参30 g,麦冬15 g,五味子15 g,土鳖虫10 g,蛇莓30 g,僵蚕15 g,川贝母10 g,苦杏仁10 g,土茯苓30 g。20剂,每日1剂,水煎,早晚分服。

2008年4月1日三诊。

刻下症:乏力,咳嗽,腰痛,纳眠可,二便调,舌淡红苔白,脉细滑。

处方:熟地黄60 g,生杜仲15 g,苦杏仁10 g,川贝母10 g,防风10 g,

生黄芪30 g，炒白术10 g，蛇莓30 g，海藻30 g，白芍30 g，生甘草10 g，淫羊藿15 g，补骨脂30 g，党参15 g，法半夏15 g（先煎），茯苓10 g，土茯苓30 g。20剂，每日1剂，水煎，早晚分服。

2008年6月10日四诊。

辅助检查：头颅MRI（2008年6月4日）示脑内多发转移瘤，较大者约3.0 cm×2.9 cm。

刻下症：言语不清，右上肢麻木，无咳嗽，纳眠可，二便调，舌淡偏暗，苔薄白，脉滑数。

处方：蜈蚣3条，蛇莓30 g，龙葵30 g，桂枝10 g，夏枯草30 g，川芎30 g，海藻30 g，生甘草10 g，炒酸枣仁30 g，柏子仁15 g，焦三仙各30 g，黄药子10 g，白英30 g，土茯苓30 g，全蝎5 g。20剂，每日1剂，水煎，早晚分服。

2008年9月9日五诊。

辅助检查：头颅CT（2008年8月19日）示左侧基底节后方区隐约低衰灶，胸部CT与2008年6月4日CT比较未见明显变化。

刻下症：痰多色白，不黏，不易咳出，纳差，眠浅，大便2～3日1行，小便色黄。舌淡暗，苔薄白，脉细滑。

处方：2008年6月10日方加砂仁10 g，鸡内金30 g。20剂，每日1剂，水煎，早晚分服。

其间定期复查，随证加减，2009年3月31日六诊。

辅助检查：骨扫描（2009年3月13日）未见明显转移征象。胸部CT（2009年3月17日）与2008年11月28日CT比较未见明显变化。

刻下症：一般情况可，纳眠可，大便2～3日1行，质干，舌暗红，苔薄白，脉沉细。

处方：生黄芪30 g，党参30 g，炒白术30 g，补骨脂30 g，熟地黄30 g，山茱萸10 g，瓜蒌30 g，当归15 g，龙葵30 g，木鳖子12 g，蜈蚣3条，土鳖虫10 g，海藻30 g，夏枯草30 g，白英30 g，全蝎5 g，茯苓10 g，炙甘草10 g。20剂，每日1剂，水煎，早晚分服。

其间定期复查，随证调方，2009年10月14日七诊。

刻下症：时有多梦，睡眠不实，纳可，二便调。舌红苔白，脉沉细。

处方：熟地黄30 g，炙龟板30 g（先煎），女贞子15 g，山茱萸10 g，阿胶10 g，黄连10 g，炒酸枣仁30 g，柏子仁15 g，龙葵30 g，木鳖子10 g，首乌藤30 g，藤梨根30 g，蜈蚣3条，全蝎5 g，白英30 g。20剂，每日1剂，水煎，早晚分服。

其间定期复诊，随证加减，2010年8月25日八诊。

辅助检查：胸部CT（2010年5月21日）与2010年1月14日CT比较，右下肺浸润及实变范围较前略缩小，余同前。头颅MRI（2010年5月21日）较前无明显变化。

刻下症：自觉语速减慢，反应慢，健忘，纳眠可，二便调。舌红苔水滑，脉弦细。

处方：熟地黄30 g，炙龟板30 g（先煎），女贞子15 g，补骨脂30 g，枸杞子15 g，当归15 g，白芍30 g，柏子仁15 g，龙葵30 g，木鳖子12 g，蜈蚣3条，海藻30 g，生甘草10 g，鱼腥草30 g，全蝎5 g，白英30 g。20剂，每日1剂，水煎，早晚分服。

其间定期复查，随证加减，2011年3月2日九诊。

辅助检查：胸部CT（2011年2月21日）较前相仿。头颅MRI（2011年2月23日）示左侧侧脑室后角旁可见片状低信号影，病变边界尚清，未见明显强化。

刻下症：一般情况可，纳眠可，二便调，舌暗红，苔薄白，脉沉数。

处方：海藻30 g，生甘草10 g，木鳖子12 g，蜈蚣3条，土鳖虫10 g，鸡血藤30 g，浙贝母30 g，夏枯草30 g，熟地黄30 g，炙龟板30 g（先煎），龙葵30 g，女贞子15 g，藤梨根30 g，冬瓜皮30 g，焦三仙各30 g，白英30 g。20剂，每日1剂，水煎，早晚分服。

2011年8月16日十诊。

辅助检查：腹部B超（2011年8月5日）未见异常。头颅MRI（2011年8月）较前无明显变化。胸部CT（2011年8月）较前相仿。

刻下症：一般情况可，余无不适，舌红，苔薄白。

处方：桂枝10 g，薤白20 g，夏枯草30 g，蜈蚣3条，海藻30 g，生甘草10 g，北沙参30 g，浙贝母30 g，龙葵30 g，木鳖子15 g，土鳖虫10 g，炮山甲10 g，白英30 g，全蝎5 g。20剂，每日1剂，水煎，早晚分服。

其间定期复查，随证加减，2012年4月25日十一诊。

辅助检查：胸部CT（2012年4月2日）与2011年8月5日CT相比，无明显变化。

刻下症：一般情况可，纳眠可，二便调，舌暗红，脉沉。

处方：浙贝母30 g，夏枯草30 g，蜈蚣3条，海藻30 g，木鳖子25 g，藤梨根30 g，龙葵30 g，草河车15 g，丁香15 g，茯苓10 g，炒白术10 g，生黄芪30 g，枸杞子30 g，桑椹15 g，防风10 g，全蝎5 g，生甘草10 g，白英

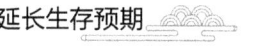

30 g。20 剂，每日 1 剂，水煎，早晚分服。

其间定期复查，随证加减，2012 年 6 月 6 日十二诊。

刻下症：一般情况可，纳眠可，二便调，舌暗红，脉沉。

处方：浙贝母 30 g，夏枯草 30 g，蜈蚣 3 条，全蝎 5 g，木鳖子 20 g，藤梨根 30 g，生黄芪 30 g，熟地黄 30 g，女贞子 15 g，土鳖虫 10 g，莪术 10 g，焦三仙各 30 g，龙葵 30 g，白英 30 g，防风 10 g，炒白术 10 g。20 剂，每日 1 剂，水煎，早晚分服。

患者坚持口服中药治疗，后续失访。

【按语】

肺癌发病率连年居高不下，40 岁以后肺癌发病率明显上升，发病率和死亡率在 75 岁左右达高峰，然后下降。肺癌主要组织类型为鳞状细胞癌和腺癌，约占全部原发性肺癌的 80%；从病理和治疗角度，大致可以分为非小细胞肺癌和小细胞肺癌两大类[1]。

首诊时患者在化疗期间，正气亏耗，肺、脾、肾三阴俱损，脉道枯燥，血行不畅，瘀血内生。基于内虚瘀毒学说，以生血汤加减为主改善患者气虚血瘀的状态，因化疗后的消化道反应较重，故而合旋覆代赭汤和胃降逆。其间定期复查，随证加减。

二诊时患者化疗后偶有干咳，乏力，辨证为肺脾亏虚，以玉屏风散益气健脾，北沙参、麦冬养阴润肺，川贝母、苦杏仁润肺止咳，将生脉散中党参变为北沙参，将益气养阴之方变为养阴润肺之方，用于肺阴亏虚咳嗽的患者，海藻配生甘草化痰散结。

三诊时患者腰痛明显，重用熟地黄补肾滋阴，配合补骨脂、淫羊藿温肾阳，阴阳同补而振奋肾气。

四诊时患者发现脑转移，此时已为晚期患者，故而以蜈蚣、全蝎通络治疗上肢麻木，酸枣仁汤入心经而养心神，心脑相通，补心神以通脑窍，重用川芎活血化瘀，黄药子化痰散结、凉血止血，加强抗肿瘤的作用。

2008 年 9 月—2009 年 3 月 31 日复查提示脑转移灶稳定。先后以玉屏风散健脾益气，熟地黄、女贞子、枸杞子、桑椹养阴补肾，龙葵、白英清热解毒，海藻配生甘草化痰散结，炮山甲、土鳖虫化瘀通络，重用木鳖子以毒攻毒，最高时在 2012 年 4 月用至 25 g，重用此药，未见明显不良反应。

本案患者应用内虚瘀毒学说健脾益肾，化痰祛瘀解毒，改善患者生活质量；癌毒学说攻毒抑癌，控制病情进展，延长肺癌脑转移患者的预计生存期。

案 10　肺癌：大剂量解毒攻毒法使患者生存期延长

刘某，男，60 岁，初诊时间：2016 年 5 月 25 日。

主诉：小细胞肺癌术后 2 月余，化疗 2 个周期后。

现病史：2016 年 3 月 26 日患者因咳痰见血丝于当地医院就诊，完善 CT 后可见左下肺占位伴周围渗出，4 月 29 日完善气管镜检查，病理诊断为小细胞肺癌，于外院化疗 2 个周期（EP 方案，末次为 5 月 12 日）。

刻下症：晨起有痰，痰色白易咳出，无咳嗽，小腿腓肠肌部位疼痛，纳可，大便 2～3 天 1 次，如羊粪状，服乳果糖后大便每日 3～4 次，腹胀，排出不畅。舌暗红，苔白厚腻，脉弦。

西医诊断：左肺小细胞肺癌。

中医诊断：肺癌病。

辨证：浊毒瘀阻。

处方：炮山甲 5 g，土鳖虫 5 g，龙葵 30 g，白英 30 g，蛇莓 30 g，酒大黄 10 g，肉苁蓉 30 g，枳壳 10 g，法半夏 30 g（先煎），木鳖子 20 g，藤梨根 30 g，蜈蚣 3 g，全蝎 5 g，生黄芪 40 g，太子参 30 g，茯苓 10 g，熟地黄 30 g，砂仁 10 g（后下），女贞子 15 g。20 剂，每日 1 剂，水煎，早晚分服。

2018 年 5 月 23 日二诊。

辅助检查：2018 年 5 月 22 日 CT 示右肺上叶结节灶，考虑转移瘤。

刻下症：患者 10 个周期化疗、30 次放疗后，现纯中药治疗中。近 1 个月刷牙时牙龈出血，纳眠可，二便调。舌暗红，有齿痕，苔黄，脉弦细。

处方：生黄芪 30 g，炒白术 10 g，防风 15 g，炮山甲 5 g，土鳖虫 5 g，龙葵 30 g，白英 30 g，蛇莓 30 g，半枝莲 60 g（先煎），炙鳖甲 30 g（先煎），桂枝 10 g，生谷芽 15 g，生知母 10 g，瞿麦 30 g，柴胡 15 g，白芍 30 g，海风藤 30 g，白花蛇舌草 60 g（先煎）。20 剂，每日 1 剂，水煎，早晚分服。

2021 年 7 月 20 日三诊。

辅助检查：2018 年 6 月 14 日 PET/CT 示左肺小细胞肺癌综合治疗后，左肺下叶高密度影；右肺上叶小结节，恶性？纵隔内气管及双肺门小淋巴结影，恶性？2021 年 6 月 30 日胸部 CT 考虑左肺及右肺上叶炎性变、左肺上叶黏液栓、右肺下叶间质性改变。2021 年 3 月 18 日 CYFRA21-1 5.13 ng/mL。

刻下症：患者 2018 年 5 月后再行 3 个周期化疗、18 次放疗（末次时间为 2018 年 10 月）。现患者未诉特殊不适，纳可眠安，二便调。舌暗苔白，脉弦。

处方：肉桂 3 g（后下），黄连 10 g，干姜 10 g，炙甘草 10 g，防风 10 g，蜈蚣 3 条，全蝎 5 g，菊花 15 g，桑叶 10 g，土鳖虫 10 g，苦参 15 g，龙葵 30 g，白英 30 g，半枝莲 120 g（先煎），柴胡 10 g，黄芩 10 g，白花蛇舌草 120 g（先煎）。60 剂，每日 1 剂，水煎，早晚分服。

2022 年 6 月 22 日四诊。

辅助检查：2022 年 2 月 19 日胸部 CT 示小细胞肺癌复查，左肺下叶团片影；左肺上叶后段软组织影，较前增大伴周围炎症，约 3.3 cm×2.0 cm。2022 年 5 月 31 日于当地行支气管镜，病理示左上叶黏膜活组织少于鳞状上皮黏膜，提示高级别上皮内瘤变。2022 年 2 月 16 日肿瘤标志物示 CYFRA21-1 7.18 ng/mL，神经元特异性烯醇化酶 22.29 ng/mL。2022 年 5 月 15 日肿瘤标志物示 CYFRA21-1 7.28 ng/mL，神经元特异性烯醇化酶 15.13 ng/mL。

刻下症：时有鼻衄，晨起白痰，活动后气短，质黏，纳眠可，二便调。舌质淡红，苔薄白，左脉细，右脉弦。

处方：生黄芪 30 g，炒白术 10 g，防风 10 g，熟地黄 60 g，麦冬 30 g，茯苓 10 g，巴戟天 30 g，肉桂 6 g（后下），砂仁 10 g（后下），龙葵 30 g，白英 30 g，半枝莲 120 g（先煎），苦参 15 g，土鳖虫 10 g，金荞麦 15 g，白花蛇舌草 120 g（先煎）。20 剂，每日 1 剂，水煎，早晚分服。

2023 年 7 月 12 日五诊。

辅助检查：2023 年 7 月 11 日胸部 CT 同 2023 年 3 月 14 日 CT 相比，左肺门占位，约 64 mm×36 mm，较前稍增大；左肺下叶病变，较前相仿；双肺肺气肿。2023 年 7 月 11 日肿瘤标志物示 CYFRA21-1 11.57 ng/mL，神经元特异性烯醇化酶 17.32 ng/mL，鳞癌相关抗原 3.23 ng/mL。2021 年 3 月 14 日肿瘤标志物示 CYFRA21-1 7.6 ng/mL，神经元特异性烯醇化酶 19.86 ng/mL，鳞癌相关抗原 2.94 ng/mL。

刻下症：晨起咽痒，咳痰带少量血丝，活动后气短易喘，纳可，眠安，大便正常，夜尿频，每晚 3～4 次。舌暗苔白腻，脉浮数。

处方：白豆蔻 15 g（后下），荷叶 10 g，生黄芪 30 g，炒白术 10 g，防风 15 g，龙葵 60 g，白英 60 g，半枝莲 180 g（先煎），金荞麦 30 g，北柴胡 10 g，黄芩 10 g，法半夏 30 g（先煎），肉桂 10 g（后下），三七粉 6 g（冲服），血余炭 10 g，土鳖虫 10 g，蜈蚣 3 条，全蝎 5 g，白花蛇舌草 180 g（先煎）。20 剂，每日 1 剂，水煎，早晚分服。

【按语】

本例患者为左肺小细胞肺癌，初诊时正行化疗，要求中药治疗。小细胞肺癌是一种具有侵袭性和破坏性的恶性肿瘤，具有生长迅速和早期转移的特点，广泛期小细胞肺癌，5年生存率不到3%，中位总生存期不超过12个月。本例患者在术后2年复查时CT提示右肺上叶转移瘤，2018年6月完善PET/CT提示右肺上叶、纵隔转移，符合广泛期小细胞肺癌，再次行3个周期化疗及18次放疗，在放化疗期间及结束治疗后一直持续服用中药治疗，截至末次就诊时患者小细胞肺癌确诊7年余，发现右肺及纵隔转移近5年，仍规律于门诊复诊调方，生活质量尚可。

首诊时患者已确诊老年小细胞肺癌2个月，化疗中，应用验方龙蛇羊泉汤（其中包括龙葵、白英、蛇莓）加上藤梨根、木鳖子与化疗起协同抗癌之功，以炮山甲、土鳖虫、蜈蚣、全蝎等血肉有情之品攻毒散结祛瘀，在重用解毒抗癌药物的同时，选用生黄芪、太子参补气扶正以祛邪。患者晨起有痰，痰色白、易咳出，以法半夏化痰，脾为生痰之源，茯苓健脾燥湿，患者目前时有腹胀，大便2~3天1次，如羊粪状，考虑到患者年老，选用熟地黄、女贞子、肉苁蓉滋阴补肾，同时，以酒大黄泄热通便，枳壳行气除满。

二诊时患者已完成放化疗治疗，患者仅刷牙时偶有牙龈出血，余未诉特殊不适。但患者检查提示已出现别处转移，考虑患者体内癌毒正盛，而目前尚未进行新的放化疗，继以解毒抗癌、攻毒散结祛瘀为主要治疗原则，加半枝莲、白花蛇舌草两味以抗癌解毒，炙鳖甲消癥行痞、除瘤散结，加海风藤活血通络，佐玉屏风扶正祛邪，柴胡、桂枝疏利经气、畅达气机。另外，癌毒乃肾精异化而生，取瞿麦利尿通淋以泄肾实，从源头防止肾精继续异变。

三诊时患者已结束3个周期化疗、18次放疗2年余，检查提示肿瘤标志物较正常值略有升高，目前未诉特殊不适。继以解毒抗癌、攻毒散结祛瘀为主要治疗原则，加大半枝莲、白花蛇舌草用量，以干姜、炙甘草固护中阳，防风固表。

四诊时患者肿瘤标志物仍处于波动状态，以玉屏风散扶正固表，选用引火汤引火归元，大剂量半枝莲、白花蛇舌草加上龙葵、白英抗癌解毒，金荞麦清热解毒，土鳖虫、苦参攻毒散结。

五诊时患者复查CT较前略有增大，肿瘤标志物仍在波动状态。但考虑患者为广泛期小细胞肺癌，在现代医学尚无较好的治疗方法时，患者在放化疗后用纯中药治疗近5年，目前生存期已远超过平均生存期，治疗明显有效。在扶正的同时，继续增大解毒抗癌的剂量，继以土鳖虫、蜈蚣、全蝎通络散结祛瘀，但在活血逐瘀的同时，考虑患者刻下症见咳痰血丝，加以三七粉、血余炭止血。患者年老，夜尿频，而舌苔白腻，考虑为湿浊内蕴，一方面以白豆蔻、荷叶化湿利浊；另一方面以肉桂温阳化气利水。

案 11　肺癌：治肾解毒法延长恶性肿瘤患者生存期

仲某，男，70岁，初诊时间：2015年6月15日。

主诉：右肺小细胞肺癌微创术后5个月，化疗6个周期。

现病史：2014年11月3日患者于当地医院行右肺切除术，病理诊断为小细胞肺癌。术后行6个周期化疗（具体方案不详），末次化疗时间为2015年4月10日。

辅助检查：CT检查示右肺下叶团块影，较前增大；右肺下叶实变影，较前明显，新见右肺下叶厚壁空洞；左肺多发结节影，较前增多，密度增高，转移不除外；气管前淋巴结较前增大。

刻下症：右腰髋部、颈部、面部、手足部带状疱疹3日余，乏力，汗出，身热，头面微热，纳差，呕逆，眠差，入睡难，髋部窜痛，小便调，大便干，4日1次，舌红苔黄腐，有裂纹，脉弦滑数。

西医诊断：小细胞肺癌。

中医诊断：肺癌病。

辨证：脾肾不足，相火痰毒。

处方：生黄芪50g，炮附子15g（先煎），干姜10g，炙甘草10g，熟地黄60g，肉桂6g（后下），巴戟天30g，五味子20g，茯苓10g，砂仁10g（后下），生谷芽30g，牡丹皮10g，白鲜皮15g，白芥子15g，僵蚕15g，蜈蚣3g，全蝎6g，连翘30g。20剂，每日1剂，水煎，早晚分服。

2015年10月26日二诊。

辅助检查：胸部CT示左肺多发磨玻璃结节影，较前好转，余大致同前。超声示双侧颈部可见多个淋巴结，左侧最小者为1cm×0.4cm，右侧最大者为0.8cm×0.2cm。

刻下症：带状疱疹后遗神经痛，阴雨天加重，眠浅易醒，咳嗽，痰中带血，偶胸闷气短，口干口苦，纳差，大便调，夜尿3~4次。舌红苔白腻，有裂纹，脉左滑右弦细。证属脾虚痰毒闭阻。

处方：三七粉6g（冲服），仙鹤草30g，太子参10g，炒白术10g，苦杏仁

10 g，川贝母 10 g，枇杷叶 10 g，黄芩 10 g，麦冬 30 g，党参 20 g，干姜 10 g，炙甘草 10 g，浙贝母 30 g，大枣 10 g，白芍 30 g，法半夏 30 g（先煎），砂仁 10 g（后下），生谷芽 10 g，肉桂 5 g（后下），熟地黄 30 g，木鳖子 30 g，藤梨根 30 g，土鳖虫 10 g，龙葵 30 g，桔梗 10 g。40 剂，每日 1 剂，水煎，早晚分服。

2019 年 2 月 24 日三诊。

辅助检查：B 超示左锁骨上窝淋巴结结构异常，双侧颈部淋巴结可见。CT 示右肺下叶斑片影；左肺多发结节，较前饱满；余大致同前。

刻下症：咳嗽，咳白痰，痰中带血，较前好转，喘憋，纳眠可，余无不适。舌暗，苔白稍厚，脉弦滑。证属肺火瘀毒。

处方：血余炭 30 g，仙鹤草 30 g，土鳖虫 10 g，生黄芪 30 g，炒白术 10 g，防风 15 g，龙葵 30 g，白英 30 g，白花蛇舌草 30 g，半枝莲 30 g，柴胡 15 g，黄芩 10 g，羌活 10 g，太子参 30 g，前胡 10 g，苦杏仁 10 g，紫菀 10 g，海藻 30 g，生甘草 15 g。20 剂，每日 1 剂，水煎，早晚分服。

2020 年 10 月 18 日四诊。

辅助检查：胸部 CT 示右肺下叶斑片影及内部多发致密影，同前；右下肺厚壁空洞，同前；左肺多发小结节，纵隔多发淋巴结，同前。脑 MRI 示右侧顶叶皮层结节，较前增大，皮脂腺囊肿，大小为 1.1 cm×0.6 cm；枕部皮下高信号，为脂肪瘤，大小为 1.3 cm×1.3 cm。腹部 B 超示肝大，实质回声增粗。颈部超声示左颈Ⅳ区淋巴结皮质增厚，同前；右颈内静脉内低回声，怀疑血栓，长 3.1 cm。血常规、生化检查、肿瘤标志物未见异常。

刻下症：咳嗽，咳黄白痰，时痰中带血，纳眠可，大便溏，每日 2 次，小便调。舌淡红苔白，脉弦。证属余毒未尽。

处方：生黄芪 30 g，麦冬 30 g，苦杏仁 10 g，太子参 30 g，血余炭 10 g，三七粉 6 g（冲服），鸡血藤 30 g，枇杷叶 15 g，龙葵 30 g，白英 30 g，焦神曲 15 g，茯苓 10 g，瞿麦 30 g。20 剂，每日 1 剂，水煎，早晚分服。

【按语】

本例为小细胞肺癌患者，术后化疗后寻求中医药治疗，但初诊时不能排除是否有转移灶，CT 显示右肺下叶团块影，较前增大；右肺下叶实变影，较前明显，新见右肺下叶厚壁空洞；左肺多发结节影，较前增多，密度增高，转移不除外；气管前淋巴结较前增大。上述结果提示，肿瘤可能存在进展，经过王教授 5 年中药治疗，不但肿瘤负荷控制稳定，生存期得到延长，而且诸症改善。

首诊时患者 CT 提示肿瘤存在进展及转移，提示邪盛，小细胞肺癌恶性程度较高，癌毒毒力强，在初诊时使用蜈蚣、全蝎等解毒散结之品。王教授认为癌毒的产生由肾精异化而生，源于坎中爻的部分异化。下焦阴水不足，难以潜阳，致癌毒本就阳热之性更加亢盛。此外，癌毒中阻，与痰瘀交结，缠绵难愈，影响上下道路通调，火水失济，难以平衡。王教授以引火汤化裁，重用熟地黄60 g滋补肾阴，少佐肉桂温阳化气，合以巴戟天滋补肾水，中有砂仁、茯苓畅达，贯通上下。同时配四逆汤温补肾阳以阳中求阴。因患者伴有带状疱疹，以牡丹皮、白鲜皮清热凉血，以白芥子、僵蚕、连翘祛风解表透疹。另患者乏力，以生黄芪扶正气，补肺气；患者纳差，用生谷芽以消食和胃。

二诊时患者磨玻璃结节影较前好转，提示中药治疗有效，处方思路不变，追加藤梨根、木鳖子各30 g以解毒抗癌。后患者每年复诊，积极配合治疗，生存期得到显著延长。

案12　肺癌：攻邪为主、佐以扶正延长患者生存期

肖某，女，77岁，初诊时间：2020年12月16日。

主诉：小细胞肺癌术后6年4月余，4个周期化疗后，纯中药治疗中。

现病史：2014年患者体检查胸部CT示右肺上叶占位，考虑恶性，建议穿刺。之后患者于当地医院就诊，医师建议手术，遂行胸腔镜下右肺上叶切除术，术后病理示小细胞癌，免疫组化结果不详。术后行4个周期化疗，具体方案不详。

刻下症：偶有阵咳，痰白质黏，口干，夜间加重，左下肢轻度水肿，纳眠可，二便调，舌暗红苔少，脉沉弦。

西医诊断：右肺上叶局限期小细胞肺癌术后。

中医诊断：肺癌病。

辨证：余毒未尽。

处方：鸡血藤60 g，土鳖虫10 g，肉桂8 g（后下），黄连15 g，桂枝10 g，白芍30 g，炙麻黄10 g，细辛6 g，炮附子10 g（先煎），炙甘草10 g，防风10 g，苦杏仁10 g。20剂，每日1剂，水煎，早晚分服。

其间患者随证调方，均以上方加减，2021年6月2日二诊。

辅助检查：胸部CT（2021年5月22日）示右肺上叶术后改变，余右肺炎性病变基本同前；左肺下叶胸膜下结节较前增大，恶性可能，双肺散在结节影，较前略增大，转移可能；右侧肋胸膜及叶间胸膜较前增厚并多发结节影，部分结节较前增大，转移可能；右侧胸腔积液，大致同前。

刻下症：偶有右肋下紧缩感，可自行缓解，余未诉特殊不适，纳眠可，二

便调，舌红胖苔白，脉弦。

处方：钩藤15 g（后下），野菊花30 g，桂枝10 g，白芍15 g，柴胡15 g，黄芩15 g，桑叶10 g，龙葵50 g，白英30 g，土茯苓60 g，防风10 g，苦参15 g，土鳖虫10 g，蜈蚣3条，炙甘草10 g，车前子30 g（包煎），半枝莲120 g（先煎），白花蛇舌草120 g（先煎）。20剂，每日1剂，水煎，早晚分服。

其间患者随证调方，均以上方加减，2022年1月26日三诊。

刻下症：气短，活动后喘促，偶有咳嗽，痰白质黏，易咳出，纳眠可，二便调。舌淡胖，苔薄干，脉滑。

处方：苦参30 g，土鳖虫10 g，生黄芪30 g，炒白术10 g，防风15 g，柴胡10 g，黄芩10 g，桂枝10 g，车前子15 g（包煎），炙甘草10 g，干姜10 g，细辛10 g，乌梅30 g，金荞麦30 g，半枝莲180 g（先煎），龙葵50 g，白花蛇舌草180 g（先煎）。20剂，每日1剂，水煎，早晚分服。

其间患者随证调方，均以上方加减，2023年3月15日四诊。

辅助检查：胸部CT（2023年3月6日）示双肺散在结节影，部分较前增大，转移可能；左肺下叶团块，片状实变影，较前增大，恶性病变可能，转移？右侧肋胸膜及叶间胸膜较前增厚并多发结节影，部分结节较前增大，考虑转移。右侧胸腔积液，大致同前。

刻下症：咳嗽咳痰、喘憋均较前好转。但仍时有咳嗽、痰白，喘憋，时有手麻，右腹部时有不适，纳眠可，二便调。舌淡，苔白，有齿痕，脉细滑。

处方：生黄芪30 g，炒白术10 g，防风15 g，柴胡10 g，炮附子15 g（先煎），干姜10 g，炙甘草15 g，苦杏仁10 g，前胡10 g，枇杷叶15 g，夏枯草30 g，黄芩10 g，金荞麦30 g，土鳖虫10 g，穿山龙15 g，龙葵50 g，白英50 g，木鳖子20 g，半枝莲120 g（先煎），夏枯草30 g，白花蛇舌草120 g（先煎）。20剂，每日1剂，水煎，早晚分服。

其间患者随证调方，均以上方加减，2023年7月5日五诊。

刻下症：偶有咳嗽，晨起有痰，色白质黏，夜间偶有口干，纳眠可，二便调。舌淡红胖大，苔白，脉沉。

处方：黄芩10 g，法半夏15 g（先煎），浙贝母30 g，蜈蚣3条，穿山龙10 g，土鳖虫10 g，生黄芪30 g，炒白术10 g，防风15 g，龙葵50 g，麦冬30 g，川贝母6 g，肉桂8 g（后下），半枝莲90 g（先煎），白花蛇舌草90 g（先煎）。20剂，每日1剂，水煎，早晚分服。

患者自2020年12月16日—2023年7月5日就诊期间，纯中药维持治疗，病情稳定。

【按语】

肺癌约占所有癌症死亡人数的1/5,大致分为非小细胞肺癌和小细胞肺癌,小细胞肺癌占15%,是一种高侵袭性的疾病。Ⅰ~Ⅲ期的局限期小细胞肺癌约占小细胞肺癌的30%。尽管局限期小细胞肺癌患者对初始化疗和放疗有应答,但仍会复发并且进展迅速。局限期小细胞肺癌患者预后极差,仅有15%~30%的患者在确诊后生存期超过5年。

中医认为,癌毒是在多种因素作用下形成的特异性病因。王教授认为,癌毒为异常邪火,由妄动的相火为其提供动力,助其播散、蔓延。王教授认为虚、痰、瘀、毒是导致肿瘤发生的基本病理因素,癌毒是肿瘤产生的特异性病因,在内外因素作用下全身脏腑阴阳气血失调,日久气滞、血瘀、痰结、热毒等相互纠结,助长癌毒,日久积滞而成有形之肿块,凝结于肺,形成肺癌。

首诊时患者余毒在肺,故肺气宣降失常,导致偶有阵咳,痰白质黏,用炙麻黄、细辛、苦杏仁、防风疏风宣肺,温肺化饮;患者相火妄动,下焦失于温煦,上焦受相火熏灼,乃水火未济之象,水停在下故见左下肢水肿,阳气亏虚,水不能上承,故夜间口干加重,处方以肉桂、炮附子温肾阳,黄连降心火,黄连配肉桂乃交泰丸,交通心肾。王教授认为患者为肾阳不足,兼有外感,用麻黄附子细辛汤合桂枝麻黄各半汤,温肾解表散寒,宣通一身表里内外阳气。古有细辛不过钱之说,这里王教授根据自身经验重用细辛至6 g,乃启肾阳上达于肺,患者久病肾阳不足,需"重剂起沉疴",久病入络,故舌暗,以鸡血藤养血活血,土鳖虫活血通络,阳气充足,气行则血行。

二诊时患者咳嗽咳痰、水肿等症状已消失,仅偶有右肋下紧缩感,可自行缓解,余未诉特殊不适,但患者影像学复查提示肿瘤疑复发转移,四诊合参,王教授认为此时患者风火相煽,癌毒有复燃之势,癌毒为阳热之性,能量等级极高,故用大剂量龙葵、白英、黄芩、苦参、半枝莲、白花蛇舌草等清热解毒之品消燚解毒,配合土鳖虫、蜈蚣活血通络,王教授认为癌毒乃"肾实",常配以土茯苓、车前子除湿利水,控制血瘀、水湿等病理产物形成;相火得肝风煽动而复燃,右胁肋部乃少阳经循行之地,故以柴胡桂枝汤加减和解少阳,加用钩藤、野菊花等平肝清肝,以息肝风,加用桑叶、防风疏风解表,以防外邪引动。

三诊时患者开始出现气短,活动后喘促,偶有咳嗽,痰白质黏,易咳出,考虑癌毒极有可能死灰复燃,同时兼以外感,肺气失宣。故加大半枝莲、白花蛇舌草、苦参等清热解毒药物的剂量,以柴胡桂枝汤加减疏解外邪,相火得肝风煽动而复燃，柴胡、黄芩清少阳胆火，患者舌淡胖、苔薄干、脉滑，同时用细辛、干姜、桂枝温肺化饮，金荞麦祛痰解毒，生黄芪补肺益气，炒白术健脾益气，与防风相配共成玉屏风散固表御邪，乌梅生津敛肺，攻邪为主，佐以扶正。

四诊时患者咳嗽咳痰、喘憋均较前好转，但仍时有咳嗽，痰白，时有喘憋、手麻，右腹部时有不适，舌淡，苔白，有齿痕，脉细滑，影像学检查提示肺部结节部分较前增大，在前方基础上去乌梅、车前子、细辛、苦参，加四逆汤温阳通脉，加苦杏仁、枇杷叶、前胡降肺止咳，加夏枯草、木鳖子消肿散结，加白英清热解毒，加穿山龙活血通络，以加强攻邪效力。

五诊时患者喘憋消失，咳嗽咳痰较前改善，夜间偶有口干，结合舌脉，在前方基础上去苦杏仁、枇杷叶、前胡、夏枯草、木鳖子、白英，加麦冬、川贝母滋阴润肺，法半夏、浙贝母化痰散结，肉桂温肾助水液气化，患者症状较前明显好转，改半枝莲、白花蛇舌草为 90 g，减轻攻邪力度。

患者自 2020 年 12 月 16 日—2023 年 7 月 5 日就诊期间，采用纯中药治疗，病情稳定，患者生活质量尚可，达到了中西医结合活得长、活得好的目的。

案 13　乳腺癌：疏肝祛瘀、扶正攻毒法延长患者生存期

于某，女，34 岁，初诊日期：2005 年 12 月 27 日。

主诉：乳腺癌术后 2 年余。

现病史：患者 2003 年 3 月于外院行左乳腺癌根治术，术后病理示浸润性导管癌，腋下淋巴结未见转移。免疫组化示 ER（−），PR（−），HER-2（−）。肿块大小为 2.2 cm × 2.0 cm × 1.8 cm。术后行 6 个周期的紫杉醇 + 表柔比星化疗，至 2003 年 12 月结束。2005 年 8 月胸部 CT 示右肺下叶两结节，大者约 4.3 cm × 4.7 cm，为多发转移瘤。9 月 27 日行右肺下叶切除术，术后病理示分化差的癌，部分呈腺样分化伴大片坏死及腺管癌栓形成，不除外乳腺癌转移的可能，淋巴结转移（1/20）。2005 年 11 月 29 日腹部超声示肝左叶病变，符合转移瘤。于 12 月 6 日行左肝不规则切除术。术后病理示（左肝外叶）分化差的癌，伴有鳞状细胞癌分化，可见角化，形态及免疫组化提示为转移癌。现患者为求中药治疗来诊。

刻下症：气短乏力，肝区疼痛，多梦易醒，胃脘部痛，大便每日 2 ~ 3 次，质软，潮热，舌淡暗，苔白，脉沉弦细。

西医诊断：三阴性乳腺癌，肝转移术后。

中医诊断：乳岩。

辨证：气阴两虚，肝郁气滞，瘀毒内阻。

处方：牡丹皮10g，焦栀子10g，柴胡10g，当归15g，白芍15g，合欢皮15g，女贞子15g，枸杞子15g，川芎10g，莪术10g，补骨脂20g，北沙参20g，麦冬15g，太子参30g，鸡血藤30g，炒白术10g，山慈菇15g，柏子仁15g，灵磁石30g，炒酸枣仁30g。20剂，每日1剂，水煎，早晚分服。

2006年1月11日二诊。2006年1月患者开始行紫杉醇联合卡铂方案化疗，现患者为化疗后。

刻下症：患者肝区疼痛、潮热盗汗较前好转，腹泻，大便每日4～5次，恶心呕吐，呕吐物为胃内容物，眠差，小便调。舌淡红，苔薄白，脉沉细。证属脾虚肝郁，湿热壅滞，瘀毒内结。治以健脾疏肝，清热燥湿，化瘀解毒。

处方：生黄芪30g，炒白术10g，陈皮10g，升麻6g，柴胡10g，太子参30g，当归15g，炙甘草10g，山药30g，生薏苡仁30g，木香10g，黄连10g，阿胶珠10g，姜半夏10g，山慈菇20g，白花蛇舌草30g，女贞子15g，枸杞子15g，首乌藤30g，炒酸枣仁30g。20剂，每日1剂，水煎，早晚分服。

2006年5月23日三诊。患者化疗已结束。

刻下症：腰痛，腹泻水样便，每日1～2次，双下肢酸软，脚后跟疼痛，纳差，口苦口干，眠可，小便调。舌淡暗，边有齿痕，苔薄白，脉沉细。证属脾肾两虚，瘀毒内结。治以补肾健脾，化瘀解毒。

处方：女贞子15g，枸杞子15g，生地黄30g，熟地黄30g，山萸肉10g，补骨脂15g，炒酸枣仁30g，生龙骨30g（先煎），生牡蛎30g（先煎），太子参30g，茯苓10g，莪术10g，牡丹皮10g，当归15g，海藻30g，生甘草10g，浙贝母15g，黄药子10g，山慈菇15g，鸡内金30g。20剂，每日1剂，水煎，早晚分服。

2006年8月22日四诊。

刻下症：患者双下肢及外阴起斑疹，瘙痒，潮热汗出，腰膝酸痛，纳少，眠可，二便调。舌暗红，苔白根腻，脉滑。证属肝郁阴虚，湿热下注，瘀毒内结。治以疏肝滋肾，清热燥湿，化瘀解毒。

处方：牡丹皮10g，苦参10g，北沙参30g，麦冬15g，浙贝母15g，生地黄30g，川芎10g，防风10g，焦栀子10g，柴胡10g，当归15g，桑寄生20g，生杜仲15g，砂仁10g（后下），藿香10g（后下），炮山甲15g，白鲜皮10g，山慈菇20g，草河车15g。20剂，每日1剂，水煎，早晚分服。

再次就诊时患者外阴斑疹好转，瘙痒减轻，后随证调方服药10余年。

2017年3月8日五诊。

刻下症：口淡无味，胸闷气短，咽中异物感，肝区胀，膝部疼痛，食后痞满腹胀，疲乏，纳可，眠可，大便质稀，日1~3次，小便可。舌暗红苔黄腻，脉弦。辨证：肝郁脾虚，肾亏瘀毒。治法：补肾疏肝，健脾解毒。

处方：当归10 g，熟地黄30 g，川芎15 g，白芍30 g，党参30 g，炒白术30 g，茯苓10 g，炙甘草10 g，八月札10 g，枳壳10 g，砂仁10 g（后下），山药30 g，半枝莲30 g，白花蛇舌草30 g，焦三仙各30 g，羌活10 g，独活10 g，生谷芽30 g，绿萼梅10 g。20剂，每日1剂，水煎，早晚分服。

其间随证调方，病情稳定。2017年5月10日六诊。

刻下症：胸闷气短、咽中异物感、肝区胀基本好转，双膝疼痛，近1~2年明显，偶尔影响行走，极度乏力，腰以下双腿沉重，潮热汗出明显，月经2~3个月一至，食欲不振，痞满，眠可，大便不成形。舌红苔白，脉细沉。证属太少合病，瘀毒内阻。

处方：柴胡15 g，黄芩10 g，党参15 g，法半夏15 g，桂枝10 g，白芍15 g，干姜10 g，大枣10 g，炙甘草10 g，怀牛膝10 g，桑寄生20 g，五味子15 g，肉桂6 g（后下），黄连15 g，砂仁10 g（后下），生谷芽30 g，八月札10 g，茯苓10 g，生薏米15 g，半枝莲30 g，白花蛇舌草30 g。20剂，每日1剂，水煎，早晚分服。

其间随证调方，病情稳定，2017年7月12日七诊。

刻下症：夏季气短，时有醒后头晕，双膝疼痛、潮热汗出、乏力较前减轻，疲乏，纳眠可，停药后大便干燥，小便调。舌暗红，苔薄黄，脉沉细。证治同前。

处方：2017年5月10日方加生黄芪30 g，白术10 g，防风10 g，当归10 g，去桑寄生、五味子。20剂，每日1剂，水煎，早晚分服。

患者定期门诊治疗，随访至今，病情稳定。

【按语】

乳腺癌是严重威胁全世界女性健康的第一大恶性肿瘤，新发乳腺癌病例中3%~10%的女性在确诊时即有远处转移。30%~40%的早期乳腺癌患者可发展为晚期乳腺癌，5年生存率约为20%。三阴性乳腺癌是指雌激素受体（ER）、孕激素受体（PR）和人表皮生长因子受体（HER-2）均为阴性的一种特殊类型乳腺癌，因缺乏内分泌及抗HER2治疗的靶点，预后较差。

本例患者化疗后2年就发现肺癌与肝转移癌，在化疗的过程中出现了潮热、汗出等类似围绝经期的症状,中医认为,潮热汗出、腰膝酸软等症状为化疗后损伤人体内分泌机制,引起的内分泌失调。患者多重癌,而且准备化疗,目前体质是难以胜任的,这就需要中医扶正固本,提高患者体质的同时,抑制肿瘤,改善患者自觉症状,这是中医的优势所在。

本例患者初诊辨证为气阴两虚,肝郁气滞证,以太子参、北沙参、女贞子、枸杞子益气养阴,当归、白芍、川芎、鸡血藤养血活血,合欢皮、柏子仁、炒枣仁养心安神,磁石平肝潜阳、宁心安神,本方实则以加味逍遥散加减。加味逍遥散出自《内科摘要》卷下,其主要功用是清肝健脾,养血和营,是历代治疗乳腺癌的常用方剂,山慈菇清热解毒,消肿散结,《本草新编》云:"山慈姑正消痰之药,治痰而怪病自除也。或疑山慈姑非消痰之药,乃散毒之药也。不知毒之未成者为痰,而痰之已结者为毒,是痰与毒,正未可二视也。"现代药理研究表明山慈菇含有秋水仙碱,秋水仙碱是抗癌的有效成分。

二诊时患者化疗后恶心呕吐较为明显,为毒伤脾胃,脾胃亏虚,胃失和降之证,呕、利、痞三证已俱,故以半夏泻心汤加减治疗,再合补中益气汤益气升阳,香连丸清热化湿,行气止痛,化疗损伤脾肾,目前虽未见血常规异常,但治疗上先安未受邪之地,继续以女贞子、枸杞子平补肝肾,白花蛇舌草清热利湿、抗癌解毒。

三诊时患者在二诊的基础上脾虚证好转,肾虚证较为明显,化疗已结束,以六味地黄丸、二至丸方意加减,增入浙贝母清热散结,黄药子凉血散结,治疗口苦口干。

四诊时患者外阴瘙痒,考虑为湿热下注,以苦参、白鲜皮清热燥湿止痒,主方为加味逍遥散合四物汤加减,继续脾肾同调。

待至2017年患者已反复就诊10余年,患者病情基本稳定,久病脾肾两虚,脾虚则脘腹胀满,不思饮食,肾虚则腰膝酸软,加之肝郁气滞,肝气不舒则胸胁胀满,症状乃脾肾肝三脏之证,故而以八珍汤益气养血,重用白芍柔肝缓急,以生谷芽、焦三仙开胃,绿萼梅、八月札柔肝理气而不伤肝阴,继续以白花蛇舌草、半枝莲清热解毒,羌活祛风燥湿,风能胜湿,患者大便偏稀,肝气不畅,以羌活辛可升阳疏肝,燥能佐助运脾止泻,独活入下焦而祛风通络,佐助熟地黄、当归补肾养血治疗腰膝酸软。

2017年5月患者寒热错杂,考虑为太少合病,潮热汗出乃肾虚肝旺,大便稀溏、痞满乃脾虚有寒,故而治以柴胡桂枝干姜汤健脾疏肝,清肝热,健脾阳,同时以怀牛膝、桑寄生补肾,黄连清热燥湿止痢、清心火,肉桂温肾潜阳、引火归元。末次就诊时症状好转,以玉屏风散益气健脾而收功。

本例患者为晚期乳腺癌,治疗10余年病情稳定,症状繁多而复杂,本例仅截取其中数诊,以展示患者在就诊过程中经历化疗后消化道反应、癌因性疲乏等症状时是如何对症选方的。选方容易转方难,在化疗过程中如何应用中药配合治疗、化疗、休疗期间中药如何过渡,此病例恰恰体现了王教授10余年的用药思路变化,因此,本病例是值得同人学习借鉴的。

案14 乳腺癌:疏肝祛瘀、攻毒抑癌法延长患者生存期

李某,女,62岁,初诊时间:2005年10月23日。

主诉:右乳腺癌术后4月余,放化疗后。

现病史:2005年6月患者因右乳腺肿物行超声示右侧乳腺癌可能性大,行右乳腺癌根治术,术后病理示右侧乳腺浸润性导管癌(Ⅰ级),免疫组化示ER(-)、PR(-)、HER-2(-)。术后行局部放疗40天,放疗后行12个周期化疗(具体方案不详)。患者自2005年化疗后来我处诊治。

刻下症:患者偶有烦躁,咳嗽咳痰,痰白量不多,眠差,纳可,小便调,大便偏干。舌淡红,苔白,脉弦。

西医诊断:右乳腺癌术后。

中医诊断:乳岩。

辨证:相火瘀毒。

处方:桔梗10 g,黄芩10 g,牡丹皮10 g,菊花10 g,草决明10 g,柴胡10 g,当归15 g,玫瑰花10 g,山慈菇20 g,半枝莲30 g,鱼腥草30 g,射干10 g,补骨脂30 g,川芎15 g,生牡蛎30 g(先煎),生龙骨30 g(先煎)。40剂,每日1剂,水煎,早晚分服。

服药后失眠、咳嗽较前好转,其间患者随证调方。

2008年12月23日二诊。

刻下症:患者烦躁,口疮,口臭,术后右乳处偶有刺痛,纳可,眠差,二便调。证属相火余毒。

处方:熟地黄50 g,五味子10 g,巴戟天30 g,肉桂1 g(后下),生石膏30 g,盐知母10 g,太子参30 g,女贞子15 g,茯苓10 g,夏枯草30 g,牡丹皮10 g,焦栀子10 g,柴胡10 g,当归15 g,白芍30 g,炮山甲10 g,川芎30 g,土鳖虫10 g,山慈菇20 g,半枝莲30 g。40剂,每日1剂,水煎,早晚分服。

患者随证加减,持续服药,2012年7月25日三诊。

刻下症：患者右上肢水肿，影响活动，右上肢偶有疼痛不适，纳眠可，二便调，舌淡红，苔白，脉弦细。

处方：络石藤30g，车前草15g，车前子15g（包煎），猪苓10g，茯苓10g，桂枝10g，川楝子10g，黄芩10g，当归10g，泽兰10g，山慈菇20g，半枝莲30g，熟地黄30g，女贞子15g，枸杞子30g，合欢皮15g，土鳖虫10g，夏枯草30g，三七花6g。40剂，每日1剂，水煎，早晚分服。

患者随证加减，持续服药，2015年10月14日四诊。

刻下症：患者右上肢水肿，自觉发热，体温不高，饮食、睡眠可，二便调，舌淡红，苔白，脉弦。证属相火余毒。

处方：桂枝10g，白芍20g，干姜10g，党参30g，炒白术10g，八月札10g，川楝子10g，枳壳10g，车前草15g，车前子15g（包煎），冬瓜皮30g，茯苓10g，半枝莲30g，水蛭10g，菟丝子20g，白花蛇舌草30g，炙甘草10g，大枣10g。40剂，每日1剂，水煎，早晚分服。

2015年12月2日五诊。

刻下症：患者右上肢水肿，自觉发热较前减轻，纳可，眠差，醒后再难入睡，二便调，舌尖红苔少，脉细。证属相火瘀毒。

处方：熟地黄30g，白芍15g，当归10g，川芎15g，黄连10g，肉桂10g（后下），车前草18g，车前子18g（包煎），猪苓18g，茯苓18g，路路通10g，远志10g，络石藤30g，海风藤15g，冬瓜皮30g，蜈蚣3条，全蝎5g，川楝子10g，郁金10g，半枝莲30g，生黄芪30g，白花蛇舌草30g。40剂，每日1剂，水煎，早晚分服。

2016年1月27日六诊。

辅助检查：查胸部CT（2016年1月20日）示右肺下叶肺大疱；与2015年7月8日胸部CT比较有明显改善，左肺上叶浅淡斑片状、磨玻璃样病灶略增大。超声（2016年1月22日）示甲状腺结节，左附件囊肿，脂肪肝。肿瘤标志物（2016年1月23日）示CA72-4 10.0 U/mL，促胃液素释放肽前体79 pg/mL，CA50 30.3 U/mL。

刻下症：患者右上肢水肿，近日咳嗽，咽痒无痰，纳可，大便黏、不畅，眠安，夜间3—4点易醒，醒后难再入睡。自汗减少，舌红苔薄黄，偶有舌体疼痛，脉沉。证属肝郁痰浊血瘀。

处方：熟地黄30g，白芍15g，当归10g，川芎15g，青皮10g，八月札10g，女贞子15g，枸杞子15g，柴胡10g，枳壳10g，半枝莲30g，白花蛇舌草30g，茯苓10g，生牡蛎30g（先煎），远志10g。40剂，每日1剂，水煎，早晚分服。

2016年11月16日七诊。

辅助检查：肿瘤标志物（2016年11月3日）示 CA72-4 13.7 U/mL，甲胎蛋白、癌胚抗原、CA15-3、CA19-9、CYFRA21-1、神经元特异性烯醇化酶、铁蛋白、促胃液素释放肽前体、CA50、CA242、鳞癌相关抗原、LTA、肿瘤特异性生长因子均未见异常。血常规未见异常。血生化检查示总胆红素 22.9 μmol/L，甘油三酯 1.82 mmol/L。甲状腺B超示右叶大小为 1.6 cm×1.1 cm 等回声，左叶大小为 0.5 cm×0.4 cm 低回声。乳腺B超示右乳切除，左乳 BI-RADS Ⅰ级。眼超声示玻璃体混浊。

刻下症：患者近2个月视力下降，右上肢水肿缓解，口干，咽中有痰，纳可，二便调。每夜睡5个小时，平卧时呼吸不畅，易腹泻。舌暗红，苔薄白根腻，脉沉细。证属肺火相火，脾虚痰浊。

处方：麦冬30 g，法半夏10 g（先煎），党参15 g，大枣10 g，炙甘草10 g，柴胡15 g，茯苓10 g，炒酸枣仁30 g，桂枝10 g，生龙骨30 g（先煎），生牡蛎30 g（先煎），黄芩10 g，黄连10 g，当归10 g，鹿角霜10 g，郁金10 g，土鳖虫10 g，半枝莲30 g，生薏苡仁18 g，白花蛇舌草30 g。40剂，每日1剂，水煎，早晚分服。

2017年2月8日八诊。

刻下症：患者口渴甚，视物模糊，自觉咽部有异物，不易咳出，偶有左下肢水肿，可缓解。纳眠可，大便不成形，质黏，日2次，小便调，舌暗红，苔薄黄，脉沉。证属肺火相火，脾虚痰浊。

处方：2016年11月16日方加炮附子6 g（先煎），细辛10 g，北沙参30 g，熟地黄30 g，砂仁6 g（后下），去生龙骨、生牡蛎、法半夏、黄连。20剂，每日1剂，水煎，早晚分服。

2017年11月1日九诊。

辅助检查：复查肿瘤标志物示 CA72-4 10.5 U/mL，较 2016年11月3日 CA72-4 复查值降低。

刻下症：患者现下肢水肿消退，口干欲饮，咽部有异物感，纳可，眠佳，大便不爽。舌淡红，苔薄白，脉沉。证属肾亏肝郁，瘀毒未尽。

处方：生石膏30 g（先煎），盐知母20 g，怀牛膝10 g，麦冬30 g，熟地黄30 g，太子参30 g，茯苓20 g，山药30 g，半枝莲30 g，柴胡10 g，法半夏15 g（先煎），白花蛇舌草30 g。40剂，每日1剂，水煎，早晚分服。

2018年5月23日十诊。

辅助检查：肿瘤标志物（2018年5月21日）示 CA72-4 9.0 U/mL，神经元特异性烯醇化酶 19.0 ng/mL。

刻下症：患者时觉头晕，时发时止，余诸症较前缓解，无明显不适，舌红苔薄白，脉沉细。证属肾亏肝郁，瘀毒未尽。

处方：2017年11月1日方加生黄芪30 g，八月札10 g。20剂，每日1剂，水煎，早晚分服。

【按语】

乳腺癌，中医古籍称"乳岩"，历代医家论述诊治较多。女子以肝为先天，情志因素关系重大，七情内伤，肝郁气滞，脏腑功能紊乱，机体对"癌细胞"监控和抵抗能力降低，邪毒内蕴，气滞血瘀，痰浊交凝结滞于乳中而成乳腺癌。

三阴性乳腺癌占所有乳腺癌病理类型的10.0%～20.8%，具有侵袭性强、复发转移率高、预后差的特点[2]。因此临床乳腺癌患者康复期以延缓肿瘤进展、减轻放化疗不良反应、提高患者生活质量为要务。本例患者为三阴性乳腺癌，行乳腺癌根治术、放化疗后10年余，每年定期复查服中药防治，病情总体稳定。

乳腺癌乃正虚与癌毒互相作用的结果，故扶正祛邪、清解癌毒贯穿始终。患者首诊时为术后、放化疗后，患者偶有烦躁失眠，考虑为相火中肝胆火旺，肺失宣降，故而以桔梗、射干化痰利咽，柴胡、玫瑰花、菊花平肝清热，重用生龙骨、生牡蛎重镇安神，药后患者失眠好转。

2008年患者出现反复口疮，故而以玉女煎滋肾清胃，加味逍遥散清肝健脾，在治疗乳腺癌的同时兼顾改善患者不适。

2012年、2015年患者乳腺癌术后患侧上肢水肿，为乳腺癌术后常见并发症，同时伴有发热、眠差，结合舌尖红苔少、脉细，辨证属相火余毒。该患者内有正气亏虚、癌毒郁火，外有气化不利、水湿内停，上有相火不降、火郁扰神，下有瘀血阻络。故以党参（或太子参）、茯苓健脾益气扶正，黄连、肉桂交通心肾以降相火安眠，蜈蚣、全蝎通络散结，车前草、车前子、猪苓、茯苓、路路通、络石藤、海风藤、冬瓜皮、川楝子、郁金以加强乳癌消肿、抗癌消癥之力。

2016年1月27日就诊时患者前症右上肢水肿缓解，新发咳嗽、咽痒无痰等症，大便黏腻不畅，结合舌红苔薄黄，偶有舌体疼痛，脉沉，证属肝郁痰浊血瘀。予四逆散中的柴胡、白芍、枳壳疏肝解郁，合四物汤、女贞子、枸杞子以滋阴补血，茯苓、远志化痰浊，半枝莲、白花蛇舌草以抗癌消癥。

2016年11月16日及2017年2月8日就诊时患者前症改善，但口干，咽中有痰，寐差，腹泻，结合舌暗红，苔薄白根腻，脉沉细，证属肺火相火、脾虚痰浊，予麦门冬汤滋养肺胃、降逆和中，柴胡桂枝汤疏解太阳经与少阳经气机，佐以半枝莲、白花蛇舌草、郁金、土鳖虫等药清解癌毒。

2017年11月1日及2018年5月23日就诊时患者前症好转，但口干欲饮，咽部有异物感，大便不爽。舌淡红苔薄白，脉沉，证属肾亏肝郁、瘀毒未尽，予玉女煎加减滋阴增液、清胃泻火，方中生石膏、盐知母清阳明有余之火，熟地黄补少阴不足之水，麦冬滋阴生津为佐，怀牛膝导热引血下行，以降炎上之虚火，太子参、茯苓、山药以补脾益气，柴胡、法半夏清透少阳、降逆和中，半枝莲、白花蛇舌草抗癌解毒。

本案患者应用癌毒学说攻毒抑癌，降低肿瘤标志物，预防复发转移；应用内虚瘀毒学说疏肝健脾益肾，祛瘀解毒，改善患者生活质量，延长患者无病生存期。

案15 乳腺癌：健脾化痰、降火解毒法延长晚期癌症患者生存期

杨某，女，48岁，初诊时间：2006年12月19日。

主诉：右乳腺癌术后5年余。

现病史：患者2001年9月于某医院行右乳改良根治术。术后病理示右乳浸润性导管癌，伴黏液腺癌结构，腋窝淋巴结未见转移癌（0/13）。免疫组化示 ER（++）、PR（++）、P53（+++）、PCNA（+++）、C-erb2（+++）。2001年11月开始行CAF方案全身化疗6个周期。后行局部放疗25次。2002年8月—2006年9月，先后应用枸橼酸托瑞米芬片、他莫昔芬片、来曲唑片行内分泌治疗。2006年9月，胸片发现肺部转移、骨转移，2006年9月至今服用拉帕替尼，2006年10月开始行紫杉醇全身化疗6个周期。现患者为求中药治疗来诊。

刻下症：发热半月余，最高体温达38.5℃，夜热早凉，无汗，化疗过程中纳差，烧心，两胁胀满，偶有鼻衄。舌暗红，苔薄黄，脉细。

西医诊断：右乳浸润性导管癌，肺部转移，骨转移。

中医诊断：乳癌病。

辨证：阴虚火旺，脾失健运。

处方：熟地黄50 g，山茱萸10 g，山药10 g，茯苓15 g，牡丹皮10 g，泽泻10 g，太子参30 g，生黄芪30 g，柴胡10 g，炒白术15 g，陈皮10 g，生甘草10 g，竹茹30 g，法半夏10 g（先煎），女贞子15 g，枸杞子15 g，砂仁10 g（后下），鸡血藤30 g，煅龙骨30 g（先煎），煅牡蛎30 g（先煎），补骨脂

20 g，当归 15 g，盐知母 15 g，黄柏 15 g，灵磁石 30 g。20 剂，每日 1 剂，水煎，早晚分服。

2007 年 1 月 9 日二诊。

刻下症：化疗进行 4 个周期时腹泻严重，服小檗碱无效，纳差，嗳气腐臭，口苦，未消化食物味，清涕，昨日体温略高，小便黄。舌暗，苔薄白，脉细数。证属脾胃失和，阴虚内热。

处方：桃仁 10 g，苦杏仁 10 g，太子参 30 g，生黄芪 30 g，茯苓 10 g，当归 15 g，熟地黄 30 g，山茱萸 10 g，芦根 30 g，生薏苡仁 30 g，生谷芽 30 g，鸡内金 30 g，法半夏 10 g（先煎），鸡血藤 30 g，补骨脂 20 g，焦三仙各 30 g，女贞子 15 g，枸杞子 15 g，砂仁 10 g（后下），盐知母 10 g，黄柏 10 g，夏枯草 30 g，炒白术 10 g。20 剂，每日 1 剂，水煎，早晚分服。

2007 年 1 月 30 日三诊。

刻下症：腹泻好转，反酸，呃逆，手足麻，眠差，小便可，大便溏薄，舌暗，苔黄干，脉细滑。证属脾胃失和，痰毒阻络。

处方：生黄芪 30 g，太子参 30 g，茯苓 10 g，炒白术 10 g，川芎 10 g，桂枝 10 g，熟地黄 30 g，炒酸枣仁 30 g，珍珠母 30 g，芦根 30 g，吴茱萸 3 g，黄连 6 g，生薏苡仁 30 g，山药 30 g，首乌藤 30 g，海藻 30 g，生甘草 10 g，山慈菇 15 g，白花蛇舌草 30 g，补骨脂 30 g，炮山甲 10 g。20 剂，每日 1 剂，水煎，早晚分服。

此后定期来诊，随证调方，2007 年 5 月 29 日四诊。

2007 年 4 月胸部 CT 提示肺部病灶较前略有增大，停用拉帕替尼改服依西美坦。

辅助检查：胸部 CT（2007 年 5 月 23 日）示右肺及左下肺多发斑片影，较前明显吸收，余较前相仿。

刻下症：遇冷起红色皮疹，瘙痒，眠欠安，纳可，大便不爽，舌红苔少，脉细滑。证属气阴两虚，瘀毒内结。

处方：太子参 30 g，茯苓 10 g，炒白术 10 g，生甘草 10 g，熟地黄 30 g，补骨脂 20 g，远志 10 g，首乌藤 30 g，白芥子 10 g，柴胡 10 g，当归 15 g，海藻 30 g，夏枯草 30 g，浙贝母 15 g，山慈菇 20 g，草河车 15 g，防风 10 g，牡丹皮 10 g。20 剂，每日 1 剂，水煎，早晚分服。

2007 年 7 月 17 日五诊。

2007 年 7—8 月患者行肺部局部 γ 刀治疗，53 Gy，共行 72 次。

辅助检查：胸部 CT（2007 年 7 月 9 日）与 2007 年 5 月 22 日胸部 CT 比较，

右肺小结节部分较前变淡，右肺尖及左下肺多发云絮状斑片影较前减少；纵隔内6区小淋巴结较前缩小，余同前。

刻下症：鼻干，鼻衄，手足麻木，纳可，眠差，小便调，大便干，舌红苔薄黄。证属肺肾阴虚，肝气郁结。

处方：熟地黄30g，山茱萸15g，补骨脂20g，女贞子15g，枸杞子15g，玫瑰花10g，延胡索20g，枳壳10g，柴胡10g，白芍30g，首乌藤30g，炒酸枣仁30g，柏子仁15g，北沙参30g，麦冬10g，黄连15g，山慈菇20g，夏枯草30g，木鳖子8g。20剂，每日1剂，水煎，早晚分服。

2008年8月12日六诊。

辅助检查：胸腹CT（2008年7月16日）示右下肺类结节较前略增大，甲状腺右叶增大，边界欠清，倾向良性。

刻下症：患者自觉偶有右侧背部沉重，胀闷感，纳可，眠安，大便偏干，次数增多，小便可，舌暗苔黄干，脉细滑。证属肝郁肾虚，瘀毒内阻。

处方：柴胡10g，当归15g，白芍30g，川芎30g，莪术10g，土鳖虫10g，枳壳10g，生白术30g，山慈菇20g，半枝莲30g，牡丹皮10g，熟地黄30g，生杜仲15g，炙龟板15g（先煎），焦栀子10g。20剂，每日1剂，水煎，早晚分服。

2008年10月8日七诊。

辅助检查：胸部CT（2008年9月19日）示右下肺类结节，直径约0.5cm，较前明显缩小，第12胸椎椎体右侧结节样骨密度增高灶，边界欠清。

刻下症：偶咳嗽，咳痰色白质黏量少，畏寒，遇冷起皮疹，瘙痒明显，温暖时恢复，大便质干，每日1行，小便调，纳可，寐欠安，再次入睡困难，汗出明显，舌淡红，苔薄白，脉细数。证属肺阴亏虚，痰毒内阻。

处方：桂枝10g，苦杏仁10g，桑白皮15g，北沙参30g，白芍30g，炙麻黄6g，川贝母10g，炙枇杷叶15g，瓜蒌30g，白英30g，草河车15g，夏枯草30g，灵磁石30g（先煎），炒酸枣仁20g，柏子仁15g，生薏苡仁30g，牡丹皮10g，当归15g，柴胡10g。20剂，每日1剂，水煎，早晚分服。

此后患者病情稳定，2009年6月9日八诊。

刻下症：患者自觉口干口苦，晨起明显，大便偏干，尿色黄，纳眠尚可，余未诉明显不适。舌淡红，苔薄白，脉沉弦。证属阴虚内热，毒邪内阻。

处方：熟地黄50g，炙龟板30g（先煎），北沙参30g，麦冬15g，五味子10g，苍术10g，生白术30g，山慈菇20g，半枝莲30g，黄芩10g，牡丹皮10g，焦栀子10g，木鳖子10g，女贞子15g，瓜蒌30g，川芎30g，土鳖虫

10 g，莪术 10 g。20 剂，每日 1 剂，水煎，早晚分服。

患者此后在门诊随诊，中药治疗至今，现 1 周口服 2 剂中药维持，病情稳定。

【按语】

激素受体阳性、腋窝淋巴结阴性的乳腺癌 5 年生存率在 70%～85%[3]，晚期乳腺癌肺转移的 5 年生存率约为 10%。该患者 2001 年行乳腺癌根治术后，经规律放化疗及内分泌治疗，2006 年发现肺转移。

首诊时患者正处于化疗配合靶向治疗药物过程中，患者发热乃为内伤发热，化疗伤气耗阴，四诊合参，考虑以气阴两虚、气滞痰凝为主，以知柏地黄丸、生血汤、补中益气汤、二陈汤加减，患者此时既有肝肾阴亏，也有痰湿内阻，此时需要标本兼治，重用竹茹 30 g 清热化痰。

二诊时患者已完成 4 个周期化疗，化疗过程中又出现腹泻、发热，辨证为脾肾亏虚，食积内停，外感风热，继续标本兼治，在前方气血同治的基础上，增入鸡内金、生谷芽等健胃消食，苦杏仁、芦根宣肺化痰。

三诊时患者出现脾胃不和、胃失和降之证，以黄芪建中汤加太子参益气健脾，左金丸清热泻火止痛，患者化疗后出现手足麻木，结合舌脉，考虑为气虚血瘀之证，以桂枝、炮山甲活血通络，海藻、山慈菇、白花蛇舌草抗癌解毒通络，心神受扰而眠差，应用心神学说加炒酸枣仁清养心神。此为治疗的第一阶段。

第二阶段自 2007 年 4 月开始。四诊时患者肺部病灶增大，元精衰败，穷则思变，求生而修复不停，异化之精则生，邪毒内化，中药治以泄肾填阴、宁心健脾养血，兼以疏肝通络。

五诊重用黄连清热解毒，后出现皮肤瘙痒，考虑为肺失宣降，以麻黄汤宣肺解表，配合清热化痰、滋阴通络之法。

第三阶段自 2009 年患者就诊开始，考虑患者为阴虚内热，继续以大剂滋水清肝饮加减滋阴疏肝清热，并重用瓜蒌化痰通便，川芎行气活血。

纵观此例，本例患者的体质为肾阴亏虚、脾胃不足，所以选方一直围绕地黄丸类方及建中汤类方加减变化运用。此外，在复诊的过程中，抗癌解毒药物的选用也很有讲究，化疗期间少用或不用抗癌药物，痰毒较重则选用木鳖子、山慈菇，湿毒较重则选用半枝莲、白花蛇舌草等。后患者定期复诊，病情稳定。

本案中应用内虚瘀毒学说滋补阴液，补肺益肾，疏肝健脾，祛瘀解毒，化痰散结；心神学说调治睡眠；癌毒学说攻毒抑癌，控制病情，延长晚期乳腺癌患者的预计生存期，改善其生活质量。

案 16　结肠癌：健脾益肾、逐瘀攻毒法延长患者生存期

郭某，男，62 岁，2008 年 9 月 16 日初诊。

主诉：升结肠癌术后 1 年。

现病史：患者于 2007 年 9 月进行升结肠癌手术治疗，术后病理示溃疡型中分化腺癌，淋巴结转移（1/21）。术后行 12 次化疗，2008 年 7 月 18 日复查胸部 CT 示肺转移，8 月 4 日行左肺上叶楔形切除术，术后病理示中分化腺癌浸润，可见脉管瘤栓。术后未再行放化疗。现为求中药治疗前来就诊。

刻下症：纳差，心慌，气短，活动后喘憋，口中异味，口苦，左胸痛，手足麻，乏力，咳痰色白成块，左侧肩部疼痛，偶头晕，恶心无呕吐，眠差，易醒，夜间胃脘部不适，大便日 2 行，质稀，小便色黄，舌暗红，苔白厚，脉弦滑。

西医诊断：升结肠癌术后。

中医诊断：肠癌病。

辨证：脾肾不足，瘀毒内阻。

处方：桂枝 10 g，白芍 30 g，麦冬 15 g，生薏苡仁 30 g，法半夏 10 g（先煎），炮山甲 10 g，首乌藤 30 g，全蝎 5 g，海藻 30 g，生黄芪 30 g，太子参 30 g，茯苓 15 g，炒白术 10 g，生甘草 10 g，熟地黄 30 g，女贞子 15 g，龙葵 30 g，白英 30 g，蛇莓 15 g，山药 30 g，焦三仙各 30 g，鸡内金 30 g，炒酸枣仁 30 g，蜈蚣 3 条。20 剂，每日 1 剂，水煎，早晚分服。

其间患者随证调方，2008 年 11 月 18 日二诊。

刻下症：左侧胸部疼痛，夜间右背疼痛，口苦，口黏，晨起加重，胸闷，咳痰质黏、色红、量可，手足麻木，视物模糊，左手及左上肢皮下结节，肌肤变硬，偶有瘙痒，左颈部疼痛，眠差，易醒，纳可，二便调。舌暗红，苔黄腻，脉浮滑。证属阴虚火旺，痰瘀痹阻。治以补肾降火，通痹散结。

处方：炙麻黄 10 g，苦杏仁 10 g，桂枝 10 g，蜈蚣 3 条，全蝎 5 g，海藻 30 g，黄芩 10 g，熟地黄 30 g，炮山甲 10 g，川芎 30 g，土鳖虫 10 g，炙龟板 30 g（先煎），枸杞子 15 g，北沙参 30 g，黄芩 10 g，珍珠母 30 g，炒酸枣仁 30 g，首乌藤 30 g，木鳖子 10 g，北豆根 8 g，藤梨根 30 g，苍术 10 g，薤白 20 g。20 剂，每日 1 剂，水煎，早晚分服。

2009 年 6 月 30 日三诊。

辅助检查：癌胚抗原 6.89 ng/mL。

刻下症：患者自觉一过性胸闷疼痛，后背部皮肤发红发痒，大便正常，纳可，眠可。舌红苔白腻，脉细。辨证为气阴两虚，痰瘀互结。治以益气养阴，活血散结。

处方：龙葵 30 g，白英 30 g，蛇莓 15 g，生黄芪 30 g，防风 10 g，炒白术 10 g，莪术 10 g，炮山甲 10 g，土鳖虫 10 g，川芎 30 g，太子参 30 g，麦冬 15 g，生薏苡仁 30 g，牡丹皮 10 g，荆芥 10 g，熟地黄 30 g，海藻 30 g，生甘草 10 g，鸡内金 30 g。20 剂，每日 1 剂，水煎，早晚分服。

其间患者定期调方，2009 年 8 月 18 日四诊。

辅助检查：癌胚抗原 4.29 ng/mL。

刻下症：患者自诉痰黏，腰痛，气短，偶有胸闷，颈部疼痛较前好转，纳可，二便调，眠差，易醒。舌紫暗，苔白厚，脉弦滑。辨证为脾肾不足，瘀毒内阻。治以补脾益肾，逐瘀攻毒。

处方：炮山甲 10 g，莪术 10 g，当归 15 g，赤芍 10 g，生杜仲 15 g，熟地黄 30 g，补骨脂 30 g，土鳖虫 10 g，首乌藤 30 g，酸枣仁 30 g，生龙骨 30 g（先煎），生牡蛎 30 g（先煎），木鳖子 12 g，蜂房 8 g，北豆根 8 g，白花蛇舌草 30 g，黄芩 10 g，生黄芪 30 g，藤梨根 30 g。20 剂，每日 1 剂，水煎，早晚分服。

其间患者随证调方，2010 年 3 月 17 日五诊。

刻下症：患者自诉腰痛气短较前好转，皮肤发痒已无，偶有双眼红肿、干痒，面、手晨起不适，时有心烦，食欲尚可，大便时干时稀，小便淋沥不尽，眠易醒。辨证为阴虚阳亢，瘀毒互结。治以滋肾清心，除烦安神，佐以活血解毒。

处方：熟地黄 30 g，炙龟板 30 g（先煎），女贞子 15 g，枸杞子 15 g，生黄芪 30 g，水蛭 3 g，土鳖虫 10 g，麦冬 15 g，怀牛膝 10 g，盐知母 10 g，牡丹皮 10 g，当归 15 g，生龙骨 30 g（包煎），地龙 10 g，荆芥 10 g，首乌藤 30 g，黄连 10 g，阿胶珠 10 g，藤梨根 30 g，金樱子 10 g，北豆根 8 g，柏子仁 15 g，生牡蛎 30 g（先煎）。20 剂，每日 1 剂，水煎，早晚分服。

随访至今，患者病情稳定。

【按语】

结肠癌一般不出现肺转移，有 10%～15% 的肺转移发生在进展期的结肠癌，大部分是双肺转移或多发转移。本例患者升结肠癌术后，复查发现单发肺转移灶，切除后有效降期，中药维持治疗后，实现了远期生存。

患者为老年男性，结肠癌术后肺转移，初诊时症状复杂，生活质量较差，经诊治后患者症状明显改善，且癌胚抗原进行性下降，疗效明显。初诊时患者术后气血受损，脾肾不足，痰毒瘀阻明显，正亏邪盛。正所谓有形之血不能速生，无形之气必当急固，予四君子汤、黄芪桂枝五物汤加减，重用生黄芪以益气生血，熟地黄、女贞子滋补肾阴，以资化源；龙葵、白英、蛇莓等配合以攻伐痰瘀毒邪。

二诊时该患者表现为下元不足，相火燔灼上焦之证，如视物模糊、口苦；肤痒，痒为热之渐，脉象浮滑，考虑为虚火上炎；上肢皮下结节，手足麻木，考虑痰瘀痹阻。予炙龟板、熟地黄、枸杞子等滋肾；黄芩、炙麻黄、苦杏仁等清宣上焦清窍之火；桂枝、海藻、炮山甲等化痰逐瘀行痹。

2010年3月17日就诊时痹阻之证减轻，然肾亏相火上炎之象仍有，肾水不足则下焦相火不能涵藏，火不在其位，上燔于上焦心肺，下焦反纯阴无阳，一片冰寒，人体之象如水火既济卦变为未济卦，故见双眼红肿、干痒、心烦眠差，反而大便时干时稀、小便淋沥不尽，故予熟地黄、炙龟板、女贞子、枸杞子等滋肾填精，盐知母、麦冬、黄连等清心除烦，佐以生龙骨、生牡蛎、柏子仁、阿胶珠安神宁心，藤梨根、水蛭、土鳖虫、北豆根等软坚散瘀兼攻癌毒，全方以复火水之位，兼顾益气养血，患者症状控制较好，病情稳定。

本案患者应用内虚瘀毒学说补脾益肾，祛瘀活血；运毒癌毒学说攻毒抑癌，防止病情复发；心神学说与火水未济学说同调睡眠；改善患者的生活质量，稳定病情，延长患者预计生存期。

案17　胸腺癌：疏肝健脾、祛痰化瘀法延长患者生存期

刘某，女，52岁，初诊时间：2008年12月9日。

主诉：胸腺癌术后3个月。

现病史：患者2008年6月出现低热，2008年9月于外院诊断为胸腺癌，9月22日行粘连松解，纵隔肿瘤切除，右肺上叶、中叶楔形切除，心包成形术。术后病理示（纵隔）胸腺癌（非角化型鳞状细胞癌），大小为3.5 cm×2.5 cm×1.5 cm，累及壁层胸膜，未累及肺组织，（壁层胸膜肿物）玻璃变性之纤维组织。免疫组化示CK（-），CK5/6（+），EMA（+），TTF-1（-），P63（-），CD56（-），Syn（+），CD5散在阳性。拟行化疗，患者要求口服中药联合治疗故而来诊。

刻下症：纳食后腹胀，大便日行1次，成形，偶有胃脘部隐痛，恶心，

乏力明显，腰酸痛，眠差易醒，醒后难眠，夜间下肢关节疼痛不适，小便调。舌淡暗，苔白腻，脉细弱。

西医诊断：胸腺非角化型鳞状细胞癌。

中医诊断：癥瘕病。

辨证：脾虚相火，痰瘀互结。

处方：海藻 30 g，生甘草 10 g，全蝎 5 g，蜈蚣 3 条，柴胡 10 g，当归 15 g，白芍 30 g，生黄芪 30 g，太子参 30 g，茯苓 10 g，炒白术 10 g，法半夏 10 g（先煎），竹茹 30 g，炙枇杷叶 30 g，远志 10 g，柏子仁 15 g，炒酸枣仁 30 g，熟地黄 30 g，炙龟板 30 g，木鳖子 10 g，龙葵 30 g。40 剂，每日 1 剂，水煎，早晚分服。

2009 年 2 月 4 日二诊。

患者已于 2009 年 1 月开始化疗，目前正在化疗中。

刻下症：纳差，恶心，气冲咽喉，呃逆频繁。舌暗苔白，脉细滑。

处方：生黄芪 30 g，太子参 30 g，茯苓 10 g，炒白术 10 g，补骨脂 30 g，砂仁 10 g（后下），生谷芽 30 g，熟地黄 60 g，肉桂 1 g（后下），巴戟天 30 g，麦冬 15 g，法半夏 10 g（先煎），五味子 10 g，藤梨根 30 g，女贞子 15 g，枸杞子 15 g，旋覆花 10 g（包煎），代赭石 30 g（先煎），北豆根 8 g，木鳖子 6 g。40 剂，每日 1 剂，水煎，早晚分服。

2009 年 7 月 14 日三诊。

患者 2009 年 4 月已结束化疗。

刻下症：纳可，偶有恶心，无呕吐，喜叹息，眠差，易醒，二便调。舌暗红，苔薄白，边有齿痕，脉弱。

处方：熟地黄 50 g，肉桂 5 g（后下），巴戟天 30 g，补骨脂 30 g，女贞子 15 g，当归 15 g，柴胡 10 g，白芍 30 g，牡丹皮 10 g，焦栀子 15 g，鸡内金 30 g，川楝子 30 g，柏子仁 15 g，五味子 15 g，石决明 30 g，竹茹 30 g，藤梨根 30 g，木鳖子 10 g。40 剂，每日 1 剂，水煎，早晚分服。

后患者一直用上方加减调治，2010 年 9 月 8 日四诊。

刻下症：胸闷，气短，乏力，活动后加重，自觉发热，自汗盗汗，腰膝酸软，纳食少，眠欠安，夜尿频，大便调。

处方：牡丹皮 10 g，焦栀子 10 g，柴胡 10 g，黄芩 10 g，玫瑰花 10 g，炒酸枣仁 30 g，柏子仁 15 g，炙龟板 30 g（先煎），当归 20 g，熟地黄 30 g，山茱萸 15 g，川楝子 10 g，枳壳 10 g，鸡血藤 30 g，首乌藤 30 g，土鳖虫 10 g，炮山甲 10 g，藤梨根 30 g，木鳖子 10 g，海藻 30 g，生甘草 10 g，夏枯草 30 g。40 剂，每日 1 剂，水煎，早晚分服。

2010年10月15日五诊。

刻下症：自汗，盗汗，午后面颈部潮热汗出，双下肢胀痛，五心烦热，纳可，眠差，易醒，二便调，舌红，苔薄白，脉沉细。

处方：牡丹皮10 g，焦栀子10 g，太子参30 g，生龙骨30 g（先煎），生牡蛎30 g（先煎），炙龟板30 g（先煎），熟地黄30 g，山茱萸15 g，覆盆子15 g，柴胡10 g，黄芩10 g，炒酸枣仁30 g，柏子仁15 g，首乌藤30 g，藤梨根30 g，木鳖子10 g，土鳖虫10 g，茯苓10 g，麦冬15 g，当归20 g，白芍30 g。40剂，每日1剂，水煎，早晚分服。

患者上方加减服用90余剂，潮热、盗汗等症状均减轻，继续门诊调治至2014年，病情稳定，未见复发及转移。

【按语】

胸腺癌是一种少见的纵隔恶性肿瘤，来源于胸腺上皮细胞，最常见的组织类型是鳞状细胞癌和未分化癌。晚期胸腺癌的5年生存率仅为30%～50%。手术切除是胸腺上皮肿瘤的主要治疗手段，也是唯一有可能治愈的治疗选择。对于不能手术及根治术后复发的患者，通常采用姑息化疗。

首诊时患者为胸腺癌术后，同时存在肝、脾、肾三脏的失调，相火妄动。故而以黑逍遥散疏肝健脾；炙龟板滋补心肾；脾虚则痰湿内生，以二陈汤理气化痰，降逆止呕，重用炙枇杷叶和胃降逆；治疗肿瘤，虫类药物可奏奇效，喜蜈蚣和全蝎同用，蜈蚣、全蝎通络止痛，抗癌解毒，治疗过程中患者胃脘及下肢疼痛明显，据叶天士所识，虫类药物"俾飞者升，走者降，血无凝着，气可宣通""久则邪正混处其间，草木不能见效，当以虫蚁疏逐"，吴鞠通认为虫类药具有独特的疗效，"以食血之虫，飞者走络中气分，走者走络中血分，可谓无微不入，无坚不破"，效果较好。

二诊时患者化疗的不良反应较重。一方面考虑化疗损伤脾肾，气阴两伤，阳明气逆，恶心呕吐，以麦门冬汤滋阴养胃、降逆和中，阳明气逆，配合旋覆代赭汤益气降逆；另一方面化疗损伤肾阴，导致虚火上炎，故重用熟地黄滋阴补肾，轻用肉桂引火归元，数法并用。

再诊时取得良好效果，以加味逍遥散加减，重用川楝子理气止痛，考虑患者脾胃不足，以鸡内金开胃消食，并与熟地黄等滋腻药物相配，谨防碍胃。

末次两诊患者出现潮热、盗汗等阴虚火旺之症，均以加味逍遥散加减，配合清热解毒通络的药物，患者持续门诊中药治疗，病情稳定，中医药治疗效果良好。

案 18　输卵管癌、乳腺癌：引火归元、清热解毒法使患者病情长期稳定

徐某，女，64 岁，初诊时间：2020 年 10 月 21 日。

主诉：右输卵管癌术后 7 年 6 个月，化疗后；右乳腺癌术后 10 年 10 个月。纯中药治疗中。

现病史：患者 2020 年 9 月查胸部 CT 示双肺磨玻璃结节，较前变化不著，双肺实性微小结节及小索条影。

刻下症：眼眶黑，眠差易醒，纳可，二便调，舌暗苔白腻，脉弦。

西医诊断：输卵管恶性肿瘤；乳腺恶性肿瘤。

中医诊断：妇科癌病。

辨证：相火瘀毒。

处方：熟地黄 30 g，肉桂 8 g（后下），黄连 15 g，怀牛膝 10 g，焦神曲 15 g，茯苓 10 g，首乌藤 15 g，鸡血藤 50 g，龙葵 30 g，苦参 15 g，海藻 30 g，生甘草 15 g，黄芩 10 g，酸枣仁 30 g，半枝莲 60 g（先煎），白花蛇舌草 60 g（先煎）。60 剂，每日 1 剂，水煎，早晚分服。

2021 年 1 月 20 日二诊。

刻下症：眠差，眠浅易醒，恶热，时有心烦燥热汗出，口疮时作，头皮皮疹。纳可，善叹息，二便可。舌红，苔薄黄，有裂纹，脉弦滑。

处方：生地黄 15 g，熟地黄 15 g，肉桂 8 g（后下），黄连 15 g，焦神曲 15 g，茯苓 10 g，首乌藤 15 g，鸡血藤 50 g，龙葵 30 g，苦参 15 g，海藻 30 g，生甘草 15 g，黄芩 10 g，炒酸枣仁 30 g，柴胡 15 g，石斛 15 g，当归 10 g，远志 10 g，白鲜皮 15 g，半枝莲 60 g（先煎），白花蛇舌草 60 g（先煎）。60 剂，每日 1 剂，水煎，早晚分服。

2021 年 5 月 12 日三诊。

刻下症：眠差，眠浅易醒较前减轻，恶热，时有心烦燥热汗出，口疮时作，头皮皮疹。纳可，善叹息，二便可。

处方：生地黄 15 g，熟地黄 15 g，肉桂 8 g（后下），黄连 15 g，焦神曲 15 g，茯苓 10 g，首乌藤 15 g，鸡血藤 50 g，龙葵 30 g，苦参 15 g，海藻 30 g，生甘草 15 g，黄芩 10 g，炒酸枣仁 30 g，柴胡 15 g，石斛 15 g，当归 10 g，远志 10 g，白鲜皮 15 g，焦栀子 10 g，玫瑰花 10 g，半枝莲 60 g（先煎），白花蛇舌草 60 g（先煎）。40 剂，每日 1 剂，水煎，早晚分服。

2021 年 7 月 14 日四诊。

辅助检查：2021年7月14日肿瘤标志物（-）。

刻下症：眠差较前好转，恶热，心烦燥热汗出减。纳可，善叹息，二便可。舌红，苔薄黄，有裂纹，脉弦滑。

处方：炒酸枣仁30g，茯苓15g，川芎10g，生知母10g，桑叶10g，菊花10g，焦栀子10g，生地黄15g，熟地黄15g，肉桂5g（后下），黄连10g，龙葵30g，白英30g，防风10g，土鳖虫10g。24剂，每周服3剂，半年后复诊。

2022年1月19日五诊。

刻下症：眠差较前好转，心烦燥热汗出减。纳可，性情急躁，大便干，1～2日1行，小便可。舌红，苔薄黄，有裂纹，脉弦。

处方：肉桂3g（后下），黄连10g，柴胡10g，黄芩10g，焦栀子10g，柏子仁15g，怀牛膝15g，生地黄15g，熟地黄15g，百合10g，龙葵30g，白英30g，半枝莲120g（先煎），白花蛇舌草120g（先煎），荆芥10g，防风10g。40剂，每日1剂，水煎，早晚分服。

2022年4月13日六诊。

刻下症：眠差易醒，晨起咳痰色白、易咳出，头部皮疹较前明显好转，偶有热汗出，大便干，小便可。舌淡红，苔白厚，脉弦。

处方：肉桂3g（后下），黄连10g，柴胡10g，黄芩10g，焦栀子10g，柏子仁15g，生地黄15g，熟地黄15g，百合10g，龙葵30g，白英30g，生牡蛎30g（先煎），荆芥10g，防风15g，金荞麦30g，半枝莲120g（先煎），白花蛇舌草120g（先煎）。20剂，每日1剂，水煎，早晚分服。

2022年7月13日七诊。

刻下症：眠差易醒，口舌生疮时作，性情急躁。舌淡胖，苔白腻，脉细滑。

处方：熟地黄30g，巴戟天15g，茯苓15g，天冬10g，五味子6g，柴胡10g，黄芩10g，龙葵30g，半枝莲60g，柏子仁15g，酸枣仁40g，防风15g，淫羊藿30g。30剂，每日1剂，水煎，早晚分服。

2023年4月19日八诊。

刻下症：眠差易醒，偶有热汗出，性情急躁，大便黏滞，小便可。舌淡红，苔白厚，脉弦。辅助检查：（2023年3月1日）胸部CT示双肺磨玻璃结节同前，直径0.5cm。盆腔CT示全子宫＋双侧附件切除术后，未见复发征象。肿瘤标志物（-）。

处方：熟地黄30g，巴戟天15g，茯苓15g，天冬10g，五味子6g，柴胡10g，黄芩10g，龙葵30g，半枝莲60g，柏子仁15g，炒酸枣仁40g，防风

15 g，当归 15 g，荆芥 10 g，浙贝母 30 g，山药 30 g，牡丹皮 10 g。20 剂，每日 1 剂，水煎，早晚分服。

【按语】

本例患者诊断明确，少阳相火离位、厥阴风木化火是恶性肿瘤发生发展、复发转移的关键病机之一。相火内寄于肾，温养五脏六腑，得肾精涵养方能寄居下焦。若肾精异变，真阴暗耗则相火内动，发为促进肿瘤发生发展的邪火。

患者首诊时为眠差所苦，此乃相火上炎，扰动心神，心神不安，发为眠差；相火亢盛日久入血，血热互结，发为瘀血，故见舌暗。治疗上以交通心肾、活血化瘀为主。心肾同治，"治下焦如权，非重不沉"，故方中重用熟地黄填补真阴使相火有所附丽。肉桂、黄连取交泰丸之意以清心火、补命火。半枝莲、白花蛇舌草、龙葵专为治疗恶性肿瘤而设，属辨病论治；苦参，《神农本草经》载其"主心腹结气、癥瘕积聚……补中、明目"，散癥瘕积聚兼有补虚之功。现代研究表明，苦参具有抗肿瘤作用。海藻、生甘草配伍为方中亮点，海藻、生甘草配伍虽有悖《神农本草经》中药配伍相反之"甘草反甘遂、大戟、芫花、海藻"，然而大量临床报道表明，含有海藻、生甘草配伍的方药抗肿瘤疗效确切，软坚散结之功更著。王教授临证常以海藻配伍生甘草，比例约为 2∶1。

治疗期间，患者曾出现口舌生疮，王教授以引火汤加味治疗。引火汤是王教授治疗下焦虚寒、相火离位的主方。该方出自陈士铎《辨证录》，原方主治"人有咽喉肿痛，日轻夜重，喉间亦长成蛾，宛如阳症，但不甚痛，而咽喉之际自觉一线干燥之至，饮水咽之少快，至水入腹，而腹又不安，吐涎如水甚多，将涎投入清水中，即时散化为水"。引火汤的核心病机为肾元亏损，上热下寒，临证表现为上半身发热，甚则潮热时作，头晕头痛，口舌生疮，腰以下发凉，小便频，舌淡红，苔薄白或瘦小或水滑，脉寸关盛尺弱。王教授临证时常以脉象定证，不拘泥于舌象。值得注意的是，方中熟地黄与巴戟天的比例为 2∶1 且重用熟地黄 30 g 起，此即"治下焦如权，非重不沉"。治慢性病要有方有守，患者坚持治疗数年，病情稳定。

案 19 淋巴瘤：化痰散结、清热解毒法延长患者生存期

巫某，男，56 岁，初诊时间：2021 年 10 月 20 日。

主诉：淋巴瘤发现1年余，放化疗后。

现病史：末次放疗时间为2021年5月，末次化疗（多柔比星）时间为2021年1月2日。具体方案不详。

辅助检查：2021年10月12日CT与2021年6月11日CT对比：①右侧扁桃体切除术后，舌根软组织影增厚、会厌软组织增厚较前减轻，舌骨周围软组织增厚较前减轻；②双侧筛窦及双侧上颌窦轻度炎症，同前；③左侧咽旁、双侧颈深组散在小淋巴结，现大者短径约0.5 cm；④左肺上叶纵隔旁亚实性类结节，以磨玻璃密度为主，内见小片状实性成分，最大截面约1.2 cm×0.7 cm，右肺中叶散在磨玻璃密度结节，大者约0.4 cm×0.4 cm，较前相仿；⑤右肺中叶实性微结节，直径约0.2 cm，同前；左肺斜裂胸膜结节样增厚，同前；⑥肝脏多发低密度无强化结节，大者约1.3 cm×1.0 cm，同前。气管镜示口咽部淋巴瘤化疗后，未见明显肿瘤征象，下咽部及喉部黏膜略充血。2021年9月29日肝肾功能、血常规（−）。

刻下症：冬季全身皮肤瘙痒，抓挠后起红疹，夜间口干，咽部不适，纳可，眠差，易醒，二便调。舌暗苔黄薄，左脉弦，右脉细。

西医诊断：淋巴结恶性肿瘤。

中医诊断：恶核。

辨证：气血不足，相火痰毒。

处方：党参20 g，炒白术10 g，茯苓10 g，当归10 g，川芎15 g，白芍15 g，熟地黄30 g，炙甘草10 g，苦杏仁10 g，桑白皮15 g，焦栀子10 g，柴胡10 g，黄芩10 g，肉桂5 g（后下），黄连15 g，藤梨根90 g（先煎），半枝莲30 g，炙鳖甲30 g（先煎），生知母10 g，炒酸枣仁30 g，浙贝母30 g。40剂，每日1剂，水煎，早晚分服。

2021年12月22日二诊。

刻下症：咽部异物感，有痰，色黄，胃脘部时有隐痛，易上火，纳一般，眠可，二便调。舌淡红，苔白厚。证属浊毒未尽，肝郁脾虚。

处方：木瓜15 g，白豆蔻15 g（后下），伊贝母10 g，八月札10 g，炙鳖甲30 g（先煎），肉桂3 g（后下），浙贝母30 g，夏枯草30 g，太子参30 g，柴胡10 g，黄芩10 g，生知母10 g，藤梨根60 g，焦山楂10 g，焦神曲10 g，焦麦芽10 g。60剂，每日1剂，水煎，早晚分服。

2022年4月1日三诊。

辅助检查：2022年2月生化检查、血常规未见明显异常。CT与2021年10月11日CT对比：①右侧扁桃体切除术后，舌根软组织影增厚，会厌各软组织增厚较前减轻，舌骨周围软组织增厚较前减轻；②左侧咽旁、双侧颈深组散在小淋巴结，现大者短径约 0.5 cm，较前相仿，纵隔、肺门、腹腔、腹膜后未见明确肿大淋巴结；③双侧筛窦及双侧上颌窦轻度炎症，较前相仿，鼻咽喉部、唾液腺及甲状腺未见明显异常；④左肺上叶纵隔旁亚实性结节，以磨玻璃密度为主，内见小片状实性成分，最大截面约 1.2 cm×0.7 cm，右肺中叶散在磨玻璃密度结节，大者约 0.4 cm×0.4 cm，均较前相仿；⑤右肺中叶实性微结节，较前显示不具体，左肺斜裂胸膜结节样增厚；⑥肝脏多发低密度无强化灶，大者约 1.3 cm×1.0 cm 较前相仿。

刻下症：咽喉疼痛，口干口渴，夜间饮水，后半夜易惊醒，腰部疼痛，酸胀为主，受凉后加重，活动后可缓解，胃脘部不适缓解，纳可，二便调。舌红，苔黄水滑，患者本人未至。

辨证：相火痰毒。

处方：桂枝 10 g，黄芩 10 g，党参 20 g，炙甘草 10 g，法半夏 15 g（先煎），白芍 15 g，大枣 10 g，柴胡 10 g，防风 10 g，枳壳 10 g，竹茹 30 g，生地黄 15 g，熟地黄 15 g，知母 10 g，黄柏 10 g，藤梨根 90 g（先煎），炙鳖甲 30 g（先煎），浙贝母 30 g，夏枯草 30 g，半枝莲 120 g（先煎），白花蛇舌草 120 g（先煎）。40 剂，每日 1 剂，水煎，早晚分服。

2022 年 8 月 24 日四诊。

辅助检查：2022 年 5 月 27 日鼻咽喉镜示咽后壁及舌根见少许淋巴滤泡增生，未见明显肿物复发。2022 年 7 月 31 日增强 CT 与 2022 年 1 月 29 日 CT 对比：①右侧扁桃体切除术后；舌根及会厌软组织增厚不明显；舌骨周围软组织增厚较前减轻，建议结合临床及镜检随诊。②双侧筛窦及双侧上颌窦轻度炎症，较前相仿。③左侧咽旁、双侧颈深组散在小淋巴结，现大者短径约 0.5 cm，较前相仿，建议随诊；纵隔、肺门、腹盆腔、腹膜后未见明确肿大淋巴结。④左肺上叶纵隔旁亚实性类结节，以磨玻璃密度为主，内见小片状实性成分，最大截面约 1.2 cm×0.7 cm，右肺中叶散在磨玻璃密度结节，大者约 0.4 cm×0.4 cm，以上均较前相仿。2022 年 8 月 19 日血常规示中性粒细胞 $1.91×10^9$/L。

刻下症：口腔溃疡、咽痛，咽部异物感，有痰，色黄，胃脘部隐痛，纳眠可，二便调。舌淡红，苔白厚，脉弦。

辨证：相火痰毒。

处方：青蒿 15 g，炙鳖甲 30 g（先煎），熟地黄 60 g，生知母 10 g，麦冬 30 g，牡丹皮 10 g，茯苓 10 g，巴戟天 30 g，肉桂 8 g（后下），五味子 10 g，浙贝母 30 g，夏枯草 30 g，藤梨根 60 g，桑叶 10 g，防风 15 g，柴胡 10 g，黄芩

10 g，络石藤 15 g。40 剂，每日 1 剂，水煎，早晚分服。

2023 年 5 月 17 日五诊。

辅助检查：2023 年 4 月 24 日生化检查示尿酸 475 μmol/L，血常规未见明显异常。CT：①右侧扁桃体切除术后；舌根及会厌软组织不厚，恢复如常，舌骨周围软组织稍厚，同前。②双侧筛窦及双侧上颌窦轻度炎症，同前。③左侧咽旁、双侧颈深组散在小淋巴结，大者短径约 0.5 cm，同前；右侧腋窝淋巴结较前缩小，约 0.4 cm。④左肺上叶纵隔旁亚实性类结节，以磨玻璃密度为主，大小约 1.2 cm×0.7 cm；右肺中叶散在磨玻璃密度结节，大小约 0.4 cm×0.4 cm。⑤左侧斜裂胸膜结节样增厚。

刻下症：夜间口渴，颈部不适，余无不适，纳眠可，二便调。舌淡苔黄，脉沉。

处方：青蒿 10 g，炙鳖甲 30 g（先煎），生知母 10 g，生地黄 15 g，牡丹皮 10 g，浙贝母 30 g，夏枯草 30 g，苦参 15 g，藤梨根 60 g，猫爪草 20 g，蜈蚣 3 条，防风 15 g，菊花 10 g，土茯苓 60 g，麦冬 30 g，肉桂 8 g（后下），黄连 10 g。60 剂，每日 1 剂，水煎，早晚分服。

【按语】

淋巴瘤是起源于淋巴造血系统的恶性肿瘤的总称，淋巴瘤治疗方法有限，非手术的综合治疗如化疗、免疫治疗等是其主要疗法。根据淋巴肿大这一临床显著特征，淋巴瘤多属于中医学"瘿瘤""瘰疬""恶核"等范畴。淋巴瘤主要病机为痰瘀互结、本虚标实，多责之肝、脾、肾三脏。本例患者为淋巴瘤术后，患者平素情志不舒，气血津液运行不畅，聚而成气滞、痰凝、血瘀等病邪，于体内交结成瘤。手术及放化疗虽然能够控制肿瘤进展，但同样对人体气血有所损伤，同时离位相火燔灼于上，炼液成痰，灼伤营阴，患者主要辨证为相火痰毒，兼以血热阴虚、气血不足、肝郁脾虚、肾亏浊毒、气滞血瘀等。

初诊，患者为手术治疗及放化疗后，自觉皮肤瘙痒，为气血不足、肌肤失养之象；咽部不适，为痰凝阻滞；眠差易醒为火水未济；夜间口干、舌暗苔黄薄示津伤虚热；脉弦细为肝郁脾虚。方用八珍汤补益气血，佐以藤梨根、半枝莲清热解毒，苦杏仁、桑白皮宣降肺气，柴胡、黄芩调畅少阳枢机，焦栀子清解气血热邪，肉桂、黄连交通心肾，炙鳖甲软坚消瘰、滋阴潜阳、通滞祛积，炒酸枣仁养心安神，浙贝母化痰散结。

二诊，患者咽部异物感、黄痰、苔白厚等均为痰凝阻滞、痰浊未尽所致；胃脘隐痛，易上火，示肝郁内热犯脾之象。用浙贝母、伊贝母、夏枯草、炙鳖甲化痰散结消瘾，木瓜、白豆蔻理气化湿和胃，肉桂引火归元，八月札调畅气机，藤梨根清热解毒，焦三仙消食化积、健脾开胃。

三诊，患者辅助检查提示肿瘤较前无明显进展，咽喉疼痛、口干口渴等为肝郁脾虚痰凝、血热阴虚所致，腰痛为肾精亏虚所致。予柴胡桂枝汤疏肝健脾、理气化痰，浙贝母、夏枯草、炙鳖甲化痰散结消瘾，防风透达疏风，生地黄、熟地黄合用填精养血凉血，知母、黄柏清解热分，藤梨根、半枝莲清热解毒。

四诊，五诊，患者辅助检查提示肿瘤均无进展，但咽痛、口渴、苔黄仍有，癌毒在体内郁积日久常易化热，热盛入血，直须凉血散血，用青蒿鳖甲汤使邪毒阳热透达于外以防血滞，另兼顾滋养通调防止阴液的耗损，佐以浙贝母、夏枯草等化痰散结，络石藤、防风等祛风胜湿，土茯苓、藤梨根等清热解毒。

案20 霍奇金淋巴瘤：扶正益气、解毒化浊法使患者病情稳定

温某，男，44岁，初诊时间：2015年11月29日。

主诉：发现霍奇金淋巴瘤9月余，9个周期化疗后。

现病史：患者2015年2月自查发现左锁骨上淋巴结肿大，约"鹌鹑蛋"大小，活动度差，行穿刺活检提示霍奇金淋巴瘤（具体报告未见），遂行PET/CT检查提示全身多发肿大淋巴结，确诊后行9个周期化疗，末次化疗时间为2015年11月6日。2015年8月28日复查PET/CT示左肺门、纵隔、腹腔内及腹膜后淋巴结较前病变范围缩小；数量减少，部分病变体积缩小、部分氟代脱氧葡萄糖摄取增高；双侧颈部散在小淋巴结，未见氟代脱氧葡萄糖异常摄取；脾大，脾内结节状氟代脱氧葡萄糖摄取增高区；多发骨质结节及斑点状密度增高区，未见氟代脱氧葡萄糖摄取增高；双肺内散在条索，斑片及结节状影，未见氟代脱氧葡萄糖摄取。提示化疗有效，现患者为求中药治疗来诊。

刻下症：患者自觉足底麻木，余无明显异常，纳眠可，二便调。舌红苔黄腻，脉弦滑。

西医诊断：霍奇金淋巴瘤。

中医诊断：恶核。

辨证：浊毒内阻证。

处方：麦冬15 g，巴戟天30 g，菟丝子20 g，炙鳖甲30 g（先煎），柴胡10 g，白花蛇舌草90 g（先煎），桂枝10 g，法半夏30 g（先煎），牡丹皮10 g，海藻30 g，川贝母10 g，生甘草15 g，金荞麦30 g，败酱草15 g，生薏

苡仁 30 g，半枝莲 90 g（先煎），藤梨根 30 g，木鳖子 25 g，太子参 30 g，生黄芪 30 g，蜈蚣 3 条，全蝎 5 g，熟地黄 30 g，川芎 10 g，白芍 15 g，当归 10 g。20 剂，每日 1 剂，水煎，早晚分服。

2016 年 3 月 13 日二诊。

其间患者继续行化疗控制肿瘤，目前已化疗 12 个周期。

辅助检查：颈胸 CT（2016 年 2 月 18 日）示双颈部多发淋巴结，较前相仿，现约 0.6 cm × 0.8 cm。锁骨上、纵隔（1、2R、3A、4R/L、下区）、右肺门多发淋巴结，部分较前缩小，现大者约 1.9 cm × 1.5 cm，右肺中叶及双肺下叶多发斑片、条索及类结节影。腹部、盆腔 CT 示肝脏多个低密度结节，脾脏增大，形态不规则，腹腔胃左区、肝门区、腹膜后多个淋巴结。

刻下症：四肢麻木，肢冷，咳嗽，咳痰，痰白量少，余无特殊不适，食欲差，睡眠一般，夜间易醒，二便调，舌淡苔白，脉弦数。证属气血亏虚，浊毒内阻。

处方：党参 30 g，炒白术 10 g，茯苓 10 g，炙甘草 6 g，熟地黄 30 g，川芎 10 g，白芍 15 g，当归 10 g，炙龟板 30 g，砂仁 10 g（后下），生谷芽 30 g，蜈蚣 3 条，阿胶珠 10 g，女贞子 15 g，香附 10 g，川贝母 10 g，木鳖子 15 g，藤梨根 30 g，生黄芪 40 g，全蝎 5 g，白芥子 15 g，僵蚕 15 g。20 剂，每日 1 剂，水煎，早晚分服。

2016 年 10 月 9 日三诊。

患者共行 16 个周期化疗，目前化疗已结束。

刻下症：周身疼痛不适，后背、肩部疼痛尤甚，牙痛，晨起干呕，纳眠一般，二便调。舌淡苔黄腻，边有齿痕，脉弦滑。辨证同前。

处方：党参 30 g，炒白术 10 g，茯苓 10 g，炙甘草 6 g，熟地黄 30 g，川芎 10 g，白芍 15 g，当归 10 g，龙葵 30 g，白英 30 g，全蝎 5 g，蜈蚣 3 条，生黄芪 30 g，桂枝 10 g，柴胡 10 g，蛇莓 30 g，黄芩 10 g，法半夏 30 g（先煎），竹茹 30 g，大枣 10 g，炙鳖甲 30 g（先煎），浙贝母 30 g，夏枯草 30 g。40 剂，每日 1 剂，水煎，早晚分服。

2016 年 12 月 8 日四诊。

辅助检查：颈胸 CT 示双颈多发淋巴结，同前，大者为 0.7 cm；锁骨上、纵隔、右肺门多发淋巴结较前缩小，现大者直径为 1.3 cm；右肺中叶、双肺下叶多发斑片、条索，同前；椎体、双肋多发斑片高密度影，同前；肝脏多发囊肿，同前。腹盆 CT 示腹腔多个小淋巴结，同前，大者直径为 0.6 cm；肝脏多发囊肿，同前；脾大，形态不规则，强化不匀，同前；扫描范围内弥漫骨

第一部分 延长生存预期

受累,同前。

刻下症:乏力,入睡困难,皮肤痒,起红色皮疹,干呕,无咳嗽,痰白量多,牙痛较前好转,食欲不佳,纳少,二便调。舌紫暗,苔白根腻,脉细。证属气血亏虚,瘀毒内阻。

处方:柴胡10g,黄芩10g,荆芥10g,防风10g,独活10g,太子参30g,茯苓10g,炒白术10g,黄连10g,阿胶珠10g,远志10g,五味子15g,砂仁10g(后下),炙鳖甲30g(先煎),藤梨根30g,当归10g,熟地黄30g,鹿角胶6g(烊化),木鳖子20g,半枝莲30g,郁金10g,竹茹30g。20剂,每日1剂,水煎,早晚分服。

其间定期随诊调方,2018年1月21日五诊。

辅助检查:复查胸部CT(2018年1月11日)示左肺斜裂旁结节较前增大,余同前。

刻下症:右肩部及后背酸痛,轻微咳嗽,有白痰,纳眠可,二便调。舌淡边红有齿痕,苔黄腻,脉弦细。证属脾肾阳虚,瘀毒内阻。

处方:柴胡12g,土鳖虫10g,郁金10g,北豆根10g,藤梨根30g,浙贝母30g,夏枯草30g,炙麻黄10g,鹿角胶10g(烊化),白芥子15g,龙葵30g,白英30g,白花蛇舌草30g,半枝莲30g,炙鳖甲30g(先煎),生知母30g,黄芩10g,法半夏30g(先煎),太子参30g,桂枝10g,白芍10g,炙甘草10g,大枣10g,干姜6g。40剂,每日1剂,水煎,早晚分服。

2018年7月8日六诊。

辅助检查:颈胸腹CT(2018年6月12日)示腹腔胃左区、肝门区及腹膜后、双颈(Ⅰ区、Ⅱ区、Ⅴ区)、锁骨上、纵隔多发淋巴结,部分缩小,部分同前;脾脏增大,形态不规则,同前;左肺斜裂结节,较前缩小,右肺中叶及双肺下叶多发斑片、条索影,同前;脂肪肝,肝多发囊肿,前列腺钙化灶同前;肋骨、椎体、胸骨等多发骨质密度不均,同前。

刻下症:前胸及后背皮疹,瘙痒、成片,纳可,眠安,二便调。舌紫,苔黄厚腻,脉弦。证属脾肾阳虚,瘀毒内阻。

处方:2018年1月21日方去生知母,加瞿麦30g,车前子15g(包煎),白鲜皮15g。40剂,每日1剂,水煎,早晚分服。

患者随访至整理前,病情稳定。

【按语】

霍奇金淋巴瘤是淋巴瘤的一种独特类型,为青年人中最常见的恶性肿瘤之一。病初发生于一组淋巴结，以颈部淋巴结和锁骨上淋巴结常见，然后扩散到其他淋巴结，晚期可侵犯血管，累及脾、肝、骨髓和消化道等。经典霍奇金淋巴瘤可分为 4 种组织学类型：淋巴细胞为主型、结节硬化型、混合细胞型和淋巴细胞耗竭型。霍奇金淋巴瘤病因至今不明，约 50% 患者的 RS 细胞中可检出 EB 病毒基因组片段。免疫缺陷和自身免疫性疾病患者发病危险增加。20%~30% 患者伴有全身症状，如发热、盗汗、消瘦。早期发现经放化疗可治愈。

恶性淋巴瘤根据临床表现大致属于中医"恶核""失荣""痰核""阴疽""石疽"等范畴。中医学认为恶性淋巴瘤病因复杂，多因外感六淫、情志不遂、素体不足等形成痰滞、气郁、血瘀、毒蓄等，如《外科正宗》云"失荣者……初起微肿，皮色不变，日久渐大，坚硬如石，推之不移，按之不动"，《医宗金鉴》云"此疽……形如桃李，皮色如常，坚硬如石……疲顽之证也"，《类证治裁》载"痰核……专由肝胆经气郁痰结，毒根深固"。结合历代医家的论述，本病乃脏腑亏虚，复感七情及外感，脏腑功能失调，脾虚痰湿内生，凝结于经络脏腑，久而生痰生瘀难化成病。脏腑内虚为本，痰凝、血瘀、毒结为标。

本病初起病灶多在颈部或腹股沟淋巴结，从位置上看属于少阳经循行，癌毒凝结于少阳，故而常用柴胡剂加减治疗。本例患者首诊时以柴胡桂枝汤加减为主，以巴戟天、菟丝子补肾填精，壮元阳以温煦脾土；以四物汤养阴补血，患者正处于化疗期间，此法可协助化疗，预防化疗所致血液学毒性。治肿瘤应重视攻毒散结，一则重用半枝莲、白花蛇舌草、藤梨根清热解毒；二则用海藻配生甘草化痰散结，海藻为治疗甲状腺肿物及颈部淋巴结肿大属痰湿内停者的专药。痰湿在上多见火热之证，以金荞麦、败酱草清热解毒，同用有排脓之功。患者足部麻木，考虑气血亏虚，运行失调，重用生黄芪益气行血，气行则血行。

二诊时患者化疗伴随咳嗽咳痰，乃气血不足，痰湿内停，以八珍汤加生黄芪、炙龟板、阿胶珠益气养血，填精补肾，香附配川贝乃香贝养荣汤之意，香贝养荣汤为古代治疗失荣、恶核属气血不足证的主要方剂，患者偶有咳嗽，乃痰湿停肺，以白芥子、僵蚕止咳化痰散结。

三诊时患者化疗结束，周身不适，消化道症状较为明显，故而在前方基础上，去香附、川贝母，改为柴胡桂枝汤疏肝健脾，又能解表通少阳之络；其中温胆汤清痰火，重用竹茹清热化痰；患者牙痛乃肝肺之火，重用夏枯草清肝散结，黄芩清肺。

四诊提示牙痛好转，但周身皮疹，痰湿渐化而外感风邪，故而以荆芥、防风、独活等疏风止痒，郁金凉血清肝，经治疗皮疹好转。其间定期随访，病情稳定。

2018年1月21日复查CT提示肺结节略增大，考虑癌毒将起，结合症状考虑乃肝火痰凝，以夏枯草清肝散结，阳和汤中鹿角胶、炙麻黄、白芥子温阳化痰，柴胡桂枝汤通少阳以治肩部不适，以龙葵、白英、白花蛇舌草、半枝莲、藤梨根大队抗癌解毒之药攻癌。

2018年7月8日就诊提示多发淋巴结较前缩小，考虑中药有效，继续以清肝凉血、解毒散结为主治疗，目前病情控制良好。

本例为晚期霍奇金淋巴瘤，多发淋巴结转移，基于内虚瘀毒学说，局部应用解毒抗癌中药控制淋巴瘤进展，整体应用疏肝健脾、化痰活血中药改善患者症状，患者实现了长期生存，且生活质量良好。

案21　非霍奇金淋巴瘤：补气益阳、化瘀解毒法长期控制患者病情

高某，女，40岁，初诊时间：2017年12月24日。

主诉：发现非霍奇金淋巴瘤3年4月余。

现病史：2014年8月患者体检，经穿刺病理证实为非霍奇金淋巴瘤，2015年年底完成8个周期化疗。此后定期复查，2016年发现腹股沟淋巴结逐渐增大，患者因拒绝化疗，遂来寻求中药治疗。

辅助检查：颈胸部、腹部、盆腔CT（2017年12月8日）与2016年10月31日CT相比大致同前。浅表淋巴结B超（2017年12月8日）示双侧颈部、双侧腹股沟区多发淋巴结可见，较大者为4.0 cm×0.98 cm；双侧乳腺多发结节。

刻下症：腰酸，易疲劳，心烦易怒，畏寒及周身瘙痒，夜尿3次，眠可，大便可。舌淡苔黄，脉沉。

西医诊断：非霍奇金淋巴瘤。

中医诊断：恶核。

辨证：肾亏肝郁，瘀毒未尽。

处方：柴胡30 g，黄芩10 g，党参30 g，炙甘草10 g，大枣10 g，桂枝10 g，白芍15 g，法半夏15 g（先煎），生知母10 g，黄柏10 g，炙龟板10 g（先煎），熟地黄30 g，淫羊藿15 g，金樱子15 g，芡实20 g，补骨脂30 g，牡丹皮10 g，浙贝母10 g，夏枯草30 g，玫瑰花10 g，焦栀子10 g。20剂，每日1剂，水煎，早晚分服。

其间定期复查，随证调方，2018年5月23日二诊。

辅助检查：生化检查（2018年5月11日）示胆固醇5.38 mmol/L。B超（2018年5月11日）示双侧颈部、双侧腹股沟区多发淋巴结可见，双乳多发结节，左侧髂血管旁淋巴结可见。

刻下症：急躁易怒，情绪不稳定，月经量少，无血块，皮肤出汗或搔抓后起皮疹，纳可，眠安，夜尿3~4次，大便可，质黏。舌淡紫，苔黄厚，舌尖红，脉弦滑。证属肾亏肝郁。

处方：柴胡30 g，党参15 g，黄芩10 g，法半夏15 g（先煎），大枣10 g，炙甘草10 g，桂枝10 g，白花蛇舌草60 g（先煎），半枝莲60 g（先煎），藤梨根60 g，土鳖虫10 g，蜈蚣3条，全蝎5 g，焦槟榔15 g，当归10 g，熟地黄30 g，川芎15 g，白芍15 g，生知母10 g，牡丹皮10 g，焦栀子10 g，浙贝母30 g，青蒿15 g，炙鳖甲30 g（先煎），厚朴10 g，山药30 g，巴戟天30 g，菟丝子20 g。20剂，每日1剂，水煎，早晚分服。

其间定期复查，随证调方，2018年7月25日三诊。

辅助检查：B超（2018年7月21日）示双乳多发结节，双颈部淋巴结，双腋下及双侧腹股沟多发淋巴结。

刻下症：脱发，自觉乏力，纳眠可，偶有小便多，大便黏。自觉周身如裹，自服藿香正气可缓解。舌淡，苔黄厚腻，边缘有齿痕，脉滑。证属肝郁脾虚瘀毒。

处方：柴胡30 g，桂枝10 g，法半夏15 g（先煎），黄芩10 g，党参30 g，白芍15 g，炙甘草10 g，大枣10 g，青蒿15 g，盐知母10 g，牡丹皮10 g，炙鳖甲30 g（先煎），熟地黄30 g，女贞子15 g，枸杞子30 g，浙贝母30 g，厚朴10 g，焦三仙各30 g，陈皮10 g，茯苓10 g，半枝莲50 g。20剂，每日1剂，水煎，早晚分服。

其间定期复查，随证调方，2018年9月16日四诊。

辅助检查：生化全套检查（2018年7月21日）示胆固醇4.75 mmol/L。肿瘤标志物（2018年7月21日）无明显异常。B超（2018年7月21日）示双侧腋下及双侧腹股沟多发淋巴结，双乳多发淋巴结（左乳9点位距乳头3 cm处探及低回声结节，大小为8 mm×6 mm，边界清，纵横比＞1）。

刻下症：口干，鼻干，喷嚏，目痒，偶有夜间出汗，平素心烦易怒，纳可，眠一般，小便频数，夜间易醒，大便黏。舌淡红，苔白稍厚，边缘有齿痕，脉滑。证属相火肾亏。

处方：肉桂6 g（后下），当归10 g，连翘30 g，生薏苡仁30 g，草河车15 g，熟地黄30 g，枸杞子30 g，车前子15 g（包煎），瞿麦30 g，白花蛇舌草30 g，半枝莲30 g，海藻30 g，生甘草15 g，夏枯草30 g，白芍15 g，柴胡10 g，黄芩10 g，玫瑰花10 g，焦栀子10 g，浙贝母30 g，黄连20 g，牡丹皮10 g。20剂，每日1剂，水煎，早晚分服。

其间定期复查，随证调方，2018年11月18日五诊。

辅助检查：B超（2018年11月8日）示双侧颈部、腋下、腹股沟多发淋巴结；双乳多发结节（左乳9点位、右乳2点位结节为BI-RADS 4a级，余乳腺结节为BI-RADS 3级）。

刻下症：外感4～5日，口干口苦，咽肿有黄痰，流清涕，鼻塞，下腹及腰怕冷，出汗多，纳眠可，二便较前改善。舌淡，苔黄厚腻，边缘有齿痕，脉滑。证属相火肾亏。

处方：柴胡15 g，盐知母10 g，黄柏10 g，黄连15 g，桂枝10 g，白芍30 g，黄芩10 g，法半夏15 g（先煎），炙甘草10 g，大枣10 g，炮山甲6 g，土鳖虫10 g，夏枯草30 g，猫爪草20 g，半枝莲60 g（先煎），泽泻10 g，车前子15 g（包煎），瞿麦30 g，肉桂5 g（后下），当归10 g，浙贝母30 g，焦栀子10 g，怀牛膝10 g，连翘40 g，党参15 g，白花蛇舌草60 g（先煎）。20剂，每日1剂，水煎，早晚分服。

其间定期复查，随证调方，2019年2月17日六诊。

辅助检查：CT（2019年1月30日）示腹膜后、双侧髂血管旁多发肿大淋巴结，较前增多增大；左侧髂前软组织影增多，大者为5 cm×6.3 cm，考虑淋巴瘤受侵，余同前。

刻下症：服用二甲双胍后口干口苦，腹胀腹泻，肠鸣，恶心，乏力，眠可，小便黄，大便调，月经先期7～10天，量色可。舌淡暗，有齿痕，苔滑，脉滑。证属瘀毒内阻，肝郁脾虚。

处方：炮山甲6 g，土鳖虫10 g，龙葵30 g，白英30 g，半枝莲120 g（先煎），黄芩10 g，车前子15 g（包煎），山药30 g，黄连10 g，厚朴10 g，槟榔15 g，焦栀子10 g，盐知母10 g，黄柏10 g，柴胡15 g，藤梨根30 g，焦神曲10 g，太子参30 g，法半夏15 g（先煎），焦麦芽10 g，焦山楂10 g，白花蛇舌草120 g（先煎）。20剂，每日1剂，水煎，早晚分服。

其间定期复查，随证调方，2019年3月20日七诊。

辅助检查：B超（2019年3月18日）示双侧腹股沟区多发肿大淋巴结，较2019年1月22日相比大多缩小，右侧中外肿大淋巴结大者约19 mm×5 mm（原26 mm×6 mm），8 mm×3 mm（原9 mm×5 mm）；大腿内侧肿大淋巴结大者约33 mm×8 mm（原41 mm×7 mm）；大隐静脉旁肿大淋巴结大者约39

mm×9 mm（原58 mm×12 mm）；双侧髂血管旁淋巴结大者约34 mm×10 mm（原34 mm×15 mm）；右侧髂血管旁新见肿大淋巴结约38 mm×22 mm。

刻下症：口干口苦消失，偶有腹胀，腰以下冰凉，大便黏，日2次，小便可。眠安。月经量增多，有血块。末次月经为2019年3月6日。舌暗胖，苔白水滑，脉滑右弦。证属瘀毒内阻，肝郁脾虚。

处方：炮山甲6 g，土鳖虫10 g，龙葵30 g，白英30 g，半枝莲120 g（先煎），黄芩10 g，车前子15 g（包煎），菟丝子20 g，黄连10 g，厚朴10 g，槟榔15 g，焦栀子10 g，盐知母10 g，黄柏10 g，柴胡15 g，藤梨根30 g，焦三仙各30 g，太子参30 g，法半夏15 g（先煎），山药30 g，肉桂5 g（后下），乌梅10 g，白花蛇舌草120 g（先煎）。20剂，每日1剂，水煎，早晚分服。

【按语】

淋巴瘤是原发于淋巴结或结外淋巴组织的恶性实体肿瘤，是淋巴造血系统恶性肿瘤的总称。病理活检根据有无RS细胞分为霍奇金淋巴瘤和非霍奇金淋巴瘤两大类。当前淋巴瘤的治疗以化疗为主，由于淋巴瘤的化疗方案是根据西医标准指南采用的，药物的剂量按照体表面积计算，而不同的人即使分期相同，对于同样标准剂量的化疗方案也可能具有不同的反应。文献报道，Ⅲ期淋巴瘤单纯化疗的5年生存率为35%，且化疗后又出现不同的不良反应，中医药配合治疗淋巴瘤，可明显改善患者生活质量，预防病情复发和转移，提高患者生存率。

中医学认为淋巴瘤是气津运行失常、痰浊瘀毒胶结而成的。内虚是肿瘤发生发展的根本原因。先天元气只减不增，肾精元气可能存在先天缺陷，一旦耗竭即生变，肾精变异是异变的动力。

淋巴瘤的治疗，应以补元阴、抑坎阳、泄腑安脏、通泄膀胱、健脾益肾、泄肺通肠、固护心神、约束脏腑为要。第一，肾五行属水，居于下，其性属阴，心火下降于肾，使肾水不寒，肾水上济于心，使心火不亢。相火为坎中真阳，一阳藏于二阴之中，阳气在内，故相火以位，若坎中阳气异常，即为相火离位；坎中之阳含于二阴之中，居于至阴之地，乃人立命之根，坎阳不足则相火虚弱，坎阳过盛则相火离位。针对补元阴、抑坎阳的治疗理念，临床常用熟地黄配肉桂阴中求阳，鳖甲、龟板滋阴潜阳。如2018年9月辨证为相火，故以熟地黄配肉桂引火归元，首诊以大补阴丸滋肾清热，均以此理论为本。第二，膀胱经统领人体阳气，膀胱的气化有赖于肾气的蒸腾。膀胱者，州都之官，津液藏焉，气化则能出矣。肾为脏，膀胱为腑，癌毒乃肾精变异，属肾脏实证，需泄膀胱以治之。正因如此，本案中反复应用瞿麦、车前子、泽泻清利膀胱以清肾实，实是治本之法。第三，心之君火在脾气散精的过程中为其提供源源不断的动力，中焦水谷精气上行于肺，再借心阳温煦贯穿全身，心阳温化是脾胃精气的运输动力，脾胃阳气责于心肾，互为因果，心肾阳虚则脾胃阳虚，运化无力，脾胃阳虚则耗伤心肾之阳，从而化生痰湿毒邪。加之患者化疗后进一步损伤脾胃，因此临床当健脾益肾。肺之精气不能输布全身，百脉之气血不能正常运行，理当泻肺通肠。如案中以法半夏、浙贝母清肺化痰，海藻、生甘草化痰散结，同时以熟地黄、女贞子、枸杞子补肾，党参健脾益气。第四，心藏神，肾藏志，神志合一，固守于内，人得神则生，失神则死。因此，固护心神是肿瘤治疗中必不可少的一个环节，心神充养则可约束五脏六腑，抑制肿瘤的生长与转移。心为五脏六腑之大主，本案以小柴胡汤、丹栀逍遥散疏肝、清肝、安神，重用黄连清心安神等方法来调畅心神；心神康泰，则五脏六腑均得安宁。患者2019年2月17日前来就诊时，辅助检查示腹膜后、双侧髂血管旁多发肿大淋巴结，较前增多增大，此乃癌毒发展之兆，故加大半枝莲、白花蛇舌草用量，均由60 g加至120 g。经过2个月的治疗，患者双侧腹股沟区多发肿大淋巴结较2019年1月22日大多缩小。大剂量清热解毒药物与健脾益肾药物相配伍达到解毒不伤正、扶正不敛邪的目的，使患者从症状及检查指标上均有明显改善。

本例非霍奇金淋巴瘤患者周身多处淋巴结受侵，基于癌毒学说、内虚瘀毒学说、肾实学说，应用补元阴、抑坎阳、泄肾实之法，在实则泻之、虚则补之的原则下，配合补虚、活血、行滞中药，良好地控制了患者的病情，实现了长期生存。

第二部分 降低肿瘤标志物，控制肿瘤病灶

一、降低肿瘤标志物

案 1　肺癌：疏肝健脾、补肾解毒法有效降低患者肿瘤标志物

赵某，女，74 岁，初诊时间：2018 年 11 月 22 日。

主诉：发现肺癌 1 年半。

现病史：患者 2017 年 6 月因咳嗽就诊于当地医院，行胸部 CT 示双肺多发小结节，大者约 0.6 cm，经穿刺活检，病理示左肺下叶中分化腺癌，未见淋巴结转移。患者未行手术及放化疗，要求中药治疗。

辅助检查：肿瘤标志物（2018 年 10 月 30 日）示 CYFRA21-1 8.25 ng/mL，癌胚抗原 10.91 ng/mL。生化检查（2018 年 10 月 30 日）示谷丙转氨酶 43 U/L，血清肌酸激酶同工酶 48 ng/mL，血肌酐 87 μmol/L。胸部 CT（2018 年 11 月 1 日）示双肺多发小结节，部分磨玻璃样，大者直径约 0.6 cm。B 超（2018 年 11 月 1 日）示甲状腺结节，左心舒张功能低。

刻下症：偶有腹胀，矢气，左侧胸部隐痛，易疲乏，纳可，眠差易醒，二便调。舌暗苔白，有裂纹，左脉细，右脉略滑（反关脉）。

西医诊断：左肺腺癌（pT1N0M0）。

中医诊断：肺癌病。

辨证：脾肾不足，痰浊瘀毒。

处方：桔梗 10 g，法半夏 30 g，麦冬 15 g，肉桂 5 g（后下），黄连 15 g，柏子仁 15 g，阿胶珠 10 g，焦三仙各 30 g，生黄芪 30 g，炒白术 10 g，防风 10 g，龙葵 30 g，连翘 40 g，柴胡 15 g，黄芩 10 g，太子参 30 g，车前子 15 g（包煎），五味子 20 g，半枝莲 60 g，白花蛇舌草 60 g。20 剂，每日 1 剂，水煎，早

晚分服。

2019年1月23日二诊。

辅助检查：肿瘤标志物（2019年1月8日）示 CYFRA21-1 3.74 ng/mL，癌胚抗原 12.89 ng/mL。近期肿瘤标志物复查结果见表1。复查肠镜及胃镜未见异常。脑 MRI（2019年1月10日）示鞍区不规则结节（大小为 3.0 cm×1.7 cm×2.5 cm）同前（既往发现垂体瘤6年，非分泌型）。

刻下症：口黏，偶有反胃、恶心，乏力，纳可，眠差易醒，左侧肺部、肋部偶有不适，气短，动则喘甚，畏寒，易汗出，二便调，小便无力。舌暗苔薄黄，脉滑（反关脉）。证属相火瘀毒。

处方：柴胡15 g，黄芩10 g，白芍30 g，砂仁10 g（后下），炙甘草10 g，生黄芪30 g，党参30 g，熟地黄30 g，桑白皮15 g，地骨皮15 g，车前子15 g（包煎），盐知母10 g，黄柏10 g，肉桂5 g（后下），黄连10 g，防风10 g，连翘40 g，龙葵30 g，白英30 g，炒酸枣仁30 g，半枝莲90 g，白花蛇舌草90 g。20剂，每日1剂，水煎，早晚分服。

定期复查，随证调方，2019年2月27日三诊。

辅助检查：肿瘤标志物（2019年2月25日）示 CYFRA21-1 3.36 ng/mL，癌胚抗原 10.77 ng/mL。生化检查（2019年2月25日）示甘油三酯5.93 mmol/L，高密度脂蛋白胆固醇 0.95 mmol/L，β2-微球蛋白 2.5 mg/L。

表1　肿瘤标志物复查结果

肿瘤标志物 （ng/mL）	2018年10月30日	2018年12月24日	2019年1月8日	2019年2月25日
CYFRA21-1	8.25	3.22	3.74	3.36
癌胚抗原	10.91	13.15	12.89	10.77

刻下症：患者胁肋不适、气短、畏寒症状较前好转，入睡困难，纳可，易汗出，二便调。舌淡暗，苔薄微黄，脉滑（反关脉）。证属相火瘀毒。

处方：2019年1月23日方去连翘，加龟板30 g，炮山甲10 g，土鳖虫10 g，枳壳10 g，柏子仁15 g。40剂，每日1剂，水煎，早晚分服。

【按语】

本例患者在早期肺癌术后，肿瘤标志物升高，这类患者在临床上较为常见。依据癌毒学说，癌毒在肿瘤发病中起首发作用，病理性质属阳。癌细胞自产生之日起，就表现为过度异常增生、易于扩散的特征，每多耗伤阴津精血，这均属于阳的躁动、活跃特征。其毒量不但表现在肿瘤体积上，还可从肿瘤标志物的绝对值这个角度体现出来。

近年来实验研究发现，多种清热解毒类中药有一定的抑制肿瘤作用。王教授应用大剂量抗癌解毒药物，在短时间内有效降低了肿瘤标志物，且提高了患者的生活质量。

本例患者初诊时左侧胸部隐痛，易疲乏，腹胀，矢气，眠差易醒，结合舌脉辨证为脾肾不足、痰浊瘀毒。法当补虚泻实，五脏同调，清解癌毒。予玉屏风散合小柴胡汤加减，生黄芪、炒白术、防风、太子参、焦三仙以益气固表、补益脾胃，柴胡、黄芩、法半夏以调畅少阳枢机；黄连阿胶汤加减，麦冬、肉桂、黄连、柏子仁、阿胶珠养心血而安神，滋肾水清心火，交通心肾，火水既济；法半夏、桔梗、车前子以化痰浊；龙葵、半枝莲、白花蛇舌草清热解毒，抗癌消癥。

二诊时患者反胃、恶心、乏力，眠差易醒，结合舌脉证属相火瘀毒。以滋水清肝饮、泻白散、玉屏风散进行加减。患者正气亏虚，以玉屏风散加熟地黄等来健脾补肾，以砂仁、炙甘草、生黄芪、党参固护脾胃中气；痰浊瘀阻，结聚有形之邪，致使肺金不降，肝失条达，肾与膀胱气化失司，予柴胡、黄芩、白芍疏肝理气，桑白皮配地骨皮，为泻白散来泄肺平喘，车前子、盐知母、黄柏以泄肾祛浊，肉桂、黄连降火，继续以半枝莲、白花蛇舌草、龙葵、白英等药清热解毒、抗癌消癥，考虑到癌毒阳动之性，故在扶正的基础上重用半枝莲、白花蛇舌草至 90 g 以增强攻毒之效，同时重用连翘清热散结。

三诊时复查肿瘤标志物较前下降，继续予前法加减，加入龟板滋肾养阴；柏子仁养心安神，心肾交泰则心神得养；枳壳疏肝理气；炮山甲、土鳖虫化瘀解毒，久病入络需应用炮山甲、土鳖虫入络搜邪。本例始终以脾肾为核心，扶正祛邪，五脏同调，周流气机，病证相符，故患者诸症明显减轻，明显改善了生活质量，且在癌毒学说指导下肿瘤标志物较前下降，病情控制较好。

案 2　肺癌：疏肝健脾、补肾解毒法将患者肿瘤标志物降至正常水平

张某，男，70 岁，初诊时间：2018 年 7 月 4 日。

主诉：左肺鳞癌术后 3 个月。

现病史：2018 年 4 月患者于武汉市某医院检查，诊断为左上肺支气管鳞癌

（T2aN0M0 ⅠB 期），手术切除后无特殊不适，现求中药治疗来诊。

辅助检查：胸部 CT（2018 年 5 月 4 日）示左肺术后改变，左下肺少许渗出较前基本吸收；右肺下叶少许炎性病变较前吸收减少；右肺上叶小结节；纵隔淋巴结稍多；双侧胸腔积液，左侧较前增多，右侧较前基本吸收。肿瘤标志物（2018 年 6 月 25 日）示 CA125 56 U/mL。

刻下症：左胁肋部麻木，畏寒，咳嗽少痰色白，纳可，眠可，二便调。舌淡暗苔白，脉弦。

西医诊断：左肺鳞癌（ⅠB 期）；肺部感染；左上肺阻塞性肺不张；慢性阻塞性支气管炎；左肾囊肿；2 型糖尿病。

中医诊断：肺癌病。

辨证：瘀毒内阻。

处方：柴胡 30 g，法半夏 15 g，党参 30 g，炙甘草 10 g，黄芩 10 g，大枣 10 g，干姜 10 g，生黄芪 30 g，炒白术 10 g，防风 10 g，龙葵 30 g，蛇莓 30 g，白英 30 g，补骨脂 30 g，伊贝母 15 g，枸杞子 30 g，瞿麦 30 g，车前子 15 g（包煎）。40 剂，每日 1 剂，水煎，早晚分服。

定期复查，随证调方，2018 年 9 月 26 日二诊。

患者复查 CA125 降至正常水平。

刻下症：左胁自觉麻木，劳累后才显，轻微憋闷，无明显咳嗽咳痰，纳眠可，二便调。舌暗胖，苔薄白，左脉弦，右脉细涩。证治同前。

处方：2018 年 7 月 4 日方加炮山甲 10 g，土鳖虫 10 g，去补骨脂。40 剂，每日 1 剂，水煎，早晚分服。

【按语】

肺鳞癌又称肺鳞状细胞癌，包括梭形细胞癌，是最常见的类型，占原发性肺癌的 40%～50%，多见于老年男性，与吸烟有密切关系。肺鳞癌以中央型肺癌多见，并有胸管腔内生长的倾向。肺鳞癌早期常引发支气管狭窄，或阻塞性肺炎。本例患者虽为早期肺鳞癌，但术后肿瘤标志物升高，癌毒属"火"，具有阳动之性，存在一定的复发、转移风险。

本例肺鳞癌的治疗有如下特点：第一，患者 CA125 升高，应用中药后 2 个月即降至正常，究其原因在于"肾实"理论的运用。王教授认为，癌毒乃肾精变异，是"肾实"，在常规龙葵、蛇莓、白英等清热解毒药物的基础上，增加瞿麦、车前子泄膀胱以泄肾实，进而控制癌毒。第二，患者首诊见左胁肋部麻木不适，为少阳经气不利的表现，因少阳经循行于胸胁，弦脉主肝胆病，采用小柴胡汤和解活血通络，使气机通达，半表半里之气和畅而好转。同时益气健脾，杜绝痰湿生成之源。第三，肺癌术后患者常出现肺卫气虚，易感冒，故以小柴胡汤健脾疏肝，玉屏风散健脾益气，同时配合柴胡、黄芩清少阳、调畅枢机，防风疏风解表；气根于阳，常配补骨脂、枸杞子平补肾中阴阳，补骨脂补肾纳气，枸杞子滋肾养阴。意在脾肾同补，先后天同调。

二诊时治疗效果显著，患者几乎无咳嗽咳痰，左胁麻木也较前明显好转，仅劳累后明显。肿瘤标志物也降至正常水平。继用上法，加炮山甲、土鳖虫搜风剔络，治疗胁肋麻木，已无咳嗽咳痰，去补骨脂。

治癌当给癌以"出路"，单纯扶正无异于闭门留寇，单纯攻邪乃罔顾生机，两者需相辅相成。故一方面应用柴胡、防风引邪外达，瞿麦、车前子引邪下入膀胱，炮山甲、土鳖虫化瘀通络，使经络通畅；另一方面，基于癌毒的本质特征和功能特点，王教授认为，癌毒其性属阳，且此阳亢极，火性极盛。依据象思维，《说文解字》曰："炎，火光上也，从重火，凡炎之属皆从炎。""焱，火华也，从三火，凡焱之属皆从焱……凡物盛则三之。""燚"在《说文解字》里并未出现，字典里的解释也是简单的"燚，火貌"。认为"燚"的质变出现在第四个火，此火是异常的邪火，极亢且不受控制，是生命顽强不灭的邪阳，会造成正气大衰，五脏俱损，直至阴阳离决，危害性极大，常致命，其能量来源与火、炎、焱均不同，可造成不受控制、亢进无度的能量。癌毒的特征与"燚"非常相似，因而用"燚"来代表恶性肿瘤的功能特点。癌毒乃阳热之毒，属"燚"毒，因此，重用龙葵、蛇莓、白英等清热解毒之品。

本例患者术后经单纯中药治疗，短短2个月肿瘤标志物降至正常水平，取效较快。

案3 肺癌：健脾补肾、解毒抗癌法降低患者肿瘤标志物

孟某，女，54岁，初诊时间：2014年4月28日。

主诉：左肺腺癌术后2年8个月。

现病史：2011年8月患者体检行胸部CT提示左肺占位，于当地医院行手术切除，术后病理示腺癌（具体病理不详），术后分期为ⅠB期，现为求中药治疗来诊。

既往史：甲状腺功能亢进症病史多年，甲状腺多发结节1年余，予 ^{131}I 治疗后。

刻下症：鼻塞，流浊涕，自诉抗过敏治疗后症状缓解。患者偶有咳嗽，痰色白质黏，眠浅易醒多梦，纳可，二便调。舌红，苔薄白，左脉滑，右脉细弱。

西医诊断：左肺腺癌术后（ⅠB期）。

中医诊断：肺癌病。

辨证：瘀毒相火。

处方：熟地黄30 g，女贞子15 g，黄柏10 g，知母10 g，麦冬15 g，五味子15 g，北沙参30 g，龙葵30 g，白英30 g，木鳖子20 g，藤梨根30 g，半枝莲30 g，防风10 g，蜈蚣3条，全蝎5 g，枳壳10 g，八月札10 g，炙枇杷叶15 g，白芷10 g，辛夷10 g，远志10 g，生牡蛎30 g（先煎）。20剂，每日1剂，水煎，早晚分服。

定期复查，随证调方，2014年7月21日二诊。

辅助检查：颈部淋巴结超声（2014年6月18日）示左锁骨上多发淋巴结。胸部CT（2014年6月18日）示左肺上叶术后，支气管断端未见异常软组织影，左肺下叶索条同前，右肺微小结节同前；右前纵隔新见密度增高影，建议追查；左胸膜不规则增厚同前，余同前。

刻下症：感冒后鼻塞、流黄涕，咳白痰，纳眠可，二便调。舌暗红，边有瘀点，苔薄白，脉弦尺弱。

处方：生黄芪30 g，炒白术10 g，防风10 g，盐知母10 g，黄柏10 g，山药30 g，牡丹皮10 g，泽泻10 g，山茱萸15 g，茯苓10 g，熟地黄30 g，白芷10 g，金荞麦30 g，龙葵30 g，白英30 g，木鳖子20 g，藤梨根30 g，当归10 g，蜈蚣3条，全蝎5 g，僵蚕10 g。20剂，每日1剂，水煎，早晚分服。

定期复查，随证调方，2018年1月17日三诊。

辅助检查：肿瘤标志物（2017年11月25日）示神经元特异性烯醇化酶33.78 ng/mL。胸部CT（2017年11月25日）示左肺上叶术后，未见新发占位。

刻下症：时有腹胀，纳眠尚可，大便欠畅。舌淡红，苔水滑，脉濡。

处方：炮山甲10 g，土鳖虫10 g，半枝莲60 g，白花蛇舌草60 g，龙葵30 g，白英30 g，蛇莓30 g，柴胡15 g，法半夏15 g，党参30 g，炙甘草10 g，黄芩10 g，干姜10 g，大枣10 g，女贞子15 g，焦三仙各30 g，全瓜蒌30 g。20剂，每日1剂，水煎，早晚分服。

定期复查，随证调方，2018年3月14日四诊。

辅助检查：肿瘤标志物（2018年3月7日）示神经元特异性烯醇化酶正常。

刻下症：患者偶有腹胀，不服中药时有便干，纳眠可，小便调。舌暗红，尖有红点，苔黄，脉弦。

处方：2018年1月17日方加砂仁10g，生谷芽30g，凌霄花10g，玫瑰花10g，菊花10g。20剂，每日1剂，水煎，早晚分服。

定期复查，随证调方，2018年5月30日五诊。

辅助检查：肿瘤标志物（2018年5月22日）均正常（神经元特异性烯醇化酶13.95 ng/mL）。

刻下症：腹胀较前好转，大便不畅，小便调，纳可，时厌油腻，余无明显不适。苔薄白，舌尖有瘀点，脉弦细。

处方：炮山甲10g，土鳖虫10g，瞿麦30g，石韦15g，牡丹皮10g，焦栀子10g，当归10g，熟地黄30g，全瓜蒌30g，苦杏仁10g，女贞子15g，枸杞子30g，龙葵30g，蛇莓30g，白英30g。20剂，每日1剂，水煎，早晚分服。

【按语】

本例患者属于早期肺癌，如今随着低剂量薄层CT在健康体检中的广泛应用，早期肺癌检出率逐年增高，美国国立综合癌症网络指南强调"低剂量CT的应用可降低肺癌总体死亡率"。也就是说，肺癌早期检出、早期手术存在治愈的可能。

本案初诊用药以滋阴清热、疏风解毒为主。患者诉有鼻塞、流涕等症状，予抗过敏治疗后缓解，考虑其为过敏性疾病，中医认为肺气失宣、闭阻气机。以苍耳子散加减宣肺通窍；滋肾阴以熟地黄、女贞子，滋肺阴以麦冬、五味子、北沙参，清热以黄柏、知母，理气以枳壳、八月札；肺癌乃癌毒为病，以龙葵、白英、藤梨根、半枝莲、木鳖子等抗癌解毒，重用木鳖子化痰散结，以蜈蚣、全蝎通络散结。整体以滋阴清热、抗癌散结为主，佐以疏风宣肺。

二诊继用前法，加用玉屏风散益气固表，表固则风邪自解。因患者黄涕较多，在疏风通窍的基础上，加金荞麦清热解毒，僵蚕疏风通窍散结；结合患者舌脉，考虑为内有火郁而发为瘀毒，火郁日久成瘀而灼伤阴津，因此用知柏地黄丸及生脉散合方加减以滋阴降火、补肺益气，此诊患者脉弦，以滋阴清肝为主，佐以健脾补肺。

三诊时患者症状缓解，但出现肿瘤标志物的波动，考虑为余毒未尽。结合患者舌脉，考虑正气不虚，遂重用半枝莲、白花蛇舌草各60g；因大便不通，加全瓜蒌30g滑肠通便。

四诊时患者复查肿瘤标志物已降至正常。末次诊治继以龙葵、蛇莓、白英等清热散结，抗癌解毒。王教授癌毒学说认为，癌毒乃肾精异变成"肾实"所致,故加入瞿麦、石韦清热利尿,通过泄膀胱以治肾实;熟地黄、当归滋肾养肝,扶助正气,从癌毒发病的根本上治疗,改善"种子",调整"土壤",使癌毒得以真正治愈。本例应用单纯中药在2个月的有限时间内将肿瘤标志物指标有效降低,控制了肿瘤的进展。

案4 肺癌:调济水火、抗癌解毒法改善患者生活质量

邹某,男,59岁,初诊时间:2018年4月16日。

主诉:肺腺癌术后4个月,化疗4个周期后。

现病史:2017年11月体检发现肺部结节,PET/CT提示恶性,2017年12月行右肺肿物切除术,术后病理示浸润性腺癌,术后行4个周期化疗,方案为卡铂+培美曲塞。现为求中药治疗来诊。

辅助检查:肿瘤标志物(2018年4月11日)示癌胚抗原13 ng/mL。

刻下症:咳嗽,少痰,偶右侧胸痛,烘热汗出,纳可,多梦,二便调。舌淡紫,苔白腻,脉沉。

西医诊断:肺腺癌术后。

中医诊断:肺癌病。

辨证:肝郁相火,痰毒瘀阻。

处方:炒酸枣仁30 g,盐知母10 g,川芎10 g,茯苓10 g,炙甘草10 g,莲子心10 g,柴胡30 g,黄芩10 g,法半夏15 g,党参30 g,当归10 g,熟地黄15 g,淫羊藿15 g,牡丹皮10 g,玫瑰花10 g,菊花10 g,龙葵30 g,白英30 g,白花蛇舌草50 g,半枝莲50 g,生牡蛎30 g(先煎),土鳖虫10 g,凌霄花10 g,蜈蚣3条。20剂,每日1剂,水煎,早晚分服。

2018年6月11日二诊。

刻下症:胸闷,气短,偶尔咳嗽,无痰,烘热汗出,焦虑,晨起口干,易疲乏,纳眠可,大便每日2次,成形,小便调。舌淡红,苔白,边有齿痕,脉弦滑。证属肝郁脾虚,肺火瘀毒。

处方:郁金10 g,玫瑰花10 g,合欢皮10 g,焦栀子10 g,生黄芪30 g,炒白术10 g,防风10 g,太子参30 g,柴胡10 g,龙葵30 g,白英30 g,蛇莓30 g,百合15 g,当归10 g,熟地黄30 g,生薏苡仁15 g,莲子心10 g,麦冬15 g。40剂,每日1剂,水煎,早晚分服。

2018年10月28日三诊。

辅助检查:肿瘤标志物(2018年10月25日)示CA19-9 68.65 U/mL。

刻下症：晨起口干咽燥，偶有黄痰，纳眠可，偶尔多梦，大便溏。舌淡苔薄黄，脉沉。

处方：党参30 g，茯苓10 g，炒白术10 g，炙甘草10 g，麦冬30 g，法半夏15 g，生薏苡仁30 g，龙葵30 g，蛇莓30 g，白英30 g，半枝莲60 g，白花蛇舌草60 g，金荞麦30 g，败酱草30 g，黄芩10 g，泽泻10 g，车前子10 g（包煎），凌霄花10 g，生龙骨30 g（先煎），生牡蛎30 g（先煎）。40剂，每日1剂，水煎，早晚分服。

2019年1月7日四诊。

刻下症：纳可，眠浅，夜间偶尔醒1~2次，二便调。舌淡，苔薄黄，脉沉细。证属脾虚肺火痰毒。

处方：2018年10月28日方加生地黄30 g，炙龟板30 g，盐知母10 g，黄柏10 g，肉桂5 g（后下），黄连15 g。40剂，每日1剂，水煎，早晚分服。

2019年3月4日五诊。

辅助检查：肿瘤标志物（2019年3月1日）示CA19-9 31 U/mL，癌胚抗原1.92 ng/mL。

刻下症：夜晚多梦，每日有少量痰，右脚偶有刺痛。舌淡苔滑，脉缓。证属肺火相火，瘀毒未尽。

处方：柴胡15 g，黄芩10 g，白芍30 g，砂仁10 g（后下），炙甘草10 g，生黄芪30 g，熟地黄30 g，炙龟板30 g，车前子15 g（包煎），盐知母10 g，黄柏10 g，桑白皮15 g，地骨皮15 g，肉桂5 g（后下），黄连10 g，炒酸枣仁30 g，五味子15 g，桂枝6 g，法半夏15 g，龙葵30 g，白英30 g，蛇莓30 g，半枝莲60 g，白花蛇舌草60 g。40剂，每日1剂，水煎，早晚分服。

【按语】

本例患者同样属于早期肺癌，早期肺癌采用手术治疗是获得治愈和远期疗效的可靠手段。对于中晚期肺癌而言，放疗和化疗对部分患者近期有效，但不良反应较大。中西医结合治疗可起到提高疗效或减毒增效的作用，以改善患者症状，提高生活质量，延长生存期。肺腺癌是肺癌的常见病理类型，属于非小细胞肺癌，好发于女性及不吸烟的患者，起源于支气管黏膜上皮，易于侵犯血管及淋巴管壁而出现血行及淋巴转移。

本例初诊时为肺腺癌术后，行4个周期术后辅助化疗，首诊时患者胸痛、咳嗽、烘热汗出且多梦，辨证为肝郁相火、痰毒瘀阻。故以酸枣仁汤加莲子心、生牡蛎潜阳平肝，清心安神；小柴胡汤、黑逍遥散加减补肾、疏肝、健脾；参合二仙汤方义，以淫羊藿、熟地黄、当归、盐知母平调肝肾，温肾而不燥，滋肾而不腻，调肾中阴阳；重用半枝莲、白花蛇舌草、蜈蚣、龙葵、白英等抗癌解毒；以玫瑰花疏肝和血，菊花清肝，凌霄花凉血平肝。

二诊时患者失眠较前好转，故而在前方基础上去酸枣仁汤，改用加味逍遥散加郁金、玫瑰花疏肝解郁、健脾清热，配合玉屏风散益气健脾，以百合地黄汤养阴清热。百合地黄汤出自《金匮要略》，有"百合病者，百脉一宗，悉致其病也"的记载，现代多用于治疗抑郁、焦虑状态。患者干咳无痰，乃肺火灼津，在百合滋肺阴、熟地黄滋肾阴的基础上，加麦冬养阴润肺。癌毒犯肺，以验方龙蛇羊泉汤，龙葵、白英、蛇莓等药清热解毒，此诊以疏肝健脾、滋阴清热解毒为主。

三诊时患者复查CA19-9较高，考虑化疗后癌毒复起，前方去玉屏风散，改以六君子汤、麦门冬汤为主加减。癌毒犯肺，肺脾亏虚为本，以六君子汤健脾补肺；麦门冬汤亦出自《金匮要略》，有"火逆上气，咽喉不利，止逆下气者，麦门冬汤主之"的记载，以麦冬养肺阴，党参健脾，法半夏降逆止呕、化痰散结。同时加黄芩、败酱草、金荞麦清热宣肺。王教授基于五行学说，考虑癌毒乃"肾实"为病，故以车前子、泽泻泄肾浊，重用龙蛇羊泉汤，半枝莲、白花蛇舌草各重用至60 g抗癌解毒。

四诊时患者症状好转，但眠浅易醒，遂在前方基础上加交泰丸交通心肾、调济水火，重用生地黄、炙龟板滋阴清热，盐知母、黄柏清虚火。再次复查提示肿瘤标志物均降至正常，继续以疏肝健脾、清肺降火解毒调治。本例患者化疗后肿瘤标志物升高，经应用调济水火、抗癌解毒中药调治，不仅提高了患者生活质量，还有效降低了肿瘤标志物，病情控制良好。

案5 肺癌：疏肝健脾、补肾解毒法降低患者肿瘤标志物

陈某，女，62岁，初诊时间：2017年6月21日。

主诉：左肺腺癌术后2个月，未行放化疗。

现病史：患者于2010年体检发现双肺结节，其间定期复查，未予系统诊治。2017年3月查PET/CT提示：左肺上叶舌段代谢增高磨玻璃片影，炎性病变可能性大，余双肺未见明显代谢活性小结节；腋窝多发炎性淋巴结，左侧腋窝最大淋巴结代谢异常增高，性质待定。遂于2017年3月23日行视频辅助胸腔镜下左上肺切除术+纵隔淋巴结清扫术，术后病理示（左上肺肿物）肺侵袭性腺癌，以腺泡状及贴壁生长为主，大小为1.2 cm×1 cm×0.2 cm。免疫组化

示 ALK（-），CK20（-），CK7（+），NapsinA（+），P63（+），TTF-1（+）。现患者为求中药治疗来诊。

辅助检查：乳腺B超（2017年4月19日）示双乳增生，左乳低回声结节，BI-RADS 3级，左乳下淋巴结可见。甲状腺B超（2017年5月2日）示甲状腺多发囊实性结节，双侧颈部淋巴结可见。肿瘤标志物（2017年4月23日）示促胃液素释放肽前体59.1 pg/mL，癌胚抗原2.96 ng/mL，神经元特异性烯醇化酶15.2 ng/mL。

刻下症：易汗出，双手指间关节游走性疼痛，时有口干口苦，后背冷痛，双下肢畏冷疼痛，偶有胃脘部疼痛且未进食时疼痛甚，纳少，眠差，入睡难，眠浅易醒，醒后难寐，大便质干，2~3日1行，小便不畅。舌暗红，苔白，脉弦。

西医诊断：左肺上叶腺癌。

中医诊断：肺癌病。

辨证：肾亏相火瘀毒。

处方：肉桂6g（后下），黄连15g，柴胡15g，桂枝10g，法半夏15g，党参30g，炙甘草10g，黄芩10g，干姜10g，大枣10g，细辛10g，盐知母10g，浮小麦30g，生薏苡仁15g，生地黄15g，熟地黄15g，砂仁10g（后下），羌活10g，龙葵30g，木鳖子20g，蜈蚣3条。20剂，每日1剂，水煎，早晚分服。

2017年7月19日二诊。

辅助检查：肿瘤标志物示CA125 160.3 U/mL，CA15-3 25.59 U/mL，癌胚抗原5.02 ng/mL，CA72-4 15.8 U/mL，神经元特异性烯醇化酶19.9 ng/mL，促胃液素释放肽前体98.23 pg/mL。

刻下症：自觉畏冷，易汗出，双肩关节疼痛，双足麻木，晨起乏力，时有咳嗽咳痰，痰色白，不易咳出，纳可，眠差，入睡难，大便每日2~4次，小便调。舌暗红，苔黄，脉沉细。证属脾肾不足，相火瘀毒。

处方：柴胡15g，桂枝10g，干姜10g，大枣10g，法半夏15g，党参30g，炙甘草10g，黄芩10g，生龙骨30g（先煎），生牡蛎30g（先煎），当归10g，熟地黄30g，淫羊藿30g，细辛10g，羌活10g，独活10g，川贝母10g，土鳖虫10g，白花蛇舌草60g，半枝莲60g，龙葵30g，木鳖子20g，全蝎5g，蜈蚣3条。20剂，每日1剂，水煎，早晚分服。

2017年9月6日三诊。

辅助检查：肿瘤标志物示癌胚抗原6.05 ng/mL，CA72-4 12.5 U/mL，神经元特异性烯醇化酶17.7 ng/mL，促胃液素释放肽前体58.28 pg/mL，CA125

17.9 U/mL，CA15-3 24.18 U/mL。

刻下症：深呼吸时两胸胁胀痛，时有胸闷气短，肩关节疼痛，双下肢畏冷疼痛，易汗出，纳可，仍眠差，大便不成形，小便调。舌红，苔白，脉弦尺弱。证属脾肾不足，瘀毒内阻。

处方：柴胡15 g，桂枝10 g，干姜10 g，黄连15 g，大枣10 g，法半夏15 g，党参30 g，炙甘草10 g，黄芩10 g，玫瑰花10 g，肉桂10 g（后下），伊贝母10 g，山药30 g，浮小麦30 g，百合15 g，白花蛇舌草60 g，半枝莲60 g，苦杏仁10 g，茯苓10 g，金荞麦30 g，炮山甲10 g，土鳖虫10 g，巴戟天30 g，炒酸枣仁30 g，生黄芪30 g，龙葵30 g。20剂，每日1剂，水煎，早晚分服。

2017年10月11日四诊。

辅助检查：肿瘤标志物示CA125 14.22 U/mL，CA15-3 21.11 U/mL，癌胚抗原4.71 ng/mL，CA72-4 7.9 U/mL，神经元特异性烯醇化酶21.2 ng/mL，促胃液素释放肽前体53.98 pg/mL。

刻下症：患者前症未减，舌红，苔黄腻，脉细涩。证属肾亏相火瘀毒。

处方：柴胡15 g，桂枝10 g，干姜10 g，大枣10 g，法半夏15 g，党参30 g，炙甘草10 g，黄芩10 g，防己10 g，白花蛇舌草90 g，半枝莲90 g，龙葵30 g，白英30 g，生龙骨30 g，生牡蛎30 g，炮山甲10 g，土鳖虫10 g，补骨脂30 g。20剂，每日1剂，水煎，早晚分服。

2017年11月15日五诊。

辅助检查：肿瘤标志物示CA15-3 17.1 U/mL，余肿瘤标志物正常。

刻下症：诸症大减，时有咽中异物感，后背时有畏冷，纳可，眠欠佳，大便调，小便频。舌暗，苔白，脉弦细。证属肾亏肺火，肝郁瘀毒。

处方：柴胡15 g，桂枝10 g，干姜10 g，大枣10 g，法半夏15 g，党参30 g，炙甘草10 g，黄芩10 g，麦冬30 g，生薏苡仁30 g，金樱子20 g，萆薢30 g，熟地黄30 g，生黄芪30 g，炒白术10 g，茯苓10 g，龙葵30 g，木鳖子20 g，藤梨根30 g，白花蛇舌草30 g，女贞子15 g。20剂，每日1剂，水煎，早晚分服。

【按语】

本例患者早年即发现双肺结节，定期复查至来诊前发现左肺上叶新发病灶，经手术切除且行病理检查提示肺腺癌。患者肺癌术后复查肿瘤标志物升高，但患者拒绝西医治疗，基于癌毒学说、内虚瘀毒学说，通过单纯中药治疗，肿瘤未见复发转移，且肿瘤标志物在有限的时间内下降且多数降至正常，可见单纯中药抗癌的有效性。

本例治疗过程中柴胡桂枝汤的应用贯穿始终。初诊时患者病久体衰，后天失养，脾肾亏虚，升清降浊功能失司，津液代谢失常，加之膀胱气化不利，水液无以温煦而疏布全身四肢，经脉失于濡养，因此上则口干口苦，中则脾土运化失司而纳食不佳，下则畏寒肢冷疼痛、气血不通。合柴胡桂枝汤之证，予柴胡桂枝汤加减。

二诊予柴胡桂枝干姜汤后症状略有改善，一诊时醒后难以入睡，现患者已经略有减轻，结合四诊，考虑入睡困难为心肾不交，以龙骨、牡蛎重镇安神，熟地黄、当归滋阴养血补肾，重用半枝莲、白花蛇舌草各至60 g以消燚抗癌。

三诊时患者症状仍有反复，可见患者火水未济状态尤甚。故在整个治疗过程中，从以下两个方面进行辨治：其一，患者元阳不足，下焦失煦，一派阴寒之象，故双下肢长期畏寒，寒凝血滞，血行不畅，不通则痛。肾水不济，无以上达，上焦火旺，故可见口干口苦，心火扰神，神魂不安，则可见眠差，此乃虚火扰神、夜晚阴不潜阳而致。因此，火水交通受阻使火水分离，失眠症状缓解不明显。因此添入肉桂、黄连，即交泰丸，使上下交通，加巴戟天协助肉桂温肾，更加入炒枣仁养心安神，同时柴胡桂枝干姜汤疏肝健脾，调畅少阳，贯穿始终。

四诊时患者诸症大减，进行性升高的肿瘤标志物慢慢下降甚至恢复正常。另由于患者脾肾不足，因此在解毒攻毒的同时，亦加入党参等健脾益肾之品。

纵观此案，患者火水未济状态日久，加之余毒未尽，通过调济火水，使上下交通，中土得助，达致平衡，局部又以大剂解毒攻毒抗癌，最终收效尤佳。

案6 肺癌：健脾补肾、解毒抗癌法降低患者肿瘤标志物

于某，男，62岁，初诊时间：2016年5月25日。

主诉：左肺鳞癌术后2年7个月。

现病史：2013年6月患者因咳嗽咳痰于当地医院行CT提示占位，7月行气管镜病理结果示中分化鳞状细胞癌，后行PET/CT示左肺背段肺癌，病变大小为8.6 cm×6.4 cm×7.3 cm，右肺上叶多发片状影，纵隔、左肺门淋巴结转移可能。2013年10月行左肺鳞癌手术，之后又行2个周期化疗。现为求中药治疗来诊。

辅助检查：肿瘤标志物（2016年5月23日）示癌胚抗原11.24 ng/mL，CA19-9 135.9 U/mL，神经元特异性烯醇化酶15.46 ng/mL，CYFRA21-1 5.26 ng/mL。

刻下症：咳嗽咳痰，量少色黄，痰易咳出，口干、目干、咽痒，纳可，腹胀，大便2日1行，眠可。舌暗红，有裂痕，苔黄腻，脉弦。

西医诊断：左肺中分化鳞癌（T4N1M0 ⅢA 期），纵隔淋巴结转移，左肺门淋巴结转移。

中医诊断：肺癌病。

辨证：浊毒痰阻。

处方：金荞麦30 g，败酱草15 g，黄芩10 g，柴胡10 g，太子参30 g，炮山甲10 g，土鳖虫10 g，龙葵30 g，木鳖子30 g，白英30 g，蛇莓30 g，麦冬15 g，藤梨根30 g，茯苓10 g，巴戟天30 g，菟丝子20 g，全蝎5 g，法半夏30 g，蜈蚣3条。20剂，每日1剂，水煎，早晚分服。

2016年11月2日二诊。

辅助检查：肿瘤标志物示癌胚抗原7.5 ng/mL，CA19-9 95.88 U/mL。胸部CT示肺内多发结节较前增大，较大者位于右肺上叶前段周围不规则条索影较前模糊，右肺下叶支气管黏液栓较前明显。

刻下症：咳嗽咳痰，痰色黑量多易咳，服用枇杷膏后痰白量少，夜间口干，眠差易醒，食欲差，纳差，大便2日1行，夜尿3~4次，腰酸，活动后乏力较前明显，夜间自觉腹胀。舌红苔黄腻，脉弦滑。证属脾肾阳虚，肺火浊毒。

处方：巴戟天30 g，菟丝子20 g，麦冬10 g，法半夏30 g，炙甘草10 g，炒白术10 g，党参30 g，干姜10 g，金荞麦30 g，败酱草15 g，砂仁10 g（后下），生谷芽30 g，炮山甲10 g，龙葵30 g，木鳖子30 g，太子参30 g，草薢30 g，土鳖虫10 g。20剂，每日1剂，水煎，早晚分服。

2017年10月11日三诊。

辅助检查：肿瘤标志物示癌胚抗原6.82 ng/mL，CA19-9 37.78 U/mL。

刻下症：咳嗽咳白痰，质黏量少，活动后气喘，纳眠可，偶易醒，二便调。舌红苔黄腻，脉弦。证属肾虚肺火痰浊。

处方：麦冬30 g，法半夏10 g，党参15 g，大枣10 g，炙甘草10 g，茯苓10 g，海藻30 g，苦杏仁10 g，伊贝母10 g，北沙参30 g，生黄芪30 g，防风10 g，郁金10 g，砂仁10 g（后下），生谷芽30 g，熟地黄30 g，知母10 g，茯神10 g，龙葵30 g，白英30 g，天冬15 g，藤梨根30 g，半枝莲60 g，白花蛇舌草60 g，生薏苡仁20 g。20剂，每日1剂，水煎，早晚分服。

2017年12月9日四诊。

辅助检查：肿瘤标志物（2017年11月25日）示CA19-9 34.84 U/mL。

刻下症：咳痰，色白量多，质黏难咳，晨起较多，气喘，纳呆，夜眠尚可，二便调。舌暗苔白厚，脉弦。证属脾虚瘀毒。

处方：法半夏30 g，茯苓10 g，党参30 g，炒白术10 g，巴戟天30 g，补骨脂30 g，金荞麦30 g，败酱草15 g，麦冬15 g，黄芩10 g，苦杏仁10 g，焦三仙各30 g，龙葵30 g，白英30 g，半枝莲60 g，白花蛇舌草60 g，伊贝母10 g，防风10 g，砂仁10 g，生谷芽30 g，柴胡10 g。20剂，每日1剂，水煎，早晚分服。

患者继续在我院门诊治疗，病情稳定。

【按语】

本例患者为老年男性，左肺巨块型鳞癌，术后局部复发，行2个周期化疗并无明显获益。局部晚期肺鳞癌，5年生存率低于10%，此时患者局部肿瘤较大，淋巴结转移，虽无远处转移，但由于二线化疗有效率偏低，放疗不易完成，严重影响了患者的生活质量与远期生存。

在癌毒持续增长，毒力与毒量均较强的时候，局部晚期肿瘤配合微创治疗，可以取得较好的疗效。微创治疗指的是血管介入、射频、氩氦刀、射波刀等治疗手段，这些微创治疗可以有效地抑制局部肿瘤生长，迅速减少癌毒的毒量。中药在术前、术后全程参与，与此同时，中药积极扶正改善肿瘤患者的"土壤"，治癌毒之本；加强抗癌解毒之力，治癌毒之标，标本兼治，可以取得较好的疗效。

该患者首诊时痰毒内盛，表现为咳嗽咳黄痰，口干、目干、咽痒，苔黄腻，癌胚抗原、CA19-9指标均较高，四诊合参，集龙蛇羊泉汤、藤梨根、木鳖子清热解毒之力，合蜈蚣散结及炮山甲、土鳖虫、法半夏化痰通络之功，兼以巴戟天、菟丝子、麦冬、太子参阴阳双补，脾肾兼顾。

二诊时患者恰逢微创治疗之后，痰毒症状减轻，癌胚抗原、CA19-9指标均较前下降，但正虚症状较前明显，纳差。综合评估患者身体状况，适量减少解毒之力，脾胃为后天之本，遂以理中丸合砂仁、生谷芽健脾温中，开胃消食，增强脾胃运化之功，稍减解毒碍胃之药。

随后患者肿瘤标志物基本平稳，症状亦明显改善，经过数个疗程的治疗，患者CA19-9指标略有升高，但饮食、睡眠均可，故而2017年10月、2017年12月在健脾补肾的基础上，重用白花蛇舌草、半枝莲各60 g以清热解毒，药后患者无明显不适，CA19-9指标逐渐下降。

本例根据患者体质、症状，随证调整用药偏性，解毒不伤正，扶正不敛邪，使患者从症状及实验室化验指标上均有明显改观。

案 7　肺癌：健脾补肾、解毒排毒法降低患者肿瘤标志物

赵某，男，54岁，初诊时间：2017年7月2日。

主诉：肺鳞癌术后5个月，要求中药治疗。

现病史：2017年2月患者因咳嗽就诊于当地医院，完善胸部CT提示右肺下叶占位。遂行右肺下叶切除术，术后病理示（右肺下叶）低分化鳞癌，直径2.7 cm，淋巴结转移（2/22），Ki-67指数（+70%），术后分期为pT1N2，术后行4个周期化疗。2017年5月复查胸部CT示右胸膜增厚伴少许包裹性积液，较前减少；双肺散在微小结节较前明显；纵隔隆突下类结节影，较前缩小；纵隔不规则小淋巴结，同前。现为求中医治疗来诊。

刻下症：术区偶有刺痛，易疲劳、易汗出，伴有清涕，纳可，眠一般，夜梦多，二便调。舌淡胖、有瘀斑，苔白厚，脉弦。

西医诊断：右肺下叶低分化鳞癌（pT1N2 ⅡB期）。

中医诊断：肺癌病。

辨证：脾虚肺火，瘀毒。

处方：麦冬30 g，法半夏15 g，北沙参30 g，大枣10 g，肉桂3 g，川连15 g，阿胶珠10 g，浮小麦30 g，龙葵30 g，白英30 g，砂仁10 g，炙甘草10 g，女贞子15 g，枸杞子30 g，生黄芪30 g，炒白术10 g，防风10 g，炙麻黄10 g，桂枝10 g，白芍30 g，蜈蚣3条。20剂，每日1剂，水煎，早晚分服。

2017年8月6日二诊。

刻下症：术区时有刺痛，右手偶有发胀，时流清涕，易汗出，胸闷气短，喘憋，活动后加重，纳可，眠安，二便调。舌淡胖，苔白腻，脉弦细。证属脾肾不足，浊毒瘀阻。

处方：桂枝10 g，白芍30 g，炙甘草10 g，党参30 g，炒白术10 g，茯苓10 g，生薏苡仁30 g，生黄芪30 g，防风10 g，女贞子15 g，枸杞子30 g，蜈蚣3条，全蝎5 g，龙葵30 g，白英30 g，木鳖子15 g，巴戟天30 g，菟丝子20 g，柴胡15 g。40剂，每日1剂，水煎，早晚分服。

2017年10月25日三诊。

辅助检查：肿瘤标志物示CYFRA21-1 3.83 ng/mL。

刻下症：胸部憋闷、汗出好转，遇热鼻流清涕，腰膝酸软无力，劳累后气短，偶有口干，纳眠可，二便调。舌淡胖，苔白腻。证属脾肾不足，瘀毒内阻。

处方：女贞子15g，枸杞子30g，生黄芪30g，炒白术10g，防风10g，党参30g，茯苓10g，炙甘草10g，龙葵30g，蛇莓30g，白英30g，麦冬30g，木鳖子15g。40剂，每日1剂，水煎，早晚分服。

2018年3月25日四诊。

辅助检查：胸部CT示右肺胸膜增厚，较前略厚；右侧胸膜包裹性积液较前减少；双肺气肿、小结节影、淡片影较前相仿；左侧锁骨上及纵隔隆突下淋巴结大者为1.0cm；甲状腺多发小低密度灶及钙化。肿瘤标志物示CYFRA21-1 5.39ng/mL。浅表淋巴结B超示左锁骨上淋巴结较前增大。

刻下症：入睡困难，多梦，纳可，二便调，半个月前患带状疱疹，现易疲劳，偶有胸胀，后背沉困，食后痰多，易咳出。舌红苔薄白，舌中有裂纹，脉弦有力。证属脾虚肝郁，瘀毒内阻。

处方：柴胡15g，黄芩10g，法半夏15g，党参30g，炙甘草10g，大枣10g，桂枝10g，白芍15g，炒酸枣仁30g，生知母10g，川芎15g，桃仁10g，酒大黄10g，牡丹皮10g，女贞子15g，枸杞子30g，茯苓10g，苦杏仁10g，远志10g，龙葵30g，白英30g，生黄芪30g，九香虫10g，白花蛇舌草30g，半枝莲30g。40剂，每日1剂，水煎，早晚分服。

2018年6月6日五诊。

辅助检查：胸部CT示右肺胸膜增厚，较前减轻；右侧胸膜包裹性积液较前减少；双肺气肿、小结节影、淡片影较前相仿；左侧锁骨上及纵隔隆突下淋巴结较前缩小，大者直径为0.9cm；甲状腺多发小低密度灶及钙化。肿瘤标志物示CYFRA21-1 3.85ng/mL。

刻下症：活动后气短，时咳嗽，痰色灰，易咳出，纳眠可，大便偏干，小便涩。舌淡胖，苔白腻，脉弦滑。辨证同前。

处方：四诊方加生薏苡仁30g，伊贝母10g，土茯苓50g，白花蛇舌草、半枝莲加至60g。40剂，每日1剂，水煎，早晚分服。

【按语】

本例同样是肺鳞癌（pT1N2 ⅡB期）术后化疗后患者。中、晚期肺鳞癌标准治疗方案仍然是手术，手术后进行辅助化疗。中药在改善患者生活质量及延长生存期方面起到了重要作用。

本例患者肺鳞癌术后行辅助化疗，后复查发现双肺微结节，首诊以术后正气不足，伴有外感为主，正气亏虚以肺脾两虚为主，故以甘麦大枣汤健脾和胃，浮小麦治心气不足之自汗；以女贞子、枸杞子滋阴补肾；玉屏风散益气固表；患者气虚外感，以炙麻黄、桂枝散寒祛风；苔白厚为湿热内蕴，重用川连清热燥湿；麦门冬汤补肺养阴，法半夏化痰散结，麦冬滋阴润肺。处方立法颇似李东垣之麻黄人参芍药汤。

二诊时患者外感症状已无，但胸闷气短较为明显，故而以黄芪建中汤、玉屏风散、四君子汤益气健脾；女贞子、枸杞子滋阴补肾；巴戟天、菟丝子温肾填精，使阴阳互化、气血生化有源；重用木鳖子化痰散结，龙葵、白英清热解毒。

三诊时患者胸部憋闷、汗出等症状较前好转，腰膝酸软，气短乏力，加党参、生黄芪等补益脾肾。

四诊时患者左锁骨上淋巴结较前增大，CYFRA21-1较前升高，且同时合并带状疱疹，考虑患者脾虚肝郁，以酸枣仁汤养阴安神，柴胡桂枝汤疏肝健脾，桃核承气汤化瘀攻下，促使癌毒自二便排出，九香虫温阳止痛，远志可化痰安眠，重用龙葵、白英抗癌解毒。

五诊时患者复查左锁骨上淋巴结缩小，CYFRA21-1下降，故而继用前方，以生薏苡仁化湿，重用土茯苓利湿解毒，重用半枝莲、白花蛇舌草抗癌散结。仅短短几个月，肿瘤标志物降低，肿大淋巴结缩小，治疗有效，提高了患者生活质量。

案8　肺癌：补肾疏肝、健脾解毒法稳定患者病情

刘某，女，60岁，初诊时间：2016年11月9日。

主诉：左肺小细胞肺癌放化疗后，发现肿瘤标志物上升8天。

现病史：患者2003年11月因CT发现肺占位，行痰液涂片肿瘤细胞学等检查，病理诊断为小细胞肺癌（具体病理未见）。后患者接受放化疗，具体用药及疗程不详，治疗后评效血肌酐。此后每年复查，未发现复发转移。2016年11月1日复查发现癌胚抗原6.99 ng/mL，余肿瘤标志物正常。现为求中医治疗来诊。

刻下症：口干，气短，眠差，多梦易醒，醒后不易入睡，近20日出现牙痛，纳可，二便调。舌淡，舌尖红，苔黄根腻，脉弦。

西医诊断：小细胞肺癌。

中医诊断：肺癌病。

辨证：脾肾亏虚，肝郁胆火。

处方：炮山甲10 g，土鳖虫10 g，肉桂6 g，熟地黄30 g，山萸肉10 g，苍术10 g，女贞子15 g，怀牛膝10 g，龙葵30 g，白英30 g，木鳖子20 g，

藤梨根 30 g，麦冬 15 g，法半夏 15 g，茯苓 10 g，知母 10 g。20 剂，每日 1 剂，水煎，早晚分服。

其间定期复查，随证调方，2017 年 4 月 18 日二诊。

辅助检查：肿瘤标志物（2017 年 4 月 12 日）示癌胚抗原 7.45 ng/mL。胸部 CT（2017 年 4 月 8 日）示心包积液增多。

刻下症：上楼梯有喘憋，纳眠可，二便调。证属相火瘀毒。

处方：柴胡 30 g，郁金 10 g，桂枝 10 g，薤白 30 g，肉桂 10 g（后下），黄连 15 g，车前草 15 g，车前子 15 g（包煎），龙葵 30 g，蛇莓 30 g，白英 30 g，木鳖子 20 g，藤梨根 30 g，巴戟天 30 g，菟丝子 20 g，补骨脂 30 g，枳壳 10 g。20 剂，每日 1 剂，水煎，早晚分服。

其间定期复查，随证调方，2017 年 12 月 27 日三诊。

辅助检查：肿瘤标志物（2017 年 12 月 20 日）示癌胚抗原 3.16 ng/mL。

刻下症：食后腹胀，神疲，入睡困难，醒后不易入睡，纳可，二便调，舌胖嫩，苔滑，脉弦劲有力。证属脾肾不足，胆火瘀毒。

处方：炒酸枣仁 30 g，川芎 15 g，盐知母 10 g，炙甘草 10 g，茯苓 10 g，焦三仙各 30 g，生黄芪 30 g，炒白术 10 g，防风 10 g，女贞子 15 g，枸杞子 30 g，菟丝子 20 g，龙葵 30 g，蛇莓 30 g，白英 30 g，藤梨根 30 g，白花蛇舌草 30 g，补骨脂 30 g。40 剂，每日 1 剂，水煎，早晚分服。

其间定期复查，随证调方，2018 年 8 月 1 日四诊。

辅助检查：肿瘤标志物（2018 年 7 月 25 日）示癌胚抗原 7.14 ng/mL。

刻下症：服药后乏力、气短及睡眠较前好转，仍口干、眼干，纳可，二便调。舌红，苔白，脉弦。证属相火癌毒。

处方：浙贝母 30 g，夏枯草 30 g，半枝莲 90 g，白花蛇舌草 90 g，龙葵 30 g，白英 30 g，熟地黄 30 g，当归 10 g，砂仁 10 g，麦冬 30 g，柴胡 30 g，黄芩 10 g，凌霄花 10 g，太子参 30 g，泽泻 10 g，蜈蚣 3 条，车前子 15 g（包煎）。20 剂，每日 1 剂，水煎，早晚分服。

其间定期复查，随证调方，2018 年 10 月 24 日五诊。

辅助检查：肿瘤标志物（2018 年 10 月 1 日）示癌胚抗原降至正常水平。

刻下症：口干、眼干好转，动则喘甚，纳眠可，二便调，舌淡苔白，脉沉弦。证属相火癌毒。

处方：黄芩 10 g，女贞子 15 g，枸杞子 30 g，炙鳖甲 30 g（先煎），生地黄 30 g，当归 10 g，半枝莲 60 g，白花蛇舌草 60 g，龙葵 30 g，白英 30 g，麦冬 30 g，瞿麦 30 g，沙参 30 g，砂仁 10 g（后下），炙甘草 10 g，生黄芪 30 g。60 剂，

每日1剂,水煎,早晚分服。

其间定期复查,随证调方,2019年1月16日六诊。

辅助检查:肿瘤标志物(2019年1月5日)示癌胚抗原4.34 ng/mL。

刻下症:近日受凉,头目不清,咽喉不利,咳嗽,痰白难咳,动则喘甚,食欲下降,眠尚可,二便调。舌暗红,苔黄腻,脉弦。证属脾肾亏虚,余毒未尽。

处方:生黄芪30 g,炒白术10 g,防风10 g,知母10 g,黄柏10 g,车前子15 g,桑白皮15 g,地骨皮15 g,砂仁10 g,生谷芽30 g,苦杏仁10 g,川贝母10 g,龙葵30 g,白英30 g,柴胡15 g,黄芩10 g,半枝莲30 g,白花蛇舌草30 g。60剂,每日1剂,水煎,早晚分服。

其间定期复查,随证调方,2019年4月17日七诊。

辅助检查:肿瘤标志物(2019年4月15日)示癌胚抗原3.93 ng/mL。患者近3年癌胚抗原变化趋势见图1。

刻下症:左胁疼痛,偶有咳嗽,纳可,眠易醒,醒后不易入睡,二便调。舌红,苔薄,脉弦。证属相火癌毒。

处方:法半夏30 g,桂枝10 g,白芍30 g,龙葵30 g,白英30 g,半枝莲30 g,白花蛇舌草30 g,炒酸枣仁30 g,浮小麦30 g,柏子仁15 g,远志10 g,柴胡15 g,黄芩10 g,地骨皮15 g,生黄芪30 g,炒白术10 g,防风10 g,土鳖虫10 g。60剂,每日1剂,水煎,早晚分服。

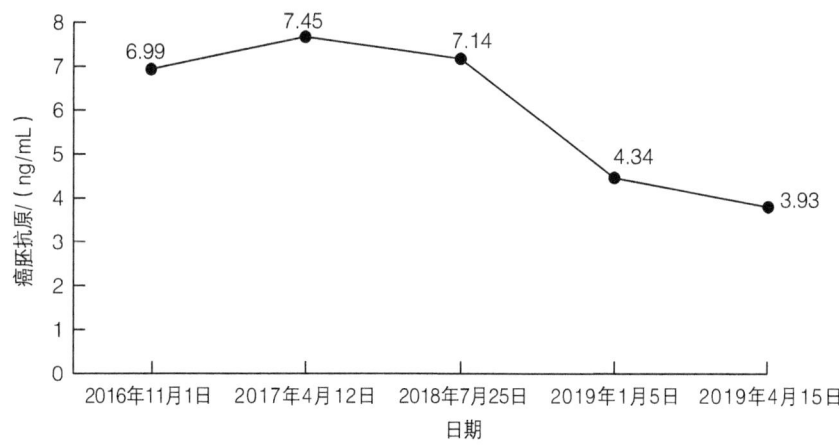

图1 癌胚抗原变化趋势

【按语】

小细胞肺癌占肺癌的 15%～20%，吸烟与其发病密切相关。小细胞肺癌恶性程度较高，极容易出现脑转移与全身转移，治疗相对困难。

研究表明，小细胞肺癌的密度是否均匀，与是否有心包积液及癌胚抗原的浓度相关。此例患者正是因 2016 年 11 月出现了肿瘤标志物癌胚抗原数值上升至 6.99 ng/mL 遂来就诊，至 2017 年 4 月复诊时，癌胚抗原数值上升至 7.45 ng/mL，同时 CT 提示患者心包积液较前增多。根据这些指标，可以合理地推测患者 2016 年 11 月—2017 年 4 月，疾病有发展的趋势。而后经过 2 年多的中药治疗，不仅控制住了疾病进展（自 2017 年 12 月随访至本书稿完成时，患者肿瘤标志物都未再升高），还明显改善了患者的生活质量。

在整个治疗过程中，辨病与辨证相结合，首诊患者出现的口干、气短、牙痛等症状，辨证为肝胆火旺，判断患者此时正处于肝气不升、胆火不降，脾胃中焦斡旋，使胆火下降、肝气上升的状态。肝胆的升降是由胆经相火的下降来启动的，肿瘤患者经历了化疗、靶向治疗等，寒凉败伤中气，常导致中气虚，土不能运，则胆火逆于上，此时不仅有中气不健的里急腹痛、不欲饮食、腹中胀满等症，还会出现胆火上冲的呕吐、目赤、耳鸣等症状，以及心包相火逆行导致的手心热。肝木不升，郁生下热则足心热，甲木不降耗伤肺液则咽干口燥、燥热、衄血；胆木不降，阳不入阴则虚烦不寐等。中轴能运，肝胆之轮的升降方能正常，出现肝气不升、胆火不降状况时，首先要考察中气是否健旺，中轴能否运转，若不足者当补之。肝升胆降失常的启动因素多为胆火的横逆不降，此时胆火常被误认为肝火，须仔细辨识。胆火不降的热象一般集中在上部，而且呕吐的表现较为明显；而肝火的症状常连绵上、中、下三焦，且急躁易怒明显。就诊时明确了患者此时的病机再配以大剂量清热解毒药物控制疾病发展，患者肿瘤标志物下降明显，病情稳定。

从处方用药上分析，首诊时患者以脾肾两虚、痰瘀互结为主，以熟地黄、怀牛膝、女贞子滋阴补肾，苍术健脾，法半夏、茯苓燥湿化痰，佐以麦门冬汤佐金平木，恢复金木失衡的状态，应用癌毒学说，以龙葵、白英、藤梨根、木鳖子抗癌解毒，炮山甲、土鳖虫化瘀通络。

二诊时患者心包积液增多，心包经气不通，从少阳三焦论治，以柴胡、桂枝疏通少阳，薤白化痰通窍，车前草、车前子补肾利尿，重用黄连清心火，肉桂温肾、引火归元，补骨脂补肾纳气，巴戟天温阳补肾。以上中药共用可清心温肾，疏理肝胆。

三诊时癌胚抗原较前下降,考虑治疗有效。患者以失眠为主症,辨证为胆火瘀毒,脾肾两虚,心神失养,胆气不畅,以酸枣仁汤清胆安神,玉屏风散益气健脾,女贞子、枸杞子、菟丝子补肝肾,佐以抗癌解毒。

随后定期随诊,在2018年8月复诊时患者仍有口干,考虑相火为患,仿滋水清肝饮之意,重用柴胡疏肝,熟地黄、当归养血,在癌毒理论的指导下,将抗癌解毒之白花蛇舌草、半枝莲各用至90 g。2018年10月患者复诊口干好转,癌胚抗原降至正常水平,予滋阴养血之生地黄、枸杞子、麦冬、炙鳖甲、当归等药,将半枝莲、白花蛇舌草各降至60 g。后两诊随证加减,患者病情稳定,生活质量较好。

案9 肺癌:疏肝健脾、补肾解毒法使患者肿瘤标志物稳定下降

高某,女,66岁,初诊时间:2017年6月21日。

主诉:发现右肺占位性病变5个月。

现病史:患者5个月前因脑梗死于当地医院查肺CT,提示右肺占位性病变。未行手术及放化疗,现为求中药治疗前来就诊。2017年6月8日查肿瘤标志物示CA19-9 228.05 U/mL。2017年6月14日查PET/CT示右肺中叶结节代谢轻度增高,病变周围小结节代谢欠均匀,鉴别诊断考虑恶性肿瘤、肉芽肿;右肺下叶磨玻璃影,代谢程度轻度增高,考虑炎性可能性大;双肺门及纵隔淋巴结密度增高,代谢程度增高,考虑炎性反应性增殖改变可能性大。

既往史:脑梗死病史17年余,高血压病史10年余,子宫肌瘤切除术后。

刻下症:双下肢酸重无力,纳少,眠浅易醒,醒后难以入眠,喜悲无常,二便调。舌质红,苔白腻,脉细滑。

西医诊断:右肺占位。

中医诊断:肺积。

辨证:脾虚肾亏,肝郁瘀毒。

处方:当归10 g,干姜6 g,鹿角霜10 g,女贞子15 g,枸杞子30 g,柴胡30 g,法半夏30 g,茯神15 g,太子参30 g,生黄芪30 g,炒白术10 g,防风10 g,半枝莲60 g,白花蛇舌草60 g,龙葵30 g,白英30 g,木鳖子20 g,藤梨根30 g,蜈蚣3条,全蝎5 g,生薏苡仁15 g,土鳖虫10 g,玫瑰花10 g。20剂,每日1剂,水煎,早晚分服。

2017年8月1日二诊。

刻下症:患者双下肢酸重无力好转,但时有右胁及后背胀闷不舒,眠

差，纳差，二便调。舌暗，苔白微腻，脉弦滑。

处方：柴胡15g，半夏15g，党参30g，炙甘草10g，黄芩10g，大枣10g，桂枝10g，白芍30g，炒酸枣仁30g，川芎15g，知母10g，茯苓10g，藤梨根30g，百合15g，砂仁10g（后下），生谷芽30g，半枝莲60g，白花蛇舌草60g，蜈蚣3条，全蝎5g，龙葵30g，白英30g，木鳖子20g，土鳖虫10g。20剂，每日1剂，水煎，早晚分服。

2017年9月13日三诊。

刻下症：患者双下肢酸重无力好转，但时有右侧胸痛，仍有右胁胀痛，纳少，眠欠佳，二便调。舌质淡、体胖，苔黄腻，脉弦细。

处方：麦冬30g，党参30g，法半夏30g，炙甘草10g，干姜10g，半枝莲90g，白花蛇舌草90g，龙葵30g，蛇莓30g，白英30g，木鳖子20g，藤梨根30g，桂枝10g，白芍30g，土鳖虫10g，枸杞子30g，柴胡15g。20剂，每日1剂，水煎，早晚分服。

2017年11月22日四诊。

刻下症：患者诸症减轻，时有下肢沉重酸软，余无明显症状。舌暗红苔白，脉涩。

处方：半枝莲100g，白花蛇舌草100g，木鳖子20g，藤梨根30g，龙葵30g，白英30g，海藻30g，生甘草15g，夏枯草30g，土鳖虫10g，淫羊藿15g，补骨脂30g，生黄芪30g，防风10g，麦冬30g，太子参30g。20剂，每日1剂，水煎，早晚分服。

2018年1月17日五诊。

刻下症：患者纳眠可，二便调，余无明显不适。舌淡胖，脉弦细。

处方：浙贝母10g，伊贝母10g，蝉蜕10g，土茯苓60g，半枝莲100g，白花蛇舌草100g，木鳖子20g，藤梨根30g，龙葵30g，白英30g，海藻30g，生甘草15g，夏枯草30g，土鳖虫10g，补骨脂30g，生黄芪30g，防风10g，太子参30g。20剂，每日1剂，水煎，早晚分服。

图2为2017年9月后治疗过程中CA19-9指标变化趋势。

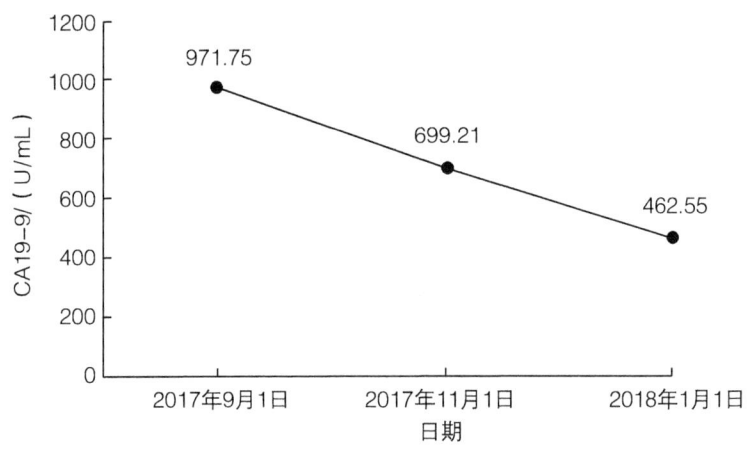

图 2　CA19-9 指标变化趋势

【按语】

本例患者右肺占位，行 PET/CT 提示右肺中叶恶性肿瘤，因考虑脑梗死病史未行手术及放化疗，要求中药治疗。依据我们对恶性肿瘤核心病机的认识和癌毒学说，癌毒是在内外因素作用下，全身脏腑阴阳气血失调，气滞、血瘀、痰结、热毒等相互纠结，日久积滞而成有形之肿块的一个病理过程。虚、痰、瘀、毒是导致肿瘤发生的基本病理因素。正气亏虚，痰湿、瘀血内生，凝结于肺，形成肺癌。肺癌患者多为肺肾亏虚，肺失宣降，发而为病。

首诊时患者双下肢酸重无力，考虑其为肾气亏虚，不能上乘，加之脾虚无以濡养四肢所致，故以女贞子、枸杞子滋补肾阴，鹿角霜温补肾阳，启肾水上承；同时以玉屏风散、补中益气汤合用补脾益肺，固护中焦；重用白花蛇舌草、半枝莲抗癌解毒；龙葵、白英、木鳖子、藤梨根清热解毒；重用木鳖子化痰散结。患者既往有脑梗死病史，同时患有肿瘤，气滞与血瘀同时存在，故而以玫瑰花疏肝理气，蜈蚣、全蝎、土鳖虫通络散结。同时应疏肝理气使道路得通以治风，调济水火使虚阳入水以治火，调补后天使先天得滋以治水，通过疏、清、补三法以分治巽、离、坎。

二诊时患者双下肢酸重无力好转，但右胁及后背胀闷不舒，病位在右胁肋部，属少阳所在之地，故而以柴胡桂枝汤疏肝通络，酸枣仁汤养心安神，纳差乃胃气虚、气滞之故，用砂仁、生谷芽芳香开胃，促进食欲。

三诊时患者胸痛明显，考虑癌毒内侵，阻滞经络，痛则不通，故而加大半枝莲、白花蛇舌草用量，以清热解毒、抗癌散结。

四诊、五诊再次加大半枝莲、白花蛇舌草用量各至100 g，五诊将土茯苓用至60 g，究其原因，四诊时患者胸痛经重用抗癌解毒中草药后已经得效，且患者饮食、睡眠均较前好转，此为肿瘤患者正气充足、正气得复的表现，故而此时正是中医药治疗的最佳时机，故以大剂量中药解毒抗癌、健脾补肾、疏肝化瘀。现病情稳定，生活质量较好。

案 10　肺癌：大剂量攻毒抑癌药降低患者肿瘤标志物

李某，男，59岁，初诊时间：2017年6月7日。

主诉：发现左肺腺癌伴多发转移3月余。

现病史：2017年2月患者体检时查肿瘤标志物示癌胚抗原＞300 ng/mL。2017年3月进一步行PET/CT检查示左肺纵隔索条阴影，伴钙化，近端代谢增高；左胸膜及叶间胸膜增厚伴胸膜下多发小结节，代谢轻度增高，左侧胸腔少量积液；纵隔6区高代谢淋巴结，综上首先考虑左肺癌伴多发转移。2017年4月行胸膜病变活检病理示（壁层胸膜）转移性腺癌。目前尚未进行西医治疗，为求中医治疗来诊。

刻下症：偶有头晕，无恶心呕吐，余无特殊不适，纳可，眠佳，大便黏，不成形，小便可，晨起口苦。舌红苔白，脉沉。

西医诊断：左肺腺癌（Ⅳ期），胸膜转移，纵隔多发淋巴结转移。

中医诊断：肺癌病。

辨证：脾虚肝郁，瘀毒内阻。

处方：麦冬30 g，党参30 g，炙甘草10 g，法半夏15 g，大枣10 g，白芍15 g，柴胡30 g，黄芩10 g，生薏苡仁15 g，全瓜蒌30 g，龙葵30 g，白英30 g，木鳖子25 g，半枝莲50 g，白花蛇舌草50 g，浙贝30 g，全蝎5 g，生黄芪30 g，黄连15 g，蜈蚣3条，肉桂6 g（后下）。20剂，每日1剂，水煎，早晚分服。

2017年7月5日二诊。

患者目前自行口服吉非替尼27日，此后自行停用。

刻下症：偶有乏力，活动后出现，偶有头晕，大便稀，不成形，每日1～2次，纳可眠安，小便调。舌红少苔，脉弦滑。证属相火瘀毒。

处方：肉桂6 g（后下），黄连15 g，生黄芪30 g，炒白术10 g，防风10 g，龙葵30 g，淫羊藿15 g，熟地黄30 g，木鳖子15 g，菟丝子20 g，山药30 g，茯苓10 g。20剂，每日1剂，水煎，早晚分服。

2017年11月8日三诊。

患者自诉外院复查提示口服吉非替尼治疗无效，于2017年9月22日开始行2个周期培美曲塞+卡铂方案化疗，化疗期间肿瘤标志物癌胚抗原持续上升，效果不佳，现已停止化疗。

辅助检查：肿瘤标志物示癌胚抗原385.30 ng/mL，CA125 167.70 U/mL。胸部CT示左肺上叶舌段纵隔旁占位，较前稍增大，考虑恶性肿瘤，胸腔积液较前增多。

刻下症：患者偶有头晕，晨起口苦，咽干，偶有咳嗽，咳痰不畅，胸闷喘憋，活动后加重，口干舌燥，鼻咽部胀痛，纳眠可，二便调。舌紫暗，苔白腻，脉弦涩。证属肾亏脾虚，肺火瘀毒。

处方：半枝莲60 g，白花蛇舌草60 g，龙葵30 g，白英30 g，木鳖子20 g，黄芩10 g，草河车15 g，伊贝母10 g，夏枯草30 g，焦栀子10 g，苦杏仁10 g，麦冬30 g，全蝎5 g，补骨脂30 g，金荞麦30 g，蜈蚣3条，败酱草15 g，炮山甲10 g，土鳖虫10 g。40剂，每日1剂，水煎，早晚分服。

2017年12月6日四诊。

辅助检查：血常规示红细胞计数3.68×10^{12}/L，血红蛋白115 g/L；肿瘤标志物（2017年11月28日）示癌胚抗原362.1 ng/mL；病理基因检测（2017年11月14日）示间变性淋巴瘤激酶基因（位于染色体2p23位置）易位（间变性淋巴瘤激酶阳性），可用克唑替尼靶向治疗。目前尚未服用靶向药。壁层胸膜病理检查示纤维脂肪组织中见腺瘤浸润，中分化，部分伴黏液分泌。

刻下症：患者时有头晕，时有咳嗽咳痰，量不多，易咳出，晨起口干口苦，咽部分泌物较多，左胁肋部隐痛、胀痛，纳可，眠安，二便调。舌紫，苔薄白，脉细弦。证属肾亏脾虚，肺火瘀毒。

处方：2017年11月8日方半枝莲、白花蛇舌草各增至90 g，加八月札10 g，鱼腥草30 g，去焦栀子、麦冬。20剂，每日1剂，水煎，早晚分服。

2018年1月3日五诊。

辅助检查：肿瘤标志物示癌胚抗原206.60 ng/mL，CA125 36.80 U/mL；血常规示红细胞计数3.84×10^{12}/L，血红蛋白122 g/L。

刻下症：患者仍有头晕，晨起口干口苦，偶咳，咳白痰，易咳出，咽痒，大便不规律，量偏少，质黏，肛门有灼热感，大便少时矢气多，味臭，近几日睡眠差，难以入睡，晨5点左右易醒。证属肾亏脾虚，肺火瘀毒。

处方：2017年12月6日方加炒酸枣仁30 g，知母10 g，茯苓10 g，川芎15 g，焦三仙各30 g。20剂，每日1剂，水煎，早晚分服。

2018年1月31日六诊。

辅助检查：肿瘤标志物示癌胚抗原 187.5 ng/mL，CA125 33.9 U/mL；血常规示红细胞计数 3.93×10^{12}/L，血红蛋白 127 g/L，淋巴细胞计数 3.35×10^{9}/L。

刻下症：患者时有头晕，偶有咳嗽咳痰，易咳出，纳眠可，大便不成形，每日 1～2 次，小便调。舌紫，苔薄白，脉细滑。证属肾亏脾虚，肺火瘀毒。

处方：2018 年 1 月 3 日方加炒白术 10 g，炙鳖甲 30 g（先煎），去炒酸枣仁、川芎、知母、茯苓。20 剂，每日 1 剂，水煎，早晚分服。

【按语】

本例患者为晚期肺癌，多发转移，多项肿瘤标志物升高，原发于肺，因虚致病，因虚致实，全身属虚，局部属实。治以扶正补虚、攻毒抑癌，在不同的治疗阶段，二者偏重有所不同。治疗过程中需根据患者所处治疗阶段，恰当把握扶正与攻毒的时机。

首诊时邪毒势盛，正气败势初现，治以攻邪与扶正并重。癌毒炽热，炼液伤津，聚集成痰，凝结瘀血，内阻气机。病位主在肺，肺以轻宣为贵，以润为喜，予以麦门冬汤补肺气，养肺阴；肝气不利，横犯于胃，郁阻气道，气血运行不畅；脾主运化，脾虚运化无力，升清降浊无权；以疏肝健脾养阴，行气散结化瘀之则用药；相火异位行于上，需引火归元，下行以温肾水，予以肉桂、黄连既济水火。

二诊时正用靶向药控制癌毒，故减少方中攻毒抑癌之力，以玉屏风散、熟地黄、山药、菟丝子健脾益肾，固护肺气，调畅全身气血运行为主。

三诊时患者化疗效果不佳，患者坚持中药治疗，此时正气已虚，癌毒更盛，治以攻毒抑癌为主、扶正补虚为辅。逐步增加攻毒抑癌剂量，半枝莲、白花蛇舌草各由 50 g 加至 60 g。以黄芩、败酱草、金荞麦清肺解毒，补骨脂纳气平喘，蜈蚣配全蝎又名"止痉散"，缓解肿瘤占位压迫导致的气道痉挛。

四诊以八月札疏肝理气缓解胁肋部胀痛，五诊加酸枣仁汤养心安神，六诊睡眠好转故去之，以伊贝母化痰散结，炒白术健脾燥湿，炙鳖甲入络搜邪。其间通过逐步增加攻毒抑癌剂量，半枝莲、白花蛇舌草各由 60 g 加至 90 g，肿瘤标志物水平逐渐下降（癌胚抗原从 300 ng/mL 以上降至 187.5 ng/mL，CA125 降至正常）。每次就诊根据辨证辅以补气养阴、健脾益肾、宣肺化痰、化瘀散结等方法，使多项肿瘤标志物逐渐下降，并趋于稳定，充分证明中药抑瘤有效，目前患者持续门诊治疗，病情稳定。

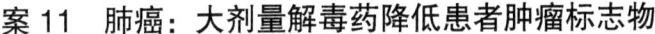

案11 肺癌：大剂量解毒药降低患者肿瘤标志物

王某，男，65岁，初诊时间：2013年9月25日。

主诉：确诊小细胞肺癌6年余。

现病史：2007年发现右肺小细胞肺癌，放化疗后，2007年10月开始持续中药治疗。

既往史：脑梗死病史（具体不详）。

辅助检查：肿瘤标志物示癌胚抗原3.99 ng/mL，CA19-9 4.84 U/mL，神经元特异性烯醇化酶76.54 ng/mL，鳞癌相关抗原1.1 ng/mL，CYFRA21-1 3.14 ng/mL。胸部CT示右肺上叶小片影大致同前（ima21），余肺未见新生结节灶；右肺门及纵隔多发小淋巴结同前。

刻下症：一般情况可，时有咳嗽，痰多不难咳，纳眠可，二便调。舌淡白苔，脉细滑。

西医诊断：右肺小细胞肺癌。

中医诊断：肺癌病。

辨证：肺火瘀毒。

处方：沙参30 g，麦冬15 g，五味子15 g，浙贝母30 g，夏枯草30 g，藤梨根30 g，金荞麦30 g，土鳖虫10 g，炮山甲10 g，防风10 g，生黄芪30 g，白术10 g，生甘草10 g，川贝母10 g，败酱草15 g，全蝎5 g，海藻30 g，蜈蚣3条，木鳖子20 g，蜂房8 g，北豆根8 g，地龙10 g。20剂，每日1剂，水煎，早晚分服。

2013年11月27日二诊。

辅助检查：肿瘤标志物示癌胚抗原4.07 ng/mL，CYFRA21-1 5.33 ng/mL，神经元特异性烯醇化酶14.68 ng/mL，鳞癌相关抗原0.50 ng/mL，CA19-9 24.51 U/mL，CA125 8.30 U/mL；血常规示红细胞计数5.6×10^{12}/L，血红蛋白172 g/L；肝肾功能示总胆红素76.5 μmol/L，糖化白蛋白19.2%，血尿素氮7.91 mmol/L。

刻下症：患者咳嗽，痰白黏不多，难出，纳眠可，小便黄，大便可。舌淡红，苔白，脉细滑。证属肺火肾亏瘀毒。

处方：沙参30 g，麦冬15 g，五味子15 g，生黄芪30 g，防风10 g，炒白术10 g，全蝎5 g，蜈蚣3条，木鳖子20 g，藤梨根30 g，金荞麦30 g，熟地黄30 g，女贞子15 g，浙贝母30 g，龙葵30 g，白英30 g。20剂，每日1剂，水煎，早晚分服。

其间定期复查,随证调方,2016 年 4 月 20 日三诊。

辅助检查:癌胚抗原 5.32 ng/mL,CYFRA21-1 5.07 ng/mL。

刻下症:患者咳嗽,咳白痰,量少易咳,偶有反酸,余无特殊不适,小便黄,大便不成形。舌红苔白,脉沉细。证属肺火脾虚瘀毒。

处方:生黄芪 30 g,防风 10 g,炒白术 10 g,龙葵 30 g,白英 30 g,木鳖子 20 g,藤梨根 30 g,法半夏 15 g,太子参 30 g,茯苓 10 g,金荞麦 30 g,败酱草 15 g,川贝母 10 g,麦冬 15 g。40 剂,每日 1 剂,水煎,早晚分服。

2016 年 10 月 19 日四诊。

辅助检查:肿瘤标志物示 CA19-9 38.66 U/mL,CYFRA21-1 5.79 ng/mL,CA125、癌胚抗原、神经元特异性烯醇化酶、鳞癌相关抗原未见异常。

刻下症:患者咳嗽,痰多,不易咳出,经常头晕,咽痒,纳可,偶有反酸,眠可,大便调,夜尿 3 次,小便黄。舌暗红,苔薄黄,脉沉细。证属肾亏相火,瘀毒未尽。

处方:巴戟天 30 g,菟丝子 20 g,干姜 10 g,炮附子 10 g(先煎),炙甘草 10 g,金荞麦 30 g,败酱草 15 g,沙参 30 g,龙葵 30 g,木鳖子 20 g,麦冬 15 g。20 剂,每日 1 剂,水煎,早晚分服。

2017 年 4 月 18 日五诊。

辅助检查:肿瘤标志物示 CA19-9 61.87 U/mL,神经元特异性烯醇化酶 19.47 ng/mL,CYFRA21-1 6.39 ng/mL,鳞癌相关抗原 1.8 ng/mL;胸部 CT 与就诊前 CT 相比,变化不大。

刻下症:患者咳嗽,白痰不易咳出,小便黄,偶有腹泻,纳眠可。代述无舌脉。证属肺火瘀毒。

处方:肉桂 20 g(后下),黄连 15 g,生黄芪 30 g,防风 10 g,白术 10 g,羌活 10 g,苦杏仁 10 g,川贝母 10 g,木鳖子 25 g,藤梨根 30 g,龙葵 30 g,白英 30 g,夏枯草 30 g,太子参 30 g,麦冬 30 g,白花蛇舌草 30 g,前胡 10 g,海藻 30 g,法半夏 15 g,菟丝子 20 g。20 剂,每日 1 剂,水煎,早晚分服。

2017 年 9 月 20 日六诊。

辅助检查:肿瘤标志物示 CA19-9 65.26 U/mL,神经元特异性烯醇化酶 26.68 ng/mL,CYFRA21-1 6.9 ng/mL。

刻下症:患者咳少量白痰,晨起难咳甚,怕热,尿等待,尿色黄,反酸,纳眠可,偶头晕,大便 2~3 日 1 行,不成形。舌边尖红,苔黄厚,左脉细。证属肺火相火,瘀毒内阻。

处方：夏枯草30g，海藻30g，生甘草15g，北沙参30g，麦冬30g，法半夏30g，茯苓10g，龙葵30g，白英30g，木鳖子20g，全蝎5g，蜈蚣3条，土鳖虫10g，黄连20g，防风10g，肉桂3g（后下），半枝莲60g，伊贝母10g，生黄芪30g，白花蛇舌草60g，炒白术10g，炮山甲10g。20剂，每日1剂，水煎，早晚分服。

2017年11月8日七诊。

辅助检查：肿瘤标志物示CYFRA21-1 4.41 ng/mL，CA19-9未见异常。

刻下症：患者咳嗽，晨起痰多，可咳出，纳可眠安，大便2~3日1行。舌淡紫，苔黄厚，脉细弦。证属肺火相火，瘀毒内阻。

处方：2017年9月20日方加太子参30g，去夏枯草。20剂，每日1剂，水煎，早晚分服。

【按语】

本案患者为小细胞肺癌，多项肿瘤标志物升高。现代医学研究表明，所有肺癌中小细胞癌虽然发病率较低，但局部侵犯较早，恶性程度大，是生长速度较快的神经内分泌肿瘤，占据了全部肺癌病例中的15%~20%。据统计，广泛期小细胞肺癌患者5年生存率不足3%[4]。患者初诊时为化疗后，化疗疗效评价为部分缓解，此时配合中药治疗，在缓解患者化疗不良反应的同时亦能对肿瘤起到较好的抑制作用。

该病的病位主在肺，累及脾肾。治疗以扶正抑毒为主，恰当把握不同时期二者的偏重，同时兼顾活血化瘀、化痰散结，可改变机体状态，使其不适合癌毒生长，进而控制肿瘤的发展。如果以火、炎、焱、燚四字来形容"毒"的话，癌毒为火热最盛，当属"燚"。癌毒属火，且"壮火食气"，火热之毒易于伤津耗气。此外癌毒易凝痰瘀，而正虚亦可导致痰瘀形成。临床治疗上，要分析癌毒与正气之间的强弱关系，把握抗癌与扶正的平衡关系。

本例患者初诊时毒瘀壅阻于肺，气机失调，肺气上逆致咳；虚火熏灼阴液，炼液成痰。浙贝母、川贝母等清热止咳化痰；败酱草、金荞麦等清热解毒，兼以祛瘀。以炮山甲、土鳖虫等破血逐瘀；加入藤梨根、木鳖子、蜂房、北豆根、地龙、蜈蚣、全蝎等以祛余毒；痰瘀互凝成结，海藻咸寒，可软坚散结，其中所含活性物质有免疫调节活性和抗肿瘤活性，为消瘤专药，加入生甘草，二者相反相激，攻坚散结兼抗癌毒。同时该患者病位在肺，癌毒生成的同时会耗损肺之气阴，故又加入沙参、麦冬、五味子补肺阴、敛肺气；《灵枢·九针论》曰："肺者，五脏六腑之盖也。"肺覆盖于五脏六腑之上，同时又能宣发卫气于体表，以保护诸脏免受外邪侵袭，故加入生黄芪、防风、白术以固表益气。

2013年11月27日复诊时患者距发病已过6年，一般情况可，肿瘤标志物未见明显异常，仍有咳嗽，但久咳肺燥，痰黏不易咳出。遂用生脉散治疗久咳伤肺、气阴两亏之证，改人参用沙参取其养阴清肺之功；同时加入生黄芪、防风、炒白术以固表益气；再加入常规攻毒散结之木鳖子、龙葵、白英等药物。

2016年4月复查肿瘤标志物指标升高，此为癌毒复盛之兆，常规清热解毒无力压制癌毒，后重用半枝莲、白花蛇舌草等药物，增加攻毒抑癌之力，肿瘤标志物逐渐恢复正常。病久患者逐渐出现夜尿频发等肾阳亏虚之象，故在解毒祛瘀、化痰散结的基础上又加入菟丝子、巴戟天、肉桂、干姜等温补肾阳；痰瘀久滞，气血运行不畅，进一步加重痰瘀的形成，脾喜燥恶湿，痰浊上犯，脾气不健，故而出现头晕、大便不成形等症状，以茯苓、炒白术、法半夏等健脾燥湿。治疗后期逐渐出现肾精亏虚之象，故扶正以健脾益肾为主。

本例患者的治疗是在癌毒特性学说基础上，用大剂量解毒攻毒中药使肿瘤标志物逐渐降至正常；用化痰散结、活血通瘀中药改善患者生活质量，明显延长其生存期。

案12 肺癌：大剂量清热解毒药使患者肿瘤标志物下降

朱某，男，70岁，初诊时间：2018年5月2日。

主诉：左肺鳞癌3年。

现病史：患者2015年发现左肺占位，考虑肺癌可能，进一步行支气管镜检查，病理提示鳞癌（具体不详），后行左肺局部放疗、全身化疗，现为求中药治疗来诊。

刻下症：口干，咽干，得水不解，胸闷气短，自述可闻及痰鸣音自胸中偏下，用力咳嗽稍能缓解，可咳出少量痰液；夜间盗汗、黄汗，白日自觉身热多汗，四肢发凉；二便尚可。舌紫苔腻，脉沉滑。

西医诊断：左肺鳞癌。

中医诊断：肺癌病。

辨证：痰毒瘀阻，肝郁肺虚。

处方：柴胡30g，黄芩10g，党参30g，炙甘草10g，大枣10g，桂枝10g，白芍15g，法半夏15g，地龙10g，补骨脂30g，金荞麦30g，败酱草15g，生薏苡仁15g，杭白芍15g，当归10g，川芎10g，熟地黄30g，五味子20g，姜黄20g，炮山甲10g，土鳖虫10g，伊贝母10g，龙葵30g，白英

30 g，蛇莓30 g，土茯苓60 g，半枝莲90 g，白花蛇舌草90 g，冬瓜仁15 g。20剂，每日1剂，水煎，早晚分服。

2018年6月6日二诊。

刻下症：喘憋平卧加重，有少许黏痰，不易咳出，下肢不肿，口干饮水不欲咽，喜饮热水；夜间盗汗，汗液颜色发黄，纳眠可，二便调。舌淡紫暗，苔黄厚腻，有瘀斑，脉弦。证属肺火瘀毒。

处方：炮附子30 g（先煎），干姜10 g，炙甘草15 g，炮山甲10 g，土鳖虫10 g，补骨脂30 g，金荞麦30 g，败酱草15 g，黄芩10 g，龙葵30 g，白英30 g，蛇莓30 g，肉桂6 g（后下），生黄芪30 g，半枝莲50 g，炙鳖甲30 g（先煎），白花蛇舌草50 g。20剂，每日1剂，水煎，早晚分服。

2018年7月7日三诊。

辅助检查：胸部CT（2018年7月3日）提示同前。肿瘤标志物示癌胚抗原5.13 ng/mL，CYFRA21-1 6.08 ng/mL；复查生化检查示谷丙转氨酶58 U/L，谷草转氨酶78 U/L，γ-谷氨酰转移酶179 U/L，尿酸490 μmol/L，甘油三酯3.6 mmol/L；复查腹部超声示重度脂肪肝。

刻下症：患者目前喘憋较前缓解，痰少，口干、气短减轻，盗汗减轻，纳眠可，二便可，精神可。证属浊毒瘀阻，肝郁胆火。

处方：炮山甲10 g，土鳖虫10 g，生黄芪30 g，炒白术10 g，防风10 g，柴胡30 g，法半夏15 g，党参30 g，炙甘草10 g，黄芩10 g，大枣10 g，干姜10 g，补骨脂30 g，地龙10 g，巴戟天30 g，菟丝子20 g，生薏苡仁30 g，车前子15 g（包煎），龙葵30 g，白英30 g，蛇莓30 g，半枝莲60 g，白花蛇舌草60 g，海藻30 g，生甘草15 g，瞿麦30 g，全蝎5 g，蜈蚣3条。40剂，每日1剂，水煎，早晚分服。

2018年9月5日四诊。

辅助检查：肿瘤标志物（2018年8月29日）示CYFRA21-1 3.88 ng/mL，癌胚抗原4.35 ng/mL；复查生化检查示谷丙转氨酶53.3 U/L，γ-谷氨酰转移酶184.2 U/L，谷草转氨酶68.3 U/L，甘油三酯4.3 mmol/L，血肌酐51.0 μmol/L。

刻下症：患者吸气后喘鸣明显，少痰，色白，质黏稠。口干口苦（午睡后明显），受凉后咳嗽加重，纳眠可，二便调。脉沉濡，舌暗苔黄腻。证治同前。

处方：炮山甲10 g，土鳖虫10 g，生黄芪30 g，炒白术10 g，防风10 g，柴胡30 g，法半夏10 g，党参30 g，炙甘草10 g，黄芩10 g，大枣10 g，干姜10 g，补骨脂30 g，地龙10 g，菟丝子20 g，生薏苡仁30 g，龙葵30 g，白英

30 g，蛇莓 30 g，车前子 15 g（包煎），半枝莲 60 g，白花蛇舌草 60 g，海藻 30 g，生甘草 15 g，姜黄 20 g，五味子 20 g。15 剂，每日 1 剂，水煎，早晚分服。

2018 年 10 月 10 日五诊。

辅助检查：肿瘤标志物示 CYFRA21-1 4.21 ng/mL；生化检查示谷丙转氨酶 54.4 U/L，谷草转氨酶 88.5 U/L，载脂蛋白 E 71.9 g/L。

刻下症：患者夜间睡觉呼气喘鸣音明显，天冷加重，自觉咽中有痰难咳出，痰较前减少，质黏稠，活动后易咳，口气重，二便尚可，夜尿偏多。舌暗苔黄腻，脉涩稍沉。证属肾亏相火瘀毒。

处方：知母 10 g，栀子 10 g，党参 30 g，茯苓 10 g，白术 10 g，炙甘草 10 g，干姜 10 g，炮附子 15 g（先煎），半枝莲 60 g，白花蛇舌草 60 g，五味子 30 g，姜黄 20 g，郁金 10 g，女贞子 15 g，枸杞子 30 g，金荞麦 30 g，黄芩 10 g，山药 30 g。20 剂，每日 1 剂，水煎，早晚分服。

2018 年 11 月 14 日六诊。

辅助检查：胸部 CT（2018 年 11 月 7 日）提示同前。肝功能（2018 年 11 月 6 日）示谷丙转氨酶 43 U/L，谷草转氨酶 43 U/L，γ-谷氨酰转移酶 145 U/L，甘油三酯 4.52 mmol/L，载脂蛋白 B 1.08 g/L。肿瘤标志物示 CYFRA21-1 3.48 ng/mL。

刻下症：患者现夜间睡觉鼾鸣，多梦，遇冷则咳，痰少，质黏难咳。纳可，夜尿 2~3 次，大便成形，每日 2 次。舌暗苔黄白腻，脉沉。证属相火痰浊。

处方：炮附子 15 g（先煎），干姜 10 g，炙甘草 15 g，柴胡 15 g，黄芩 10 g，焦栀子 10 g，巴戟天 30 g，菟丝子 20 g，远志 10 g，柏子仁 15 g，阿胶珠 10 g，金荞麦 30 g，败酱草 15 g，连翘 30 g，龙葵 30 g，白英 30 g，半枝莲 30 g，白花蛇舌草 30 g，女贞子 15 g，牛膝 10 g，知母 10 g，黄柏 10 g，炮山甲 10 g，土鳖虫 10 g，姜黄 20 g。40 剂，每日 1 剂，水煎，早晚分服。

【按语】

本例患者为鳞癌，未行手术，仅行放化疗控制肿瘤，以解毒攻毒中药配合疏肝清肺，补土温水，化痰行瘀。经放化疗后毒恋正虚，伤及脏腑，损耗气血，络脉郁滞。

据癌毒学说，痰瘀郁毒为肿瘤病的核心病机。首诊时辨证为肝郁痰毒证，以柴胡桂枝汤调畅少阳，调和营卫；合四物汤滋阴养血扶正；仿千金苇茎汤，以金荞麦、败酱草、冬瓜仁、生薏苡仁清热解毒排脓；地龙活血平喘；补骨脂补肾纳气平喘；重用土茯苓清热利湿；重用半枝莲、白花蛇舌草清热解毒抗癌散结。

二诊时患者诸症略有缓解，而舌苔黄腻、脉弦。综合舌脉，辨证为阳气亏虚而兼有肺火瘀毒，口干饮水不欲咽，考虑为血瘀。故而以四逆汤温肾，配合保元汤益气健脾；患者此时正虚明显，故而减白花蛇舌草、半枝莲用量，重用炮附子至30 g，温一身之阳气，以推动气血运行，增强炮山甲、土鳖虫活血化瘀之力，增强生黄芪益气健脾之功。

三诊时提示温阳化瘀解毒有效，口干、气短等症均有好转，故而去炮附子，改为巴戟天、菟丝子温肾填精，以小柴胡汤、玉屏风散疏肝清热止汗，蜈蚣、全蝎通络解毒，龙蛇羊泉汤抗癌解毒，重用半枝莲、白花蛇舌草各至60 g以抗癌，以海藻配生甘草相反相成以解毒散结。癌毒乃肾实为患，重用瞿麦泄肾利水。

四诊时患者肝功能异常，以姜黄活血化瘀，五味子保肝降酶，姜黄配五味子为常用保肝降酶药对。

2018年10月患者再感寒邪，因素体阳气不足而易于外感，故而再以四逆汤、四君子汤加减温中健脾，重用五味子敛肺止咳，因其脉涩，故以姜黄配郁金活血散瘀，后续症状再次好转，CYFRA21-1逐渐下降，继续以前法加减，以收全功，有效降低患者的肿瘤标志物，改善患者生活质量。

案13　肺癌：解毒攻毒、引火归元法控制患者肺内病灶

王某，女，62岁，初诊时间：2018年7月18日。

主诉：肺腺癌术后1个月。

现病史：患者2017年12月体检发现双肺占位，高度怀疑恶性，患者未行进一步诊断及治疗。2018年6月6日患者行手术切除右肺5个病灶，大小分别为1.2 cm×0.6 cm、1.4 cm×0.8 cm、1.2 cm×1.1 cm、0.2 cm×0.1 cm、1.5 cm×0.6 cm。病理示右肺上叶贴壁生长癌，可见浸润，右肺下叶腺癌；淋巴结未见转移。术后未行放化疗、靶向治疗等，来我院门诊寻求中药治疗。

刻下症：晨起口干、咽干、口苦、鼻干、眼干，周身乏力，畏寒，颈部及乳下易出汗，自觉眼皮沉重，酸倦，乳腺增生、疼痛明显，纳眠可，大便日1~3次，胃肠较敏感，易腹泻，小便淋沥，颜面易出油。舌紫淡暗，苔薄少，脉弦滑。

西医诊断：双肺腺癌术后。

中医诊断：肺癌病。

辨证：脾肾不足，火水未济，痰瘀未尽。

处方：炙甘草10g，茯苓10g，炒白术10g，砂仁10g（后下），怀牛膝10g，熟地黄15g，生黄芪30g，肉桂3g（后下），柴胡15g，法半夏15g，山药30g，桂枝6g，干姜10g，巴戟天30g，菟丝子20g，瞿麦30g，黄芩10g，白花蛇舌草30g，半枝莲30g，龙葵30g，白英30g。20剂，每日1剂，水煎，早晚分服。

2018年9月12日二诊。

辅助检查：胸部CT（2018年8月27日）示左肺舌叶磨玻璃结节，直径约1.4cm。

刻下症：咽炎，口干咽干，偶有少量黏痰，怕冷恶风易感冒，疲乏，潮热汗出，反复尿路感染，尿频，尿急，纳眠可，二便调。舌暗苔薄，脉滑。证属肾亏相火，瘀毒内蕴。

处方：柴胡15g，黄芩10g，法半夏15g，党参30g，炙甘草10g，大枣10g，桂枝10g，白芍15g，知母10g，黄柏10g，牛膝10g，苍术10g，焦栀子10g，连翘30g，金荞麦30g，熟地黄30g，当归10g，龙葵30g，白英30g，白花蛇舌草90g，半枝莲90g，炮山甲10g，土鳖虫10g，车前子15g（包煎），海藻30g，生甘草15g。40剂，每日1剂，水煎，早晚分服。

2018年11月21日三诊。

辅助检查：胸部CT（2018年11月16日）示左肺舌叶磨玻璃结节，直径约1.1cm。

刻下症：患者眠差，腹泻，全身不适，畏寒，纳可，口干，二便调。舌紫暗，苔厚腻，脉弦。辨证同前。

处方：2018年9月12日方加肉桂3g（后下），黄连10g，生薏苡仁30g，五味子15g，去熟地黄、当归。40剂，每日1剂，水煎，早晚分服。

【按语】

本例患者为肺腺癌，双肺多发磨玻璃结节，据癌毒学说，癌病首责内虚，尤以肾元亏虚，而肾为先天之本，脾胃为后天之本，先天赖后天运化之水谷精微以充养。患者双肺癌，本先天不足，再行手术切除，耗伤气血，故应用大剂量解毒攻毒中药配合疏肝健脾、引火下行、补水益火法，疗效显著。

首诊患者症状较多，以脾气虚自汗、腹泻、肾气虚周身乏力、畏寒等症为主，故以健脾补肾为要。以苓桂术甘汤健脾利水；熟地黄、怀牛膝养阴补肾；

佐以小柴胡汤疏肝健脾，巴戟天、菟丝子补肾填精；而肉桂、怀牛膝、熟地黄、山药又有济生肾气丸之意；重用龙葵、白英等抗癌解毒。

二诊时患者脾虚易于外感，且反复出现尿频、尿急，此乃相火妄动，《黄帝内经》云"君火以明，相火以位"，若相火不在其位，炎上则可见潮热汗出、口干咽干，流下则可见尿频、尿急的火水失济之征。方以小柴胡汤调畅少阳，因少阳主三焦之气化，合桂枝汤解表，调和营卫而顺畅中上二焦；合用二妙散燥湿清热，除下焦湿热。重用连翘散结，张锡纯认为连翘重用可疏风清热治疗外感发热，以知柏地黄丸滋阴清虚热治疗潮热汗出，同时重用半枝莲、白花蛇舌草至90 g抗癌解毒，海藻、生甘草化痰散结，车前子利尿的同时还可补肾。

三诊时患者复查胸部CT提示左肺上叶斑片状影较前缩小，考虑治疗有效，患者上热下寒较为明显，故以黄连清上焦心火之热，肉桂温肾散寒、引火下行，以生薏苡仁清热除湿，五味子敛肺止咳，同时黄连可治湿热内蕴之泄泻。

本例患者为老年肺癌，且为双肺癌，癌毒较重，治疗上症状繁多，不易调治。治疗以脾肾为纲、少阳三焦为目，健脾补肾以扶正，调畅三焦以改善症状，抗癌解毒贯穿始终。本案最精彩之处在于2018年9—11月，短短2个月时间，单纯中药治疗将肺磨玻璃结节缩小。

案14 肺癌：疏肝降火、解毒化浊法使患者肿瘤标志物降低

冯某，男，66岁，初诊时间：2017年5月17日。

主诉：右肺鳞癌术后3年10个月，化疗3个周期后。

现病史：患者2014年发现右肺占位，行手术切除，术后病理示鳞癌（具体不详），目前患者已行3个周期化疗（具体不详），现为求中药治疗来诊。

既往史：吸烟40年。

辅助检查：肿瘤标志物示癌胚抗原（2017年5月5日）6.78 ng/mL。胸部CT（2017年5月5日）示左肺下叶小结节，双肺多发斑片条索影；左侧胸膜略增厚，右侧胸腔少量积液。

刻下症：头晕，咽干咽痛，咳黄黏痰，口臭，双膝以下麻木、微凉、发胀，乏力，偶有心慌、气短、急躁，纳眠可，大便每日2次，基本成形，小便可。舌暗，苔白厚腻，脉弦。

西医诊断：右肺鳞癌术后。

中医诊断：肺癌病。

辨证：肝肾郁火，浊毒瘀阻。

处方：知母 10 g，炮山甲 10 g，生薏苡仁 30 g，炙甘草 10 g，柴胡 30 g，黄芩 10 g，党参 30 g，大枣 10 g，桂枝 10 g，白芍 15 g，法半夏 15 g，麦冬 30 g，牛膝 30 g，金荞麦 30 g，败酱草 15 g，熟地黄 30 g，黄连 15 g，绿萼梅 10 g，藤梨根 30 g，肉桂 10 g（后下），焦栀子 20 g，龙葵 30 g，海藻 30 g，生龙骨 30 g（先煎），玄参 30 g，生牡蛎 30 g（先煎）。20 剂，每日 1 剂，水煎，早晚分服。

2017 年 8 月 2 日二诊。

辅助检查：复查肿瘤标志物示癌胚抗原 7.33 ng/mL。

刻下症：咽痒咳嗽，咳黄黏痰，口苦、口气重，仍有头晕，昏沉感，双膝以下麻木、微凉、发胀，双胁肋部隐痛不适，右侧较重，目干涩，纳眠可，大便调，小便热。舌暗红，苔黄厚，脉弦滑。证属相火瘀毒。

处方：柴胡 30 g，法半夏 15 g，党参 30 g，炙甘草 10 g，黄芩 10 g，大枣 10 g，干姜 10 g，川贝母 10 g，白芍 30 g，半枝莲 60 g，知母 10 g，白花蛇舌草 60 g，黄柏 10 g，土鳖虫 10 g，莪术 10 g，龙葵 30 g，白英 30 g，藤梨根 30 g，当归 10 g。20 剂，每日 1 剂，水煎，早晚分服。

2018 年 3 月 7 日三诊。

辅助检查：复查肿瘤标志物示癌胚抗原 7.55 ng/mL。

刻下症：咽干痒、痛，咳黄白痰，易咳，偶有胸闷，偶有喘憋，自汗盗汗，无潮热，下肢凉麻，头晕，眠差，易醒难寐，大便每日 2～3 次，偶有便溏。舌暗红，苔稍黄，脉弦。证属肝郁脾虚，瘀毒未尽。

处方：炮山甲 10 g，土鳖虫 10 g，半枝莲 50 g，炙鳖甲 30 g（先煎），焦栀子 10 g，白花蛇舌草 50 g，菊花 10 g，龙葵 30 g，八月札 10 g，炒酸枣仁 30 g，炙甘草 10 g，知母 10 g，茯苓 10 g，川芎 10 g，巴戟天 30 g，菟丝子 20 g，太子参 30 g，柴胡 15 g，桂枝 10 g，法半夏 30 g，白芍 30 g，黄芩 10 g，桔梗 10 g，白英 30 g，蛇莓 30 g，生薏苡仁 30 g。20 剂，每日 1 剂，水煎，早晚分服。

2018 年 5 月 2 日四诊。

辅助检查：复查肿瘤标志物示癌胚抗原 6.75 ng/mL。

刻下症：咳嗽，咳黄白痰，晨起咽干、痛、发痒，偶有胸闷头晕，右胸腔下部隐痛，自汗盗汗，膝以下凉麻酸痛，纳眠可，大便每日 2～3 次，基本成形，夜尿频。舌淡红，苔黄厚，脉弦。证属肝郁脾虚，瘀毒未尽。

处方：炮山甲 10 g，土鳖虫 10 g，半枝莲 60 g，炙鳖甲 30 g（先煎），焦栀子 10 g，白花蛇舌草 60 g，菊花 10 g，龙葵 30 g，怀牛膝 10 g，伊贝母 10 g，巴戟天 30 g，菟丝子 20 g，太子参 30 g，柴胡 15 g，桂枝 10 g，法半夏 30 g，白芍 30 g，黄芩 10 g，桔梗 10 g，生薏苡仁 30 g，白英 30 g，蛇莓 30 g。20 剂，每日 1 剂，水煎，早晚分服。

2018 年 8 月 29 日五诊。

辅助检查：复查肿瘤标志物示癌胚抗原 6.42 ng/mL。

刻下症：咽干咽痛，痰多，色白易咳，胁肋部隐痛，右锁骨处疼痛，双目干涩，口气重，易汗出，双脚及双下肢发凉，麻胀稍改善，纳眠可，大便不成形，尿等待，淋沥不尽。舌暗红苔腻，脉弦滑。证属肝郁胆火，脾虚瘀毒。

处方：黄芩 10 g，柴胡 30 g，党参 30 g，炙甘草 10 g，大枣 10 g，桂枝 10 g，白芍 15 g，女贞子 15 g，枸杞子 30 g，法半夏 15 g，焦三仙各 30 g，补骨脂 30 g，金荞麦 30 g，败酱草 15 g，蛇莓 30 g，炮山甲 10 g，土鳖虫 10 g，知母 10 g，半枝莲 60 g，白花蛇舌草 60 g，龙葵 30 g，白英 30 g。20 剂，每日 1 剂，水煎，早晚分服。

2018 年 12 月 26 日六诊。

辅助检查：复查肿瘤标志物示癌胚抗原 4.33 ng/mL。

刻下症：咽干痛，痰多质黏色白，右锁骨处疼痛，未触及包块，腰以上易汗出，右胸胁偶有疼痛不适，遇风遇冷易流泪，眼干涩，双膝以下麻、胀、凉等症状均较前稍改善，纳眠可，小便不利，大便每日 2 次。舌淡暗，苔腻，脉滑。证属相火余毒。

处方：熟地黄 30 g，知母 10 g，黄柏 10 g，炙龟板 30 g（先煎），苦杏仁 10 g，地骨皮 15 g，桑白皮 20 g，砂仁 10 g（后下），麦冬 30 g，炙枇杷叶 15 g，太子参 30 g，法半夏 15 g，龙葵 30 g，白英 30 g，半枝莲 60 g，白花蛇舌草 60 g，石韦 15 g，生薏苡仁 30 g，干姜 6 g，车前子 15 g（包煎），炙甘草 10 g。20 剂，每日 1 剂，水煎，早晚分服。

【按语】

肺鳞癌早期常引发支气管狭窄或阻塞性肺炎，且生长缓慢，转移晚，手术切除机会较多，5 年生存率较高。但由于该病缺乏敏感基因突变，对放疗、化疗不如小细胞未分化癌敏感，目前暂无靶向治疗及免疫治疗获益的证据。

本例鳞癌患者为老年男性，长期吸烟，由正气内虚、邪毒外侵引起，痰浊内聚，气滞血瘀，蕴结于肺，以致肺失宣降，癌毒内生。在癌毒学说、内虚瘀毒学说指导下，应用大剂解毒攻毒药物以清解癌毒，配合理气调畅、化痰活血中药进行治疗。

纵观本例肺鳞癌患者，清热解毒、抗癌散结贯穿治疗全程。从中医辨证来讲，肺鳞癌患者多偏于热证。本例患者首诊时咽痛，咳黄黏痰，口臭，舌暗苔白厚腻，脉弦，湿毒与癌毒胶着，咳嗽咳痰症状明显，口气、舌苔均提示湿热蕴毒明显，患者头晕、咽干、下肢麻木发胀、偶有乏力心慌等不适症状，提示少阳气机枢机不利。故以柴胡桂枝汤、柴胡加龙骨牡蛎汤疏肝健脾、重镇潜阳，重用柴胡至 30 g 以疏肝通络，辅以绿萼梅疏肝理气，法半夏配麦冬，为《金匮要略》所述"火逆上气，咽喉不利……麦门冬汤主之"，恰合本患者咳嗽、咳痰等症状，而双下肢畏寒，咳嗽咳黄痰，为肾虚不能温煦，热毒灼肺，两者并见，故而以玉女煎加减温下清上，重用焦栀子 20 g 以解三焦之热毒，辅以龙葵、海藻、藤梨根抗癌散结，金荞麦、败酱草清热解毒，为肺鳞癌常用抗癌解毒药物。2017 年 8 月 2 日二诊处方依然以前法出入。

三诊时复查癌胚抗原较前略有升高。肿瘤标志物是癌毒的直接反映，若肿瘤标志物升高，一方面要辨证论治；另一方面加大抗癌解毒之力，本案即是如此。本案患者肿瘤标志物略有升高，癌毒有复燃之势，遂调整辨证，继续予柴胡桂枝汤疏肝健脾，重用法半夏至 30 g 化痰散结，以巴戟天、菟丝子补肾填精，温阳以益气，酸枣仁汤养心清热安神，以炮山甲、土鳖虫通络解毒，重用半枝莲、白花蛇舌草各至 50 g 抗癌解毒，短短 2 个月之后，再次复查癌胚抗原已有下降，可见辨证准确，药病相符，故而继续予原法再进。

四诊时患者疼痛明显，患者一有疼痛，则饮食、睡眠均有可能受到影响，极有可能是癌毒复燃，故而需在此时加重化瘀通络、抗癌解毒之力，重用半枝莲、白花蛇舌草各至 60 g，故而复诊时肿瘤标志物再次降低，原法有效，继续口服中药控制病情。综上，瘀毒、气滞二者合而为病，癌毒夹湿夹痰，影响气机的条达，治以大剂解毒、通络、调畅气机之药而达到治疗的目的，在较短时间内降低了相关肿瘤标志物水平，有效控制了肿瘤的进展。

案 15　肺癌：疏肝健脾、解毒行瘀法使患者肿瘤标志物下降

刘某，女，57 岁，初诊时间：2017 年 6 月 14 日。

主诉：左肺腺癌术后 2 年 2 个月，双肺磨玻璃影 6 个月，中药治疗中。

现病史：患者 2015 年 4 月因肺占位就诊于当地医院，行左肺肿物切除术，术后病理示腺癌（具体不详）；2016 年 12 月发现双肺磨玻璃影；现患者为求中西医结合治疗来诊。

刻下症：干咳，晨起有痰，质黏，口苦，活动后气短，纳一般，进食生冷食物后胃痛不适，眠尚可，二便调。舌暗胖，苔薄白，脉沉滑。

辅助检查：肿瘤标志物（2017年5月12日）示鳞癌相关抗原2.1 ng/mL。胸部CT（2017年5月12日）示左肺下叶切除，双肺少许磨玻璃影及多发小结节影，双侧腋窝多发小淋巴结。

西医诊断：左肺腺癌术后。

中医诊断：肺癌病。

辨证：肝郁脾虚，肾亏瘀毒。

处方：北沙参30 g，麦冬30 g，法半夏10 g，党参15 g，大枣10 g，炙甘草10 g，柴胡30 g，黄芩10 g，桂枝10 g，白芍15 g，生薏苡仁15 g，巴戟天30 g，菟丝子20 g，生黄芪30 g，炒白术10 g，防风10 g，黄连15 g，川贝母10 g，炮山甲10 g，肉桂6 g（后下），土鳖虫10 g，八月札10 g，龙葵30 g，木鳖子20 g，藤梨根30 g，浙贝母30 g，夏枯草30 g，白花蛇舌草50 g。20剂，每日1剂，水煎，早晚分服。

2017年8月1日二诊。

辅助检查：肿瘤标志物示鳞癌相关抗原1.9 ng/mL。

刻下症：干咳，痰质黏难咳，口苦，乏力气短，咽痛1月余，畏寒怕冷，身热，头晕，纳眠可，二便调。舌暗苔薄，脉沉细。证属脾虚肝郁浊毒。

处方：麦冬30 g，法半夏10 g，党参15 g，大枣10 g，炙甘草10 g，干姜10 g，桂枝10 g，茯苓10 g，炒白术10 g，生薏苡仁30 g，山药30 g，砂仁10 g（后下），玫瑰花10 g，吴茱萸5 g，白芍30 g，半枝莲60 g，白花蛇舌草60 g，龙葵30 g，藤梨根30 g，黄芪30 g，防风10 g，黄芩10 g，金荞麦30 g，肉桂6 g（后下），黄连15 g。20剂，每日1剂，水煎，早晚分服。

2017年10月18日三诊。

辅助检查：肿瘤标志物示鳞癌相关抗原1.6 ng/mL。

刻下症：乏力，干咳，活动后气短，遇冷咳嗽，遇热头昏，饱食后腹胀，反酸，晨起口苦。舌淡红，苔白腻，脉沉。证属肾亏瘀毒。

处方：知母10 g，黄柏10 g，熟地黄30 g，炙龟板30 g（先煎），枳壳10 g，太子参30 g，法半夏30 g，八月札10 g，白花蛇舌草60 g，半枝莲30 g，炮山甲10 g，土鳖虫10 g，吴茱萸5 g，黄连10 g，金荞麦30 g，肉桂3 g（后下），败酱草15 g，生黄芪30 g，炒白术10 g，防风10 g，巴戟天30 g，菟丝子20 g，川贝母10 g，生龙骨30 g（先煎），干姜10 g，木鳖子20 g，生薏苡仁15 g，生牡蛎30 g（先煎）。20剂，每日1剂，水煎，早晚分服。

2017年11月22日四诊。

辅助检查：肿瘤标志物示鳞癌相关抗原 1.1 ng/mL。

刻下症：咳嗽痰少，咽痒，疲劳乏力，时有头晕，遇冷咳嗽，后背怕冷，胃胀满，纳一般，眠可，二便调。舌淡红稍暗，苔白，脉沉弦。证属相火肺火瘀毒。

处方：海藻30 g，生甘草10 g，白花蛇舌草60 g，半枝莲60 g，柴胡30 g，黄芩10 g，党参30 g，炙甘草10 g，大枣10 g，桂枝10 g，白芍15 g，法半夏15 g，枳壳10 g，生谷芽30 g，八月札20 g，砂仁10 g（后下），当归10 g，焦栀子10 g，焦三仙各30 g，龙葵30 g，金荞麦30 g，败酱草15 g，生黄芪30 g，炒白术10 g，防风10 g，川贝母10 g，苦杏仁10 g。20剂，每日1剂，水煎，早晚分服。

【按语】

本例为肺腺癌，患者术后肿瘤标志物升高。依据癌毒学说，癌毒其性属阳，表现为过度增生，易于扩散，每多耗伤津血的躁动、活跃特征。肿瘤标志物的绝对值可体现出来。肿瘤术后常见到肿瘤标志物升高，此时需要完善相关影像学检查，明确有无新发转移灶，或既往转移灶是否可见增大。若进展明确，需要进一步积极治疗。本例患者肿瘤标志物升高，影像学检查并未见明显转移灶，可定期观察，此时是中医药治疗的最佳时机。

患者首诊以口苦、胃脘部不适等肝郁脾虚病证为主，故而以柴胡桂枝汤疏肝健脾，重用柴胡入肝胆以疏肝，又北沙参、麦冬佐金平木，玉屏风散以健脾益气，增强健脾之力，交泰丸引火归元、温肾散寒，巴戟天温肾暖脾，八月札疏肝理气，重用白花蛇舌草、藤梨根、木鳖子、龙葵清热解毒、抗癌散结，炮山甲、土鳖虫活血化瘀通络。

二诊时继续重用半枝莲、白花蛇舌草、龙葵、藤梨根清热散结，因患者干咳，以麦门冬汤止逆下气、养阴散结，戊己丸（吴茱萸、黄连、白芍）暖肝健脾，继予玉屏风散以健脾益气，复查鳞癌相关抗原较前下降，故而继续应用大剂量抗癌解毒药物。

三诊时患者脾肾亏虚，不耐寒热，在前方的基础上，以大补阴丸滋肾清热，巴戟天、菟丝子补肾填精，其中干姜健脾温中，由此患者肿瘤标志物持续下降，故而后续以扶正固本为主。

四诊以川贝母、苦杏仁润肺止咳，海藻配生甘草化痰散结，柴胡桂枝汤疏肝健脾，重用半枝莲、白花蛇舌草各至60 g以抗癌解毒，金荞麦配败酱草清热化痰,砂仁配生谷芽开胃。复诊时鳞癌相关抗原指标已大致正常,患者未行放化疗。

本例根据患者的体质,随证调整用药偏性,解毒不伤正,扶正不敛邪,有效提高了患者的生活质量,并且肿瘤标志物控制良好。

案 16 肺癌:健脾益肾、活血解毒法降低患者肿瘤标志物且控制病灶进展

吴某,女,80 岁,初诊时间:2017 年 2 月 8 日。

主诉:发现右肺占位 2 年 8 个月。

现病史:患者 2014 年 6 月 18 日行 PET/CT 示右肺下叶软组织肿块,大小约 3.3 cm×2.2 cm,符合恶性病变,肺癌表现,纵隔及双肺门淋巴结转移,右臀部皮下多发结节转移,右肺多发小结节及双肺条索影,考虑炎性改变。取右臀部皮下结节,病理示低分化腺癌(具体报告未见)。因患者高龄,未行放化疗,现患者为求中药治疗来诊。

辅助检查:胸部 CT(2016 年 12 月外院)示右肺下叶占位大小约 5.5 cm×4.5 cm。胸部 CT(2017 年 2 月外院)示右肺下叶占位大小约 6.5 cm×6.0 cm,占位较前有所增大。肿瘤标志物(2016 年 10 月)示癌胚抗原 9.15 ng/mL,CA15-3 69.96 ng/mL,CA125 49.17 U/mL。

刻下症:干咳少痰,口干口苦,纳差,胸痛,全身瘙痒,后背疼痛,乏力,大便时干时稀,小便调。舌淡红,苔黄腻,脉沉细尺弱。

西医诊断:右肺下叶癌(Ⅳ期),纵隔淋巴结转移,双肺门淋巴结转移,皮下软组织转移。

中医诊断:肺癌病。

辨证:痰气郁毒,肾亏脾虚。

处方:土鳖虫 10 g,白芍 30 g,桂枝 10 g,炙鳖甲 30 g(先煎),木鳖子 20 g,细辛 10 g,巴戟天 15 g,菟丝子 30 g,龙葵 30 g,白英 30 g,苦杏仁 10 g,白鲜皮 15 g,茯神 10 g,炒白术 10 g,藤梨根 30 g,荆芥 10 g,柴胡 10 g,前胡 10 g,羌活 10 g,独活 10 g,蜈蚣 2 条,全蝎 5 g,防风 10 g,炮附子 10 g(先煎),干姜 10 g,生甘草 10 g。40 剂,每日 1 剂,水煎,早晚分服。

2017 年 6 月 14 日二诊。

刻下症:咳嗽,胸痛,偶咳腥臭黄痰,平素咳白痰,纳差,疲乏,自汗,眠差易醒,二便调。舌红,苔黄厚腻,脉沉细弱。证属肺火,肾亏,痰毒。

处方：麦冬15 g，法半夏10 g，太子参30 g，生甘草10 g，竹茹15 g，草河车15 g，鱼腥草30 g，肉桂6 g（后下），黄连30 g，金荞麦30 g，谷芽30 g，砂仁10 g（后下），茯神15 g，龙葵30 g，白花蛇舌草30 g，半枝莲30 g，藤梨根30 g，生黄芪30 g，防风10 g，阿胶珠15 g（烊化），女贞子15 g。40剂，每日1剂，水煎，早晚分服。

2017年8月30日三诊。

中药治疗中。

辅助检查：胸部CT（2017年8月10日）示右下肺近胸膜见一分叶状软组织团块，大小约6.9 cm×6.4 cm，局部胸膜增厚，右中叶及左下叶见小结节影，纵隔及心影旁见增大淋巴结。肿瘤标志物示癌胚抗原6.38 ng/mL，CA15-3 47.71 ng/mL，CA125 59.22 U/mL。

刻下症：咳嗽，伴黄白痰，咽喉异物感，偶咯血，夹有血块，纳少，腹部胀满，疲乏，易汗出，眠差易醒，醒后难入睡，后背肩胛区疼痛，二便调。舌红苔黄，有裂纹，脉沉细弱。证属脾肾不足，胆郁相火。

处方：柴胡12 g，桂枝10 g，白芍10 g，法半夏10 g，黄芩10 g，党参10 g，熟地黄10 g，肉桂10 g（后下），黄柏10 g，知母10 g，黄连30 g，炙鳖甲10 g（先煎），金荞麦30 g，败酱草15 g，仙鹤草30 g，太子参30 g，白花蛇舌草60 g，半枝莲60 g，龙葵30 g，白英30 g，川贝母10 g，生黄芪40 g，苦杏仁10 g，砂仁10 g（后下）。40剂，每日1剂，水煎，早晚分服。

2017年12月20日四诊。

辅助检查：胸部CT（2017年12月14日）示右下肺肿物稍变小（具体不详）。

刻下症：咳嗽，咳痰，痰中带血丝，晨起尤甚，腹胀恶心，矢气频，腹中气窜，皮肤瘙痒，纳差，眠差，疲乏，易汗出，小便不畅，大便可。舌暗红，苔黄，脉细。证属胆郁相火，浊毒瘀阻。

处方：金荞麦30 g，败酱草15 g，白花蛇舌草60 g，半枝莲60 g，龙葵30 g，白英30 g，蛇莓30 g，木鳖子20 g，全蝎5 g，夏枯草30 g，蜈蚣2条，生牡蛎30 g（先煎），法半夏30 g，麦冬30 g，生黄芪30 g，女贞子15 g，苦杏仁10 g，黄芩10 g，知母10 g，太子参30 g，焦三仙各30 g，炒酸枣仁30 g，川芎30 g，茯神15 g。40剂，每日1剂，水煎，早晚分服。

【按语】

老年非小细胞肺癌诊断的平均年龄为70岁，大多数患者的治疗耐受性及预后均较差。治疗耐受性差的风险因素主要包括生活功能状态差、用药多、虚弱、有吸烟史等。依"肾实说",人至年老体迈,若平素不加爱惜,元气耗竭至深,脏腑损坏,细胞老化严重,则虚极生实,垂死挣扎,长生之欲迫残精异变,生异化元气,即"穷则思变",本意修复脏器却适得其反,生成异形组织即癌肿。癌毒就是癌肿发生发展的异常动力。本例即因年老体弱未行手术及放化疗,以单纯中药治疗为主。

首诊以四逆汤温肾阳,巴戟天、菟丝子补肾填精,柴胡、防风、独活、羌活疏风解表止痒,桂枝、细辛通阳镇痛,前胡、苦杏仁宣肺止咳,龙葵、白英、藤梨根抗癌解毒,蜈蚣、全蝎、土鳖虫、炙鳖甲通络散结,全方以温通阳气为主。

二诊时患者乏力,咳嗽,偶咳腥臭黄痰,首诊温肾解表,皮肤瘙痒已无,故此诊以麦门冬汤止逆下气,重用黄连清热燥湿,竹茹化痰止呕,生黄芪、太子参健脾益气,女贞子、阿胶珠养阴补血,全方气血同调。

三诊时复查提示肿瘤标志物均有所下降,考虑治疗有效,但患者出现咯血、肩背疼痛,以柴胡桂枝汤疏肝健脾,通肩背之经络,法知柏地黄丸、滋肾通关丸之意补肾而清虚热,重用半枝莲、白花蛇舌草、龙葵、白英加强抗癌解毒之力。患者痰热蕴肺,以金荞麦、败酱草清热解毒,仙鹤草止血,苦杏仁、川贝母润肺化痰。

四诊时患者复查右下肺占位较前略有缩小,继续予前法调治,病情稳定。患者高龄,应用肾实学说,在10个月的有限治疗时间内,针对局部病灶,用大剂量清热解毒中药解毒攻毒使局部病灶稳定、肿瘤标志物下降,单纯中药治疗后患者病情稳定,疗效明显。针对整体内虚状态,使用补脾壮肾、理气消滞的中药,改善患者相关症状,提高患者生活质量。

案17 肺癌:化痰降浊、解毒通瘀法使患者肿瘤标志物下降

于某,男,51岁,初诊时间:2016年5月25日。

主诉:左肺鳞癌术后2年7个月,术前行2个周期化疗。

现病史:2013年6月患者因咳嗽半年于外院就诊,行胸部CT提示左肺占位,病灶大小为8.6 cm×6.4 cm×7.3 cm,2013年7月于当地医院行气管镜检查,病理提示中分化鳞状细胞癌。因局部肿瘤较大未行手术切除,行2个周期化疗后评估可行手术切除,于2014年11月行左肺占位切除术,术后行化疗4个周期,复查提示肿瘤标志物升高,右肺多发结节增大,现患者为求中西医结合治疗来诊。

既往史：肺结核病史，自诉已治愈。既往行右下肢神经纤维瘤切除术（术中曾输血）。

个人史：吸烟30年，饮酒20年。

辅助检查：PET/CT（2016年5月23日）示肝内多发钙化灶，胆囊多发结石，左肾不均质改变，右锁骨上多发小淋巴结。胸部CT（2015年7月9日）示右肺多发结节稍增大，转移？胸腔积液。肿瘤标志物（2015年7月2日）示癌胚抗原11.24 ng/mL，CA19-9 135.9 ng/mL，神经元特异性烯醇化酶15.46 ng/mL，CYFRA21-1 5.26 ng/mL。

刻下症：咳嗽，少痰，色黄，易咳出，咽痒，口干，目干，纳可眠安，腹胀，腿酸，大便2日1行，夜尿1~2次。

西医诊断：左肺鳞癌术后。

中医诊断：肺癌病。

辨证：浊毒痰阻。

处方：金荞麦30 g，败酱草15 g，柴胡10 g，法半夏30 g，太子参30 g，炮山甲10 g，土鳖虫10 g，龙葵30 g，白英30 g，蛇莓30 g，木鳖子30 g，藤梨根30 g，茯苓10 g，巴戟天30 g，菟丝子20 g，蜈蚣3条，全蝎5 g，麦冬30 g。20剂，每日1剂，水煎，早晚分服。

2016年9月二诊。

患者行右肺消融术，2017年6月及8月行右肺γ刀治疗，其间患者规律复诊，随证加减。

2018年4月18日三诊。

辅助检查：肿瘤标志物（2018年4月16日）示CA19-9 51.42 ng/mL。

刻下症：咳嗽伴大量白痰，夜间口干，活动后气短，食欲较差，眠可，二便调，易乏。舌淡苔白，脉结代、弦。证属脾虚肺火，瘀毒内阻。

处方：海藻30 g，生甘草15 g，土鳖虫10 g，蜈蚣3条，全蝎5 g，白花蛇舌草90 g，半枝莲90 g，麦冬15 g，法半夏30 g，柴胡30 g，桂枝10 g，白芍30 g，炮山甲10 g，砂仁10 g（后下），生谷芽30 g，龙葵30 g，白英30 g，蛇莓30 g，伊贝母10 g，石韦15 g，女贞子15 g，黄芩10 g，金荞麦30 g，败酱草15 g。40剂，每日1剂，水煎，早晚分服。

2018年6月13日四诊。

辅助检查：肿瘤标志物（2018年6月12日）示CA19-9 42.8 ng/mL。

刻下症：咳嗽伴白痰，急则气短，偶有胸闷心悸，纳可，易乏，寐欠安，多梦易醒，醒后难寐。舌暗，苔白厚腻，脉弦涩。证属肺火瘀毒。

处方：2018 年 4 月 18 日方加柏子仁 15 g，生牡蛎 30 g（先煎），生黄芪 30 g，焦三仙各 30 g；去石韦、败酱草、砂仁、生谷芽。40 剂，每日 1 剂，水煎，早晚分服。

2019 年 3 月 13 日五诊。

辅助检查：肿瘤标志物（2019 年 3 月 11 日）示癌胚抗原 8.81 ng/mL，CA19-9 111.8 ng/mL。

刻下症：咳嗽伴白黏痰，偶有心慌，夜间明显，纳可，眠欠安，气短（活动后明显），二便调。舌暗红，苔黄腻，脉弦。证治同前。

处方：生黄芪 30 g，炒白术 10 g，防风 10 g，法半夏 15 g，茯苓 10 g，苦杏仁 10 g，伊贝母 10 g，龙葵 30 g，蛇莓 30 g，白英 30 g，半枝莲 120 g，白花蛇舌草 120 g，炮山甲 10 g，土鳖虫 10 g，金荞麦 30 g，败酱草 15 g，知母 10 g，黄柏 10 g，连翘 40 g，桂枝 10 g，桑椹 10 g，柴胡 15 g，黄芩 10 g。20 剂，每日 1 剂，水煎，早晚分服。

2019 年 4 月 10 日六诊。

辅助检查：肿瘤标志物（2019 年 4 月 8 日）示癌胚抗原 9.51 ng/mL，CA19-9 165.6 ng/mL。

刻下症：咳嗽、咳痰，痰出好转，纳可，眠欠安，偶有心悸，气短，二便调。舌暗红，苔黄腻，脉弦。证属肺火瘀毒。

处方：沙参 30 g，麦冬 30 g，龙葵 30 g，白英 30 g，半枝莲 150 g，白花蛇舌草 150 g，海藻 30 g，生甘草 15 g，连翘 40 g，熟地黄 30 g，炮山甲 10 g，土鳖虫 10 g，川贝母 10 g，瞿麦 30 g，桂枝 10 g，柴胡 15 g，黄芩 10 g，车前子 15 g（包煎）。20 剂，每日 1 剂，水煎，早晚分服。

2019 年 5 月 8 日七诊。

辅助检查：肿瘤标志物（2019 年 5 月 6 日）示癌胚抗原 5.53 ng/mL，CA19-9 105.4 U/mL。

刻下症：咳嗽伴白痰，纳眠可，二便调，夜尿 5~6 次，晨起口干口苦。舌红，苔黄腻，脉弦。证治同前。

处方：2019 年 4 月 10 日方加金荞麦 30 g，萆薢 10 g。20 剂，每日 1 剂，水煎，早晚分服。

【按语】

本肺癌患者行新辅助化疗后及术后，右肺多发结节。新辅助化疗对于首次发现肺癌不能手术的患者，具有降期并转化为可手术治疗的作用，并且可延长患者的生存时间，但术后辅助化疗及维持治疗仍然为治疗所必需的。

患者首诊时表现为肺火肾亏，余毒未尽，故方中多见清热解毒抗癌药，龙蛇羊泉汤清热解毒、利水散结，藤梨根、木鳖子合用，共聚解毒活血、散结止痛之功；金荞麦归肺经，可清热解毒兼以健脾利湿，败酱草归胃、大肠、肝经，助金荞麦清热解毒、祛瘀排脓；菟丝子既能助阳，又能益阴，为平补阴阳药物，且补而不腻不燥，巴戟天功专温补元阳，二药甘温，相互配合，滋补肝肾，温补元阳而不过热，兼具养肝温补脾胃之功。

后期患者规律复诊，其间行消融术及γ刀治疗，由于患者肿瘤标志物持续升高，故加大半枝莲和白花蛇舌草用量，均由 90 g 加至 120 g、150 g，其间患者精神体力状况可，以抗癌解毒为主，扶正为辅，重用蜈蚣、全蝎、半枝莲、白花蛇舌草、龙葵、白英等解毒攻毒类药物，善用海藻、生甘草等苦咸寒之品，一则苦寒可散癌毒阳热之性，二则咸寒可软坚散结、消瘿破癥，正如《本草纲目》所云"按东垣李氏治瘰疬马刀，散肿溃坚汤，海藻、甘草两用之，盖以坚积之病，非平和之药所能取捷，必令反夺以成其功也"。同时，炮山甲、土鳖虫合用，可加强活血祛瘀散结之力。

患者服用解毒抗癌类处方数月，2019 年 3 月患者肿瘤标志物略有下降，以咳嗽、气短为主，故而以玉屏风散益气健脾，苦杏仁配伊贝母宣肺降气止咳，法半夏配茯苓化痰健脾；患者夜间心慌乃相火上冲，火不归元，故以知母、黄柏清降相火，桑椹滋补肝肾之阴，柴胡疏解少阳而通阳气。

2019 年 4 月患者咳嗽、咳痰好转，癌毒乃肾实为患，故而增入瞿麦、车前子泄膀胱而治肾实。

2019 年 5 月复查肿瘤标志物，CA19-9 下降明显，故治法同前，对证加减，嘱患者继续服用。本例患者肺鳞癌术后，右肺占位γ刀术后，基于癌毒与肾实学说，应用大剂解毒攻毒中药，使肿瘤标志物下降，有效控制了疾病进展。

案 18　肺癌：补虚导滞、清毒驱邪法降低患者肿瘤标志物

徐某，男，63 岁，初诊时间：2018 年 6 月 28 日。

主诉：小细胞肺癌伴纵隔淋巴结转移 6 月余。

现病史：2017 年 12 月患者行胸部 CT 检查，提示右肺下叶占位，纵隔淋巴结转移可能。支气管病理示小细胞癌。予 EP 方案化疗 4 个周期，疗效评价为部分缓解，病灶明显缩小（大小由 2.4 cm × 2.4 cm 缩小至 0.7 cm × 0.7 cm），现为求中西医结合治疗就诊。

刻下症：气短、动则喘甚，多汗，纳食可，眠欠安，耳鸣，自觉发热，二便调。舌暗，苔薄白，脉沉。

西医诊断：右肺小细胞肺癌（T1bN2M0），局限期。

中医诊断：肺癌病。

辨证：脾肾气虚，瘀毒未尽。

处方：炮山甲10 g，土鳖虫10 g，生黄芪30 g，白术10 g，柴胡10 g，桂枝10 g，白芍30 g，熟地黄30 g，龟板30 g，知母10 g，黄柏10 g，补骨脂30 g，龙葵30 g，蛇莓30 g，白英30 g，木鳖子20 g，白花蛇舌草30 g，瞿麦30 g，牡丹皮10 g。20剂，每日1剂，水煎，早晚分服。

其间行30次胸部放疗，1次头部放疗，定期复查，病情稳定。

2018年10月11日二诊。

辅助检查：胸部CT（2018年9月27日）示右肺下叶新见实变影，右侧胸膜增厚，右侧胸腔少量积液，右肺下叶根部结节较前缩小，最大截面为0.7 cm×0.6 cm；左肺上叶斑片、索条影较前减少，考虑为炎症病变；心包少量积液，左侧胸腔未见积液。肿瘤标志物（2018年9月27日）示CA125 44.75 U/mL，神经元特异性烯醇化酶41.99 ng/mL。

刻下症：憋喘，活动后尤甚，咳嗽，伴黄痰，不易咳出，偶有耳鸣，腹胀，头后易出汗，食欲差，纳少，眠一般，二便调。舌淡红，苔白，脉沉。证属脾肾不足，瘀毒内阻。

处方：连翘30 g，金荞麦30，败酱草15 g，苦杏仁10 g，川贝母10 g，枇杷叶15 g，龙葵30 g，白英30 g，草河车15 g，炮山甲10 g，土鳖虫10 g，生黄芪30 g，炒白术10 g，防风10 g，砂仁10 g，生谷芽30 g，五味子15 g，麦冬30 g，酸枣仁30 g，蜈蚣3条，木鳖子15 g，半枝莲60 g，白花蛇舌草60 g，法半夏15 g，车前子15 g，泽泻10 g，瞿麦30 g，太子参30 g。20剂，每日1剂，水煎，早晚分服。

其间定期复查，随证调方，2019年2月21日三诊。

辅助检查：肿瘤标志物（2019年1月26日）示神经元特异性烯醇化酶15 ng/mL，CA125 64.7 U/mL。生化全套检查示甘油三酯2.75 mmol/L。胸部CT（2019年1月26日）示右肺癌较前相仿，右肺下叶病变较前增多；双肺上叶分征，左肺上叶分征较前新发；心包内局限性积液，纵隔内小淋巴结；双侧肋骨局部异常密度；肝囊肿。2018年11月、12月因右上肢、下肢相继出现肿胀（后确诊为血栓）入院治疗。

刻下症：动则喘甚，咳嗽，咳痰，白色易咳出；时有头晕，血压为90/

60 mmHg 左右，间断性双手不自主颤动，纳差，不欲饮食，口淡无味，眠尚可，周身乏力，腹部胀满，呃逆，二便调。苔薄黄，质淡暗，脉细滑尺弱。证属脾虚肾亏，痰毒瘀阻。

处方：生黄芪 30 g，党参 15 g，炒白术 10 g，茯苓 10 g，炙甘草 10 g，法半夏 15 g，砂仁 10 g，生谷芽 30 g，麦冬 30 g，龙葵 30 g，白英 30 g，蛇莓 30 g，木鳖子 20 g，半枝莲 90 g，白花蛇舌草 90 g，炮山甲 10 g，土鳖虫 10 g，防风 10 g，柴胡 10 g，黄芩 10 g，知母 10 g，黄柏 10 g，全蝎 5 g，蜈蚣 3 条，女贞子 15 g，枸杞子 30 g，竹茹 30 g，金荞麦 15 g。20 剂，每日 1 剂，水煎，早晚分服。

其间定期复查，随证调方，2019 年 5 月 29 日四诊。

辅助检查：肿瘤标志物（2019 年 5 月）示 CA125 39.25 U/mL。生化检查（2019 年 5 月）示甘油三酯 4.74 mmol/L，总胆固醇 5.27 mmol/L，尿酸 562.4 μmol/L。胸部 CT 示双侧肋骨局部异常密度，转移？下肢动静脉超声示右下肢肌间静脉血栓形成。

刻下症：咳喘，活动后尤甚，咳白色泡沫样痰，纳差，厌油腻，痞满，眠浅易醒，头晕，双手肿胀，二便调。舌淡，苔薄黄，边有齿痕，脉滑。证属相火瘀毒。

处方：炮山甲 10 g，土鳖虫 10 g，砂仁 10 g，生谷芽 30 g，柴胡 10 g，法半夏 15 g，党参 15 g，炙甘草 10 g，黄芩 10 g，干姜 10 g，大枣 10 g，桂枝 10 g，白芍 10 g，生黄芪 30 g，防风 10 g，龙葵 30 g，白英 30 g，半枝莲 90 g，白花蛇舌草 90 g，炒酸枣仁 30 g，川芎 15 g，柏子仁 15 g，川贝母 10 g，金荞麦 30 g，车前子 15 g，络石藤 30 g。20 剂，每日 1 剂，水煎，早晚分服。

其间定期复查，随证调方，2019 年 8 月 19 日五诊。

辅助检查：生化检查（2019 年 8 月 13 日）示总胆固醇 5.45 mmol/L，甘油三酯 5.37 mmol/L；尿酸 480.67 mmol/L。肿瘤标志物（2018 年 8 月 13 日）示 CA125 35.32 U/mL。肺 CT（2019 年 8 月 13 日）示双肺上叶少许炎症，较前相仿；心包增厚，心包内局限性积液；纵隔小淋巴结部分钙化；右侧肾上腺外侧区小结节，考虑腺瘤可能性大。

刻下症：咳嗽，伴白色泡沫样痰，自觉咽中有痰，不易咳出，口中黏腻，口臭，眠浅易醒，醒后可再入睡，右手轻微肿胀，伴微红，皮温正常，小便偶有泡沫，夜尿 3～4 次，大便调。舌淡，苔薄白，脉沉细滑。证属脾肾不足，相火瘀毒。

处方：炮山甲 10 g，土鳖虫 10 g，生黄芪 30 g，白术 10 g，防风 10 g，焦三仙各 30 g，龙葵 30 g，白英 30 g，桑白皮 15 g，半枝莲 90 g，苦参 15 g，川

芎15 g，薄荷10 g，肉桂5 g，黄连15 g，炒酸枣仁30 g，金荞麦30 g。20剂，每日1剂，水煎，早晚分服。

【按语】

小细胞肺癌是恶性程度较高、生长速度较快的神经内分泌肿瘤，占据了全部肺癌病例中的15%～20%，据统计，广泛期小细胞肺癌患者5年生存率不足5%。患者初诊时为化疗后，化疗疗效评价为部分缓解，此时配合中药治疗，在缓解患者化疗不良反应的同时亦能对肿瘤起到较好的抑制作用。

患者首诊时表现为气短、动则喘甚，多汗。辨证为脾肾两虚，以生黄芪、白术补气健脾，柴胡、桂枝、白芍疏肝，补骨脂、熟地黄补肾纳气平喘，龙蛇羊泉汤、白花蛇舌草、木鳖子等药物抗癌解毒，同时炮山甲、土鳖虫均善走窜、通经络，散结力强，二药合用活血祛瘀，同时加入龟板、知母、黄柏等滋补肾水。

二诊时患者咳嗽明显，憋喘甚，故加苦杏仁、川贝母、枇杷叶清肺止咳，金荞麦、败酱草清肺润肺，玉屏风散益气固表，患者纳差、食少，加砂仁、生谷芽健脾开胃，同时加大清热解毒类药半枝莲、白花蛇舌草剂量，增加全方攻毒之效。

三诊时肿瘤标志物CA125较前升高，半枝莲、白花蛇舌草剂量各加至90 g，继续应用玉屏风散、六君子汤益气健脾，女贞子、枸杞子滋阴补肾，服用上方后，肿瘤标志物下降明显，故基于此方加减，重用苦参、黄连清心火，肉桂温肾、引火归元，酸枣仁汤加减养心安神，半枝莲、白花蛇舌草剂量仍各为90 g，连续就诊至今，肿瘤标志物稳定下降，患者病情稳定。

案19 肺癌：清热解毒、滋水降火法降低患者肿瘤标志物

朱某，男，70岁，初诊时间：2018年7月11日。

主诉：左肺鳞癌3年2月余，未手术，放化疗后。

辅助检查：肿瘤标志物（2018年7月3日）示癌胚抗原5.13 ng/mL，CYFRA21-1 6.08 ng/mL。生化检查示谷丙转氨酶58 U/L，谷草转氨酶78 U/L，γ-谷氨酰转移酶179 U/L，尿酸490 μmol/L，甘油三酯3.60 mmol/L。

刻下症：咳嗽气喘，咳少许黏痰，口干口苦，夜间盗汗，汗液色黄，纳眠可，二便调。舌体胖，舌质暗，苔黄腻，脉滑。

西医诊断：肺恶性肿瘤。

中医诊断：肺癌病。

辨证：浊毒瘀阻，肝郁相火。

处方：生黄芪30g，炒白术10g，防风15g，炮山甲5g，土鳖虫10g，柴胡30g，半夏15g，党参30g，炙甘草10g，黄芩10g，大枣10g，补骨脂30g，地龙10g，巴戟天30g，菟丝子20g，生薏苡仁30g，车前子15g，龙葵30g，白英30g，蛇莓30g，半枝莲60g，白花蛇舌草60g，海藻30g，生甘草15g，瞿麦30g，蜈蚣3条，全蝎5g。20剂，每日1剂，水煎，早晚分服。

2018年11月14日二诊。

辅助检查：肿瘤标志物（2018年11月6日）示癌胚抗原（-），CYFRA21-1 3.48 ng/mL。生化检查示谷丙转氨酶43 U/L，谷草转氨酶43 U/L，γ-谷氨酰转移酶145 U/L，甘油三酯4.52 mmol/L。

刻下症：咳嗽咳痰较前减轻，痰少质黏难咳，夜间睡觉鼾鸣，遇冷加重，多梦，起夜2～3次，大便每日2次，成形，纳可。舌质暗，苔白黄腻，脉沉。证属相火痰浊。

处方：炮附子15g，干姜10g，炙甘草15g，柴胡15g，黄芩10g，炒山栀10g，巴戟天30g，菟丝子20g，远志10g，柏子仁15g，阿胶珠10g，金荞麦30g，败酱草15g，连翘30g，龙葵30g，白英30g，半枝莲60g，白花蛇舌草60g，女贞子15g，怀牛膝10g，知母10g，黄柏10g，炮山甲5g，土鳖虫10g，姜黄20g。20剂，每日1剂，水煎，早晚分服。

2020年1月15日三诊。

辅助检查：肿瘤标志物（2019年12月27日）示神经元特异性烯醇化酶16.05 ng/mL，CYFRA21-1 4.82 ng/mL。生化检查示尿酸439 μmol/L，γ-谷氨酰转移酶106 U/L，甘油三酯4.79 mmol/L。胸部CT示左肺上叶尖后段条片影范围同前，肺组织膨胀不全。B超示右锁骨上多发淋巴结，脂肪肝。

刻下症：咳嗽咳痰，咳痰量多，痰中带血，偶有血痰，近2个月出现血痰4～5次，易疲乏，精神稍差，纳眠可，二便调。舌体胖，舌质暗，苔黄厚腻，脉沉涩。证属浊毒瘀阻。

处方：金荞麦30g，败酱草15g，生黄芪30g，炒白术10g，防风15g，柴胡15g，黄芩10g，白芍30g，鳖甲30g，三七6g，血余炭10g，仙鹤草30g，法半夏15g，茯苓10g，姜黄20g，五味子20g，土茯苓60g，半枝莲150g，白花蛇舌草150g，威灵仙15g，木瓜15g，木鳖子20g，龙葵30g。20剂，每日1剂，水煎，早晚分服。

2021年12月15日四诊。

辅助检查：肿瘤标志物示神经元特异性烯醇化酶16.27 ng/mL，

CYFRA21-1、CA125、癌胚抗原、CA19-9均阴性。生化检查示γ-谷氨酰转移酶77 U/L，甘油三酯4.12 mmol/L，高密度脂蛋白胆固醇0.76 mmol/L。胸部CT示左侧叶间胸膜增厚，微小结节同前，右肺下叶结节同前，直径约4 mm；左上肺门区支气管不规则软组织影同前，大小约1.7 cm×1 cm。

刻下症：咳嗽减轻，咳痰量多，色白，易疲乏，纳眠可，大便先干后稀，小便调。舌体胖，舌紫，苔黄厚，脉弦滑。证属相火瘀阻。

处方：肉桂8 g，黄连15 g，法半夏15 g，茯苓10 g，金荞麦30 g，山药15 g，石斛15 g，龙葵30 g，白英30 g，干姜10 g，炙甘草10 g，黄芩15 g，土鳖虫10 g，生黄芪30 g，防风15 g，炒山栀10 g，夏枯草30 g。20剂，每日1剂，水煎，早晚分服。

2023年6月14日五诊。

辅助检查：肿瘤标志物示神经元特异性烯醇化酶、CYFRA21-1、CA125、癌胚抗原、CA19-9均阴性（2022年12月）。生化检查示γ-谷氨酰转移酶76 U/L，甘油三酯4.17 mmol/L。胸部CT示左肺上叶尖后段条片影范围大致同前，肺组织膨胀不全；左侧叶间胸膜增厚，微小结节同前，右肺下叶结节同前，直径约4 mm；双肺气肿同前；纵隔小淋巴结大致同前。

刻下症：偶有咳嗽咳痰，色白、质黏、易咳出，夜间咽喉不利，喘鸣，影响入睡，乏力减轻，欲饮温水，纳可，二便调。舌紫，苔黄厚腻，脉沉左滑右弦。证属相火瘀阻。

处方：党参30 g，茯苓10 g，白术10 g，炙甘草10 g，半夏15 g，陈皮10 g，生黄芪30 g，防风15 g，黄芩10 g，巴戟天30 g，龙葵30 g，木鳖子20 g，半枝莲60 g，白花蛇舌草60 g，白豆蔻15 g（后下）。20剂，每日1剂，水煎，早晚分服。

【按语】

本例为肺鳞癌患者，经放化疗后，3年余未见明显复发转移征象，但肿瘤标志物升高，故寻求中医治疗来诊。首诊时患者癌胚抗原、CYFRA21-1升高，癌毒有复燃之势，且有咳嗽咳痰、口干口苦症状，舌质暗，苔黄腻，脉滑，提示少阳三焦相火妄动、浊毒瘀阻，王教授认为恶性肿瘤发生与相火关系密切，妄动之相火来源于肾中阳爻异变，故首诊使用小柴胡汤疏解少阳，使用龙葵、白英、蛇莓、半枝莲、白花蛇舌草抗癌解毒，苦寒直折，泻肾中实火，车前子、瞿麦利水通淋，给邪以出路，使用炮山甲、土鳖虫、蜈蚣、全蝎等血肉有情之品化瘀通络散结。

二诊时患者肿瘤标志物较前下降明显，在首诊基础上加用金荞麦、败酱草清肺降火，肿瘤的发生本于肾精亏虚，故用巴戟天、菟丝子、女贞子、怀牛膝滋补肝肾，加用知母、黄柏滋阴降火。此后患者间断在王教授门诊服用中药治疗，2019年12月复查发现肿瘤标志物神经元特异性烯醇化酶升高，肿瘤标志物升高反映癌毒较盛，故应用大剂量抗癌解毒药攻解癌毒，如半枝莲、白花蛇舌草各150 g，患者咳痰带血，故使用三七、血余炭化瘀止血，仙鹤草收敛止血。

四诊时患者咳嗽较前好转，肿瘤标志物略下降，加用肉桂、黄连交通心肾，法半夏、茯苓化痰降气。患者大便干稀不调，疲乏无力，使用山药、石斛、干姜、炙甘草平调脾胃之阴阳。患者继续规律服药，随证加减，于2022年12月复查肿瘤标志物转阴，胸部CT较前未见明显变化，考虑患者病情平稳，继用六君子汤合抗癌解毒之品，扶正祛邪，巩固疗效。患者2018年7月—2023年6月14日就诊期间CYFRA21-1指标变化见图3。

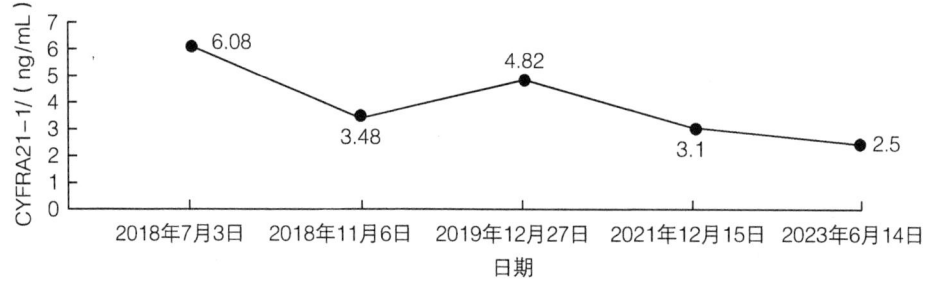

图3　2018年7月—2023年6月14日患者就诊期间CYFRA21-1指标变化

案20　右肺微浸润性腺癌术后：疏肝健脾、活血解毒法降低患者肿瘤标志物

赵某，女，66岁，初诊时间：2022年1月5日。

主诉：右肺微浸润性腺癌术后4月余。

现病史：患者于2020年10月发现双肺结节。行PET/CT发现右肺下叶基底段结节，大小约1.2 cm×1.1 cm；右肺上叶前段结节，大小约0.7 cm×0.6 cm；左肺下叶基底段结节，大小约1.3 cm×1.2 cm，基于以上3处考虑多为原发肺癌可能性大。2021年9月18日行VATS右肺下叶基底段+右肺上叶楔切术。术后病理示右肺下叶基底段微浸润性腺癌，非黏液性。大小约1.1 cm×

1.0 cm × 0.8 cm，未见脉管癌栓及神经侵犯，未累及脏层胸膜。右肺上叶微浸润性腺癌，非黏液性，直径为 0.7 cm，未见脏层胸膜侵犯。肿瘤病理分期为 PT1MiN0。未进行放化疗。

辅助检查：肿瘤标志物（2021 年 11 月 17 日）示 CA125 112 U/mL，CYFRA21-1 7.35 ng/mL，神经元特异性烯醇化酶 34.75 ng/mL。

刻下症：易外感，咳痰，痰白清稀，咽干，偶有咽痛，术区疼痛，纳呆，眠差，易醒，醒后难入睡，二便调。舌红，苔白厚偏黄，脉沉细数。

西医诊断：肺恶性肿瘤。

中医诊断：肺癌病。

辨证：脾虚肝郁，相火瘀毒。

处方：黄芪 30 g，防风 15 g，白术 10 g，柴胡 30 g，半夏 15 g，党参 30 g，炙甘草 30 g，黄芩 10 g，大枣 10 g，干姜 10 g，苦参 15 g，砂仁 10 g，柏子仁 15 g，焦山楂 15 g，土鳖虫 10 g，龙葵 30 g，半枝莲 60 g。20 剂，每日 1 剂，水煎，早晚分服。

2022 年 3 月 9 日二诊。

辅助检查：肿瘤标志物（2022 年 2 月 26 日）示 CA125 20.04 U/mL，CYFRA21-1 2.96 ng/mL，神经元特异性烯醇化酶 13.81 ng/mL。

刻下症：手术侧锁骨部窜痛，咽干，胸闷。活动时气短，咳少量稀白痰，乏力，纳欠佳，夜间易醒，嗳气，多梦，尿频、尿急、尿灼热，大便调。舌红，苔黄，脉沉细滑。

处方：黄芪 30 g，防风 15 g，白术 10 g，柴胡 30 g，半夏 15 g，党参 30 g，炙甘草 30 g，黄芩 10 g，大枣 10 g，干姜 10 g，苦参 15 g，砂仁 10 g，柏子仁 15 g，焦山楂 15 g，土鳖虫 10 g，龙葵 30 g，半枝莲 60 g，竹茹 15 g，远志 10 g，知母 10 g，黄柏 10 g。20 剂，每日 1 剂，水煎，早晚分服。

2023 年 3 月 15 日三诊。

辅助检查：肿瘤标志物（2022 年 10 月 14 日）示神经元特异性烯醇化酶 16.57 ng/mL，CYFRA21-1 3.04 ng/mL，鳞癌相关抗原 1.1 ng/mL。肿瘤标志物（2023 年 1 月 11 日）示鳞癌相关抗原 1.6 ng/mL，CYFRA21-1 6.33 ng/mL，神经元特异性烯醇化酶 14.35 ng/mL。

刻下症：全身乏力，双下肢酸软无力，眠差，凌晨 1—3 点易醒，醒后难以入睡，怕冷，易感冒，牙痛，舌头发涩，纳可，大便 1~2 天 1 行，质干难解，尿频、尿灼热感。舌红，苔黄厚，脉沉略滑。

处方：郁金 10 g，石菖蒲 10 g，黄芪 30 g，防风 15 g，白术 10 g，苦杏

仁10g，黄柏10g，熟地黄40g，浙贝母30g，远志10g，龙葵30g，半枝莲60g，白花蛇舌草60g。20剂，每日1剂，水煎，早晚分服。

2023年7月5日四诊。

辅助检查：肿瘤标志物（2023年7月3日）示CA125 17.67 U/mL，鳞癌相关抗原1.1 ng/mL，CYFRA21-1 5.21 ng/mL，神经元特异性烯醇化酶20.16 ng/mL。

刻下症：反酸烧心，夜间胃胀，眠差，入睡困难，眠浅易醒，疲乏，双下肢无力，腰酸，右下肢窜痛，活动后胸闷气短，大便干结，2天1次，小便黄，伴排尿灼热感，出汗多。舌暗，苔白腻，脉滑。

处方：红藤15g，败酱草15g，吴茱萸5g，黄连15g，知母10g，茯苓10g，熟地黄60g，麦冬30g，肉桂8g，巴戟天30g，枳壳10g，生龙骨30g，生牡蛎30g，黄柏10g，苍术10g，土鳖虫10g，蜈蚣3条，猫爪草20g，龙葵30g，白英30g，半枝莲60g，白花蛇舌草60g。20剂，每日1剂，水煎，早晚分服。

2023年9月13日五诊。

辅助检查：肿瘤标志物（2023年9月7日）示CA125 15.5 U/mL，癌胚抗原1.78 ng/mL，鳞癌相关抗原1.00 ng/mL，CYFRA21-1 4.32 ng/mL，神经元特异性烯醇化酶16.65 ng/mL。

患者定期复查肿瘤标志物，CA125和神经元特异性烯醇化酶指标变化趋势见图4和图5。

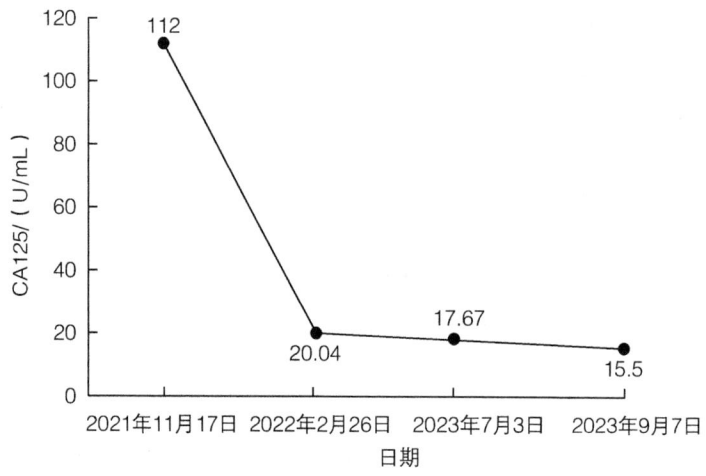

图4　CA125指标变化趋势

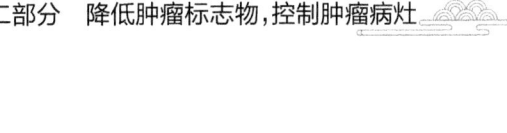

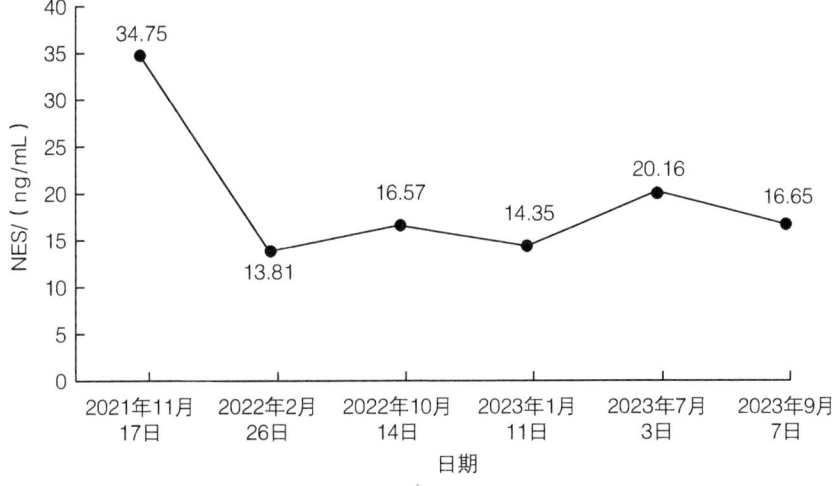

图5 神经元特异性烯醇化酶指标变化趋势

刻下症：右侧腰部肌肉酸痛，右下肢放射痛，肢体麻木，平躺明显，汗多，易感冒，怕冷风，食欲差，大便2天1次，便黏，排便费力，下肢酸胀无力，眠差，易醒。舌淡红，苔白，脉沉、左细右弦。

处方：熟地黄60 g，麦冬30 g，肉桂3 g，巴戟天30 g，黄连20 g，茯苓10 g，焦山楂10 g，防风15 g，生杜仲15 g，鳖甲30 g，远志10 g，知母10 g，黄柏10 g，蜈蚣3条，猫爪草20 g，半枝莲60 g，白花蛇舌草60 g，龙葵30 g，白英30 g。20剂，每日1剂，水煎，早晚分服。

【按语】

首诊患者以体质薄弱、咳痰咽干为主症，加之术区不适、眠差，究其病机，主由肝脾不和、相火上犯、不司其位导致，而局部痰毒瘀阻经脉，则术区不适，卫气不舒，无法御邪于外，则易外感，治当疏肝理脾、引火归元、化瘀解毒。主方以小柴胡汤与玉屏风散合用，调理肝脾、固摄卫气，苦参清利湿热，砂仁理气化湿以防中焦蕴湿化热，柏子仁养血宁心安神，焦山楂助消药食，半枝莲、龙葵、土鳖虫清热解毒散结、攻其毒实。

二诊较一诊，患者咳嗽暂未缓解，多见嗳气、尿频、尿急、尿灼热，然核心病机并未改变，故守上方，加竹茹、知母清金化痰止咳，加黄柏清利下焦湿热，加之患者神志不安，夜间易醒，故加远志安神定志。

三诊时患者以疲乏为主症，易感冒如前，故守玉屏风散扶助正气，郁金、石菖蒲行气活血、开窍化痰，郁金助菖蒲化痰燥而不热，合之兼顾痰瘀，加苦杏仁开通肺道以利水道，合黄柏更能导湿热外出，熟地黄补益精血，精血足则下肢经脉有所濡养，远志宁心安神，加之半枝莲、白花蛇舌草、龙葵清热解毒散结以制癌毒。

四诊较三诊，患者多脾胃不和之症，反酸烧心，夜间胃胀，多责之肝脾，疲乏、双下肢无力仍存，小便黄，伴排尿灼热感，下焦湿热不解，此为下元不足、相火炽烈、下焦湿热之证，故以引火汤为主方，滋肾引火归元，以制其在上之炎，败酱草、红藤、枳壳行气活血化瘀，防其久病入络，左金丸之吴茱萸、黄连泻火疏肝和胃，以制反酸烧心，黄柏、苍术清下焦湿热，生龙骨、生牡蛎安神定志，土鳖虫、蜈蚣加之猫爪草行气通络、化痰散结，龙葵、白英、半枝莲、白花蛇舌草药对，为王师双龙解毒药对主药，主攻癌毒以治标。

五诊患者下肢湿热已除，下肢酸软、易感冒仍存，以引火汤为主方，加之焦山楂消食，湿热已除，可予温热，加生杜仲补肝肾而强筋骨，知母、黄柏清下焦湿热，鳖甲滋肾阴以防过泄耗精，半枝莲、白花蛇舌草、龙葵、白英四味守上以抑癌毒。

案 21　乳腺癌：补肾疏肝、健脾解毒法降低患者肿瘤标志物

朱某，女，73 岁，初诊时间：2018 年 9 月 12 日。

主诉：右乳腺癌术后 20 余年，化疗 6 个周期后。

现病史：1998 年患者因右乳房肿块于当地医院就诊，乳腺超声示右乳肿物，行乳腺穿刺活检提示右乳浸润性导管癌，行右乳腺癌根治术，术后行 6 个周期辅助化疗，目前口服内分泌药物治疗，患者术后恢复尚可，为求中药治疗来诊。

辅助检查：肿瘤标志物（2018 年 8 月 9 日）示癌胚抗原 6.52 ng/L，CA19-9 28.92 U/mL。胸部 CT（2018 年 8 月 13 日）示双肺感染性病变；右肺钙化结节影。

刻下症：上半身汗出多，尤以腋下、前胸后背、头面部甚。晨起咳黏痰，咽部黏腻不适。盗汗、耳鸣，纳可，眠尚可，夜尿 2～3 次，大便每日 1～2 次，成形。舌暗红，苔白，脉弦略数。

西医诊断：右乳浸润性导管癌。

中医诊断：乳岩。

辨证：肝郁肾亏瘀毒。

处方：熟地黄 30 g，白芍 15 g，当归 10 g，川芎 15 g，生龙骨 30 g（先煎），生牡蛎 30 g（先煎），巴戟天 30 g，菟丝子 20 g，肉桂 5 g（后下），桑白皮

30 g,地骨皮 30 g,黄连 10 g,柴胡 30 g,法半夏 15 g,党参 30 g,茯苓 15 g,炒白术 15 g,炙甘草 10 g,黄芩 10 g,大枣 10 g,干姜 10 g,生薏苡仁 30 g,焦三仙各 30 g,草河车 15 g,怀牛膝 10 g,牡丹皮 10 g,炮山甲 10 g(先煎),炙鳖甲 15 g(先煎),全蝎 5 g,蜈蚣 3 条,土鳖虫 10 g,凌霄花 10 g,车前子 15 g(包煎),麦冬 30 g,砂仁 10 g(后下),白花蛇舌草 30 g。20 剂,每日 1 剂,水煎,早晚分服。

2018 年 10 月 17 日二诊。

辅助检查:复查肿瘤标志物示神经元特异性烯醇化酶 46.28 ng/mL。生化检查示谷丙转氨酶 127.1 U/L,谷草转氨酶 35 U/L。乳腺超声示左侧乳腺低回声结节,考虑脂肪瘤。氨基末端脑利钠肽前体 360.6 pg/mL。

刻下症:耳鸣,时有咳嗽,痰多色白,质黏,口干,纳眠可,大便偶有不成形,日行 2～3 次,小便正常。舌紫暗,苔少,左脉弦右脉滑。证属脾肾亏虚,痰毒瘀阻。

处方:柴胡 15 g,黄芩 10 g,白芍 30 g,砂仁 10 g(后下),炙甘草 10 g,熟地黄 30 g,炙龟板 30 g,桑白皮 15 g,地骨皮 15 g,车前子 15 g(包煎),盐知母 10 g,黄柏 10 g,肉桂 5 g(后下),黄连 10 g,炮山甲 10 g,土鳖虫 10 g,龙葵 30 g,白英 30 g,半枝莲 60 g,白花蛇舌草 60 g。20 剂,每日 1 剂,水煎,早晚分服。

2019 年 3 月 6 日三诊。

患者定期复查肿瘤标志物,结果见表 2。

表 2　患者复查肿瘤标志物结果　　　　　　　　　　（ng/mL）

肿瘤标志物	2018 年 8 月 9 日	2018 年 10 月 17 日	2019 年 2 月 10 日	2019 年 3 月 4 日
神经元特异性烯醇化酶	—	46.28	11.24（−）	11.28（−）
癌胚抗原	6.52	2.81（−）	3.54	4.39

刻下症:汗出多,白日较夜间重,腰痛 1 年余,耳鸣,痰多症状减轻,纳可,眠可。舌暗,苔白滑,脉滑数。证属脾肾不足,痰毒瘀阻。

处方:2018 年 10 月 17 日方去龙葵、白英,加桂枝 10 g,羌活 10 g,盐杜仲 15 g。40 剂,每日 1 剂,水煎,早晚分服。

2019 年 5 月 13 日四诊。

辅助检查：肿瘤标志物（2019年5月6日）示 CYFRA21-1 5.13 ng/mL。神经元特异性烯醇化酶、癌胚抗原均降至正常水平。血常规（2019年5月6日）示平均红细胞体积 101.8 fL，平均血小板体积 8.9 fL。

刻下症：耳鸣，时有咳嗽，痰多色白，质黏，口干，纳眠可，大便偶有不成形，日行2～3次，小便正常。舌紫暗，苔少，左脉弦右脉滑。证属相火痰毒。

处方：熟地黄60 g，巴戟天30 g，肉桂3 g（后下），黄连10 g，柴胡30 g，黄芩10 g，党参30 g，炙甘草10 g，大枣10 g，桂枝10 g，白芍15 g，法半夏15 g，川贝母10 g，全蝎5 g，羌活10 g，蜈蚣3条，半枝莲60 g，白花蛇舌草60 g。40剂，每日1剂，水煎，早晚分服。

【按语】

本例乳腺癌患者经手术、化疗后20余年，癌毒大势已去，肿瘤在一段时期内未见明显发展征象，但正气亏虚，痰毒瘀阻，癌毒未尽，仍须顾及"余毒未尽""毒邪内伏"，通过扶正补肾，引火下潜，调畅气机，同时基于癌毒学说，采用大剂量解毒攻毒药物以搜剔体内癌毒，祛邪不伤正，可达到清除体内剩余的癌毒、减少肿瘤复发转移的目的。

患者初诊时晨起咳黏痰，上半身汗多，伴有盗汗、耳鸣，考虑其年老正气不足，癌毒侵袭，日久愈虚，真阴不足，相火在上，肝郁瘀毒互阻发而为病。用熟地黄30 g，佐以肉桂3～5 g引火归元；以引火汤加减，熟地黄、巴戟天等药物扶肾阳、补肾阴，壮水之主，引龙雷之火下行；四君子汤、四物汤等扶正补气血，加上柴胡、黄芩、白芍等药疏肝理气解郁；砂仁、炙甘草、焦三仙调中固护脾胃；桑白皮、地骨皮泻肺；黄连、肉桂交济火水及降相火；土鳖虫、炮山甲、炙鳖甲、全蝎、蜈蚣等软坚散结；生薏苡仁、车前子等利水化湿。

二诊时患者神经元特异性烯醇化酶指标升高，在前方基础上加用龙葵、白英、半枝莲、白花蛇舌草攻伐癌毒，土鳖虫、炮山甲搜刮余毒。晨起咳嗽较前好转，汗出减少，但仍有耳鸣口干，加桑白皮润肺止咳，盐知母、炙龟板滋阴清虚热。

三诊时指标恢复正常，癌毒之势渐退，去龙葵、白英；汗多，加桂枝、羌活治疗太阳表虚证，以固表止汗，腰腿疼痛加盐杜仲以止痛。

癌毒为癌病主因，无论癌症初期邪去正复还是中后期邪去正衰，余毒未尽、毒邪内伏，治疗注重辨证的同时，当佐以抗癌之品，如半枝莲、白花蛇舌草、龙葵、白英等药以清热解毒、抗癌消癥。本例运用大剂量解毒攻毒中药，配合健脾固本、引火下行等扶助正气，患者诸症明显减轻，肿瘤标志物神经元特异性烯醇化酶、癌胚抗原逐渐下降至正常范围，同时缓解了患者的相关症状，可见中药抑瘤之功。

案 22　乳腺癌：引火归元、解毒行瘀法降低患者肿瘤标志物

付某，70岁，女，初诊时间：2018年10月31日。

主诉：发现右乳肿物3年余，确诊右侧乳腺癌5月余。

现病史：2015年患者发现右乳头正上方2 cm处有肿块，大小约0.2 cm×0.2 cm，就诊于北京多个知名医院，均嘱观察；2017年肿块增大至大小约0.5 cm×0.5 cm；2018年5月肿块增大，直径约0.7 cm；2018年5月25日于北京某医院行右乳癌根治术，术后病理示乳腺浸润性癌，中分化，非特殊型，雌激素受体（弱+），孕激素受体（中+），双调蛋白（弱+），人表皮生长因子受体-2（+++）；2018年6月10日—8月8日行4个周期化疗（具体方案不详）；2018年8月15日始用内分泌药物治疗，辅助曲妥珠单抗治疗至今。

既往史：乙肝小三阳30余年，现复查肝功能正常。

家族史：舅舅有肺癌病史。

刻下症：口干，乏力，畏寒，手足冰凉，生气后胸闷气短，背部发紧，偶有食后胃胀、嗳气、胃中嘈杂，纳可，眠差，入睡难，眠浅易醒，需药物助眠，二便调。近1年体重减轻4 kg。舌淡红，苔薄白干裂而少，脉弱，关弦如豆。

西医诊断：右侧乳腺癌术后。

中医诊断：乳癌病。

辨证：肾亏相火瘀毒。

处方：生地黄15 g，熟地黄15 g，白芍15 g，川芎15 g，凌霄花10 g，肉桂3 g（后下），黄连10 g，玫瑰花10 g，炒酸枣仁30 g，五味子15 g，石决明30 g，半枝莲30 g，白花蛇舌草30 g，砂仁10 g（后下），枳壳10 g，柴胡15 g，黄芩10 g，泽泻10 g，桂枝6 g。15剂，每日1剂，水煎，早晚分服。

2018年11月21日二诊。

辅助检查：肿瘤标志物（2018年11月14日）示癌胚抗原3.15 ng/mL，CA19-9 27.09 U/mL；肝肾功能（2018年11月14日）示尿酸384 μmol/L。

刻下症：眠差，不易入睡，烦躁，偶有胸闷气短，畏寒减轻，背部发紧消失；纳尚可，胃胀减轻，仍有嗳气、胃中嘈杂，口干，腰酸痛喜温；大便调，夜尿频，6次每晚。舌暗淡，苔黄腻，脉弱。证属肾亏相火瘀毒。

处方：2018年10月31日方加吴茱萸5 g，生杜仲15 g，决明子15 g，去石决明。40剂，每日1剂，水煎，早晚分服。

2019年1月2日三诊。

刻下症：眠差，入睡困难，偶胃中嘈杂，食后腹胀，尿频、尿急、胸闷气短，口干，口渴，纳可，大便调。舌红，苔薄白，脉沉。证属肝郁脾虚，肾亏相火。

处方：熟地黄30 g，牛膝10 g，肉桂3 g（后下），炙龟板30 g，砂仁10 g（后下），生谷芽30 g，苍术10 g，黄连10 g，生黄芪30 g，茯苓10 g，柴胡15 g，黄芩10 g，瞿麦30 g，半枝莲30 g，柏子仁15 g，白花蛇舌草30 g。40剂，每日1剂，水煎，早晚分服。

2019年3月27日四诊。

辅助检查：肿瘤标志物（2019年3月27日）示CA19-9 290 U/mL，CA125 107.0 U/mL。胸腹CT及MRI均未见异常。

刻下症：尿频、尿急、尿痛，入睡困难，胸闷气短，仍有反酸，口干，纳可，大便调，易汗出。舌暗，苔少有裂纹，脉沉滑。辨证同前。

处方：砂仁10 g（后下），炙甘草10 g，桑白皮15 g，地骨皮15 g，柴胡15 g，黄芩10 g，白芍15 g，知母10 g，黄柏10 g，车前子15 g（包煎），肉桂5 g（后下），黄连10 g，浮小麦30 g，大枣10 g，吴茱萸5 g，白花蛇舌草90 g，半枝莲90 g，草河车15 g，连翘40 g，苍术10 g，石韦15 g，生龙骨30 g（先煎），生牡蛎30 g（先煎），生地黄15 g。40剂，每日1剂，水煎，早晚分服。

2019年4月24日五诊。

辅助检查：肿瘤标志物（2019年4月18日）示CA125 98.8 U/mL，CA19-9 249.3 U/mL。

刻下症：尿频、尿急、尿痛均缓解，腰膝酸软，小腹有坠胀感。寐差，入睡困难，眠浅易醒，口干，咽痒易干咳，纳可，二便调。舌暗红，苔薄有裂纹，脉沉。辨证同前。

处方：2019年3月27日方改半枝莲120 g，白花蛇舌草120 g，加桂枝10 g，法半夏15 g，炒酸枣仁30 g，去苍术、生地黄。40剂，每日1剂，水煎，早晚分服。

2019年5月22日六诊。

辅助检查：肿瘤标志物（2019年5月21日）示CA125 73.6 U/mL，CA19-9 236.1 U/mL。肝肾功能（2019年5月21日）示尿酸384 μmol/L，胆固醇6.54 mmol/L，高密度脂蛋白胆固醇1.86 mmol/L，低密度脂蛋白胆固醇3.64 mmol/L。

刻下症：气短乏力、胸闷，劳累后加重，腰膝酸软较前好转，口干，嗳气，时有呃逆，胃胀感；寐差，入睡困难，眠浅易醒；纳可，小便调，大便黏腻，日1~2次。舌暗红，苔薄有裂纹、剥苔，脉沉。证属肝郁脾虚，相火痰毒。

处方：土茯苓60 g，柴胡15 g，黄芩10 g，党参20 g，法半夏15 g，大枣10 g，炙甘草10 g，桂枝10 g，白芍15 g，生杜仲15 g，半枝莲150 g，白花蛇舌草150 g，知母10 g，黄柏10 g，肉桂3 g（后下），黄连10 g，焦三仙各30 g，竹茹30 g，麦冬30 g，熟地黄50 g，砂仁10 g（后下）。20剂，每日1剂，水煎，早晚分服。

2019年6月19日七诊。

辅助检查：肿瘤标志物（2019年6月13日）示CA125 45.41 U/mL，CA19-9 200.2 U/mL。

刻下症：胸闷气短，眠差，咽部烧灼感，夜尿频数，纳可，大便调。舌暗稍红，苔薄白，根部裂纹少苔，脉细滑。证属肝郁脾虚，相火痰毒。

处方：2019年5月22日方改肉桂5 g（后下），熟地黄30 g，加女贞子15 g，巴戟天30 g，去竹茹、生杜仲。20剂，每日1剂，水煎，早晚分服。

2019年7月17日八诊。

辅助检查：肿瘤标志物（2019年7月15日）示CA125 27.71 U/mL，CA19-9 112.0 U/mL，癌胚抗原5.52 ng/mL。

刻下症：寐差，入睡困难（服药助眠），胸闷气短明显改善，咽部仍有烧灼感，夜尿3~4次，纳可，大便调。舌红，苔薄少，脉细滑。证属肝郁脾虚，相火痰毒。

处方：2019年6月19日方加木香10 g，丁香10 g，薄荷10 g，野菊花30 g，苍术10 g，远志10 g，去巴戟天、女贞子。20剂，每日1剂，水煎，早晚分服。

2019年8月19日九诊。

辅助检查：肿瘤标志物（2019年8月16日）示CA125 23.30 U/mL，CA19-9 56.02 U/mL，癌胚抗原4.47 ng/mL。肝肾功能（2019年8月16日）示尿酸363 μmol/L，胆固醇6.11 mmol/L，高密度脂蛋白胆固醇1.73 mmol/L，低密度脂蛋白胆固醇3.77 mmol/L。血常规（2019年8月16日）示正常。

刻下症：眠差，入睡困难，口干，反酸，夜尿4~5次，纳可，大便调。舌红绛，苔薄少，脉细滑。证属相火瘀毒。

处方：柴胡15 g，黄芩10 g，桂枝10 g，白芍30 g，法半夏15 g，吴茱萸6 g，炙甘草10 g，木香10 g，金银花30 g，野菊花30 g，苦参15 g，白花蛇舌草

150 g，巴戟天 30 g，浮小麦 30 g，大枣 10 g，土鳖虫 10 g，薄荷 10 g（后下），天麻 10 g。20 剂，每日 1 剂，水煎，早晚分服。

【按语】

2018 年国际癌症数据显示，乳腺癌位于世界女性癌症发病率之首，严重威胁女性的生命健康；且在每年新发乳腺癌病例中，3%～10% 的女性在确诊时即有远处转移，早期患者中 30%～40% 可发展为晚期乳腺癌，5 年生存率约为 20%。

扶正与祛邪是恶性肿瘤中医治疗的根本大法。扶正法包括提高机体对肿瘤的防御能力的一切手段，如中药治疗、针灸治疗等。其目的在于扶助正气，补五脏虚损，协调脏腑功能，平衡人体气、血、阴、阳。祛邪法包括手术、放化疗、介入、靶向治疗，以及应用清热解毒法、以毒攻毒法等，其目的在于消灭瘤体，攻解癌毒，侧重于局部治疗。本例乳腺癌术后，曲妥珠单抗维持治疗中，在影像学未发现新发病灶的情况下，定期复查发现肿瘤标志物升高。

临证时还要把握好整体扶正与局部祛邪的时机和关系。患者首诊时为术后化疗后不久，癌毒大去，正气亏虚，以益气补血扶正为主，少佐抗癌攻毒药防治癌毒复盛。以四物汤补益气血；手术属"金刃伤"，易损伤气血，气虚血瘀，予以凌霄花、玫瑰花等行气化瘀；相火妄动，上扰心神致寐差，耗伤阴液则见口干，少佐肉桂鼓动肾水至上焦，黄连清上焦心火，引火下行，使火水既济，神安眠佳；气血亏虚，致心血不足，神失所养，以炒酸枣仁、五味子养心安神；予柴胡桂枝汤疏解少阳经气不利所致之背部不适；脾虚腹胀，以砂仁健脾益气，枳壳行气宽中。

二诊时患者症状减轻，基于上方不变，加吴茱萸、生杜仲以暖肝，去大寒的石决明改入决明子以清肝火。

三诊时患者眠差，用黄连、肉桂相配，火水相济，安神助眠；熟地黄、牛膝滋阴潜阳清虚火，佐以茯苓安神；生黄芪、砂仁理气宽中；半枝莲、白花蛇舌草常规攻毒抗癌。

四诊时肿瘤标志物异常升高，但未见明显病灶，提示癌毒有复盛之势，方中攻毒抑癌力量加大，连翘增至 40 g，半枝莲和白花蛇舌草剂量各加至 90 g，增强攻毒抑癌之力；予泻白散、桑白皮、地骨皮清肺热；柴胡、黄芩、白芍等入少阳肝经疏解少阳；肉桂、黄连使水火既济，五脏皆安，气血畅通，正气逐渐恢复，正盛则邪去。

在上法治疗下，肿瘤标志物逐渐下降，但效果不甚明显，后继续加大攻毒抑癌之力，半枝莲、白花蛇舌草剂量各加至150 g，效果明显。至2019年8月肿瘤标志物癌胚抗原、CA125已恢复至正常水平。患者长期应用大剂量抗癌解毒之药，复查肝肾功能略有升高，经对症治疗后好转，中药大剂量抗肿瘤临床实践证明确有效用，且中药毒性可防可控。通过应用大剂量抗癌解毒中药有效降低了肿瘤标志物，调济上下火水，恢复周转运营正常，在一定程度上缓解了患者相关临床症状。

案23 胰腺癌：疏肝健脾、抗癌解毒法降低患者肿瘤标志物

丁某，男，82岁，初诊时间：2018年5月6日。

主诉：胰腺占位1个月。

现病史：患者2018年4月初因腹痛就诊于当地医院，行上腹部MRI提示胰体尾部占位，大小约3.2 cm×2.5 cm，肝多发占位，转移可能，最大者大小约2 cm×1.3 cm。患者因高龄，拒绝放化疗，2018年4月30日查肿瘤标志物示CA19-9 1197 U/mL，癌胚抗原6.26 ng/mL，总胆红素66.8 μmol/L，直接胆红素51.9 μmol/L，谷丙转氨酶862 U/L，谷草转氨酶962 U/L，碱性磷酸酶247 U/L，γ-谷氨酰转移酶289 U/L。现为求中药治疗来诊。

刻下症：一般情况尚可，纳眠可，二便调，舌暗红，脉弦细。

西医诊断：胰体恶性肿瘤（Ⅳ期），肝转移。

中医诊断：胰腺癌。

辨证：瘀毒内阻证。

处方：金钱草30 g，桂枝10 g，黄芩10 g，太子参30 g，生甘草10 g，法半夏15 g，白芍10 g，大枣10 g，柴胡30 g，藤梨根30 g，木鳖子20 g，蜂房8 g，北豆根8 g，半枝莲60 g，蜈蚣3条，白花蛇舌草60 g，九香虫10 g，姜黄20 g，炮山甲10 g，土鳖虫10 g，焦三仙各30 g，瞿麦30 g，石韦15 g。20剂，每日1剂，水煎，早晚分服。

2018年5月30日二诊。

辅助检查：肿瘤标志物（2018年5月28日）示癌胚抗原6.21 ng/mL；CA19-9 895.3 U/mL，生化检查示直接胆红素10.4 μmol/L。

刻下症：药后一般情况尚可，无明显不适，纳眠可，二便调。证属瘀毒内阻。

处方：2018年5月6日处方将半枝莲加至90 g，加半边莲90 g，炙鳖甲30 g，菊花10 g，牡丹皮10 g。20剂，每日1剂，水煎，早晚分服。

【按语】

　　胰腺癌在消化系统恶性肿瘤中较为少见，但近20年有增长趋势，已成为我国癌症死亡原因的第6至7位。胰腺癌由于其位置深且隐蔽，早期无特殊症状，病灶极易侵犯周围脏器和发生远处转移，因此当临床诊断时大多已属晚期，根治手术切除率低（10%～15%），晚期胰腺癌5年生存率低于5%。胰腺癌的预后较差，即使手术达到了R0切除，即切除后显微镜下无残留，其局部区域的复发率仍高达80%。中药治疗常是胰腺癌治疗的主要辅助措施。

　　胰腺癌在中医文献中无类似病名，根据临床证候当属于"癥瘕""积聚""黄疸""伏梁"等范畴。古代文献提示胰腺癌的发生发展与后天失养、寒温不调、饮食失节及情志失调等有关。胰腺癌是以脏腑气血亏虚为本，气滞、血瘀、痰凝、毒聚为标的一种本虚标实的病证。胰腺癌的临床症状，主要取决于肿瘤部位、周围器官是否受累及有无并发症出现等，但一般来说，胰头癌常相对较早出现症状，而胰体尾部癌早期症状甚少。

　　本案患者为高龄晚期胰腺癌，多发转移，病变位于胰腺体尾部，肿瘤标志物明显升高，但患者并无自觉症状，处于"无证可辨"的状态。从近年来各家对胰腺癌的中医治疗来看，胰腺癌中医治疗以清热利湿为主要治法，而胰腺癌进展较快，从癌毒的毒力上看，胰腺癌毒力较强，从毒性上看，胰腺癌癌毒属热毒夹瘀夹湿，临床要辨湿、热、瘀何者更重。本案即是以清热利湿解毒之法贯穿胰腺癌治疗的始终。

　　首诊以柴胡桂枝汤疏肝健脾，调和气血；针对癌毒，以半枝莲、白花蛇舌草、藤梨根、木鳖子抗癌解毒，其中木鳖子偏于化痰散结，白花蛇舌草、半枝莲、藤梨根偏于清热化湿；北豆根、蜂房为消化道肿瘤常用药，北豆根味苦，性寒，有小毒，归肺、胃、大肠经，善降泻，具有清热解毒、利湿消肿的功效，《证类本草》云其"主解诸药毒。止痛，消疮肿毒，人及马急黄发热，咳嗽，杀小虫"，现代药理研究认为北豆根可治疗活动性肝炎、胃癌、急性喉炎等，本药可清热散结，但用量不宜偏大，具有一定的保肝作用，蜂房可攻毒杀虫、祛风止痛，对于胰腺癌疼痛者尤为适宜，我们常于大队清热利湿药物中，加入一味蜂房攻毒止痛，认为其可通络散结；炮山甲、土鳖虫化瘀通络，炮山甲，《本草纲目》谓其可"通经脉"，胰腺癌部位深且隐蔽，局部血络不通，常两药合用。我们认为，癌毒乃肾精变异，属"肾实"，当与泄肾之品，本案应用瞿麦、石韦清热利湿，治肾实；其他如金钱草乃胰腺癌常用清热利湿之品，九香虫、焦三仙乃为消食开胃而设。

二诊复查，多项肿瘤标志物明显下降，直接胆红素较前下降，治疗有效，再加入炙鳖甲入络散结，牡丹皮、菊花清肝火，一清血分，一清气分，加入半边莲清热解毒，将半枝莲、半边莲各重用至90 g以抗癌解毒。

从本案可见，治疗肿瘤以"癌毒"为核心，同时抓住不同肿瘤的临床特点，如本案以湿、瘀为主，清热利湿、化瘀通络贯穿始终，同时基于"肾实"学说，运用大剂量抗癌解毒中药汤剂，肿瘤标志物在短短1个月即明显下降，效果较好。目前患者还在治疗中，生活质量较好。

案24 胰腺癌：化痰活血、解毒化瘀法使患者肿瘤标志物在短期内下降

杨某，女，68岁，初诊时间：2019年1月2日。

主诉：发现胰腺癌8个月。

现病史：2018年5月患者因腹痛就诊于当地医院，行上腹部增强MRI提示胰头恶性占位，腹腔多发肿大淋巴结，考虑转移。未行手术，目前已行4个周期化疗（具体方案不详），末次化疗时间为2018年9月。化疗后行胰头局部放疗20次。放疗后，口服替吉奥化疗2个周期（现已停服）。现为求中药治疗来诊。

辅助检查：腹部CT（2018年12月6日）示胆囊切除术后改变，肝内胆管略扩张；腹腔干动脉周围肿大淋巴结，与2018年7月6日腹部CT对比无明显变化。复查肿瘤标志物示CA19-9（2018年5月）>4000 U/mL，CA19-9（2018年12月2日）999.5 U/mL。

刻下症：一般情况尚可，纳可，大便调，睡眠易醒，小便黄，舌红，苔白，脉弦细。

西医诊断：胰腺癌（Ⅳ期），腹腔淋巴结转移。

中医诊断：胰癌病。

辨证：脾虚相火痰毒。

处方：蜂房8 g，北豆根5 g，藤梨根30 g，炙鳖甲30 g（先煎），半枝莲90 g，白花蛇舌草90 g，竹茹30 g，焦三仙各30 g，法半夏30 g，柏子仁15 g，肉桂3 g（后下），黄连10 g，生黄芪30 g，茯苓10 g，吴茱萸5 g，柴胡15 g，黄芩10 g，酸枣仁30 g，党参30 g，炙甘草10 g，大枣10 g，知母10 g，川芎10 g。60剂，每日1剂，水煎，早晚分服。

2019年2月24日二诊。

辅助检查：CA19-9（2019年1月31日）116.5 U/mL。

刻下症：腹部胀痛较前好转，乏力，失眠，四肢末端麻木，纳可，二便调。辨证同前。

处方：上方去党参、吴茱萸，加太子参30 g。20剂，每日1剂，水煎，早晚分服。

2019年3月27日三诊。

辅助检查：CA19-9（2019年3月）104.8 U/mL。

刻下症：偶有腹部胀痛，乏力，汗出，偶有咳嗽，纳可，二便调。证属相火瘀毒。

处方：柴胡15 g，法半夏15 g，党参20 g，炙甘草10 g，黄芩10 g，大枣10 g，桂枝10 g，白芍15 g，熟地黄30 g，地骨皮15 g，桑白皮15 g，九香虫10 g，炮山甲10 g，土鳖虫10 g，浮小麦30 g，知母10 g，黄柏10 g，半枝莲90 g，白花蛇舌草90 g，藤梨根30 g，木鳖子20 g，北豆根8 g，蜂房8 g。20剂，每日1剂，水煎，早晚分服。

【按语】

在癌毒学说中，对于胰腺癌的认识为胰腺具有内、外分泌功能，具有中医脾的功能特点，发病包括七情失调、肝气郁结，以及寒温失调、饮食失节、恣食肥腻、醇酒厚味等损伤脾胃，脾虚生湿，湿中蕴热，湿热胶结，"热得湿而愈炽，湿得热而愈横"，日久先天失养，肾元亏虚，化生癌毒，局部壅结形成肿物，形成肿瘤。湿性黏滞、重浊，湿热为胰腺癌的病机特点。而癌毒纠缠湿热，导致湿热痰瘀均相兼为患，正气亏虚，导致虚中夹实，调治极难。中医治疗在扶正基础上，以湿、热、毒三者为主要致病因素。

本例患者胰腺癌发现即为晚期，首诊时CA19-9较高，考虑癌毒内盛，故而重用半枝莲、白花蛇舌草抗癌解毒，以小柴胡汤疏肝健脾，调畅少阳，二陈汤燥湿化痰，酸枣仁汤养心安神调节患者睡眠，以左金丸制酸和胃，吴茱萸暖肝、理气止痛，肉桂温阳散寒、活血通络，蜂房可温阳止痛，北豆根现代药理证明可治疗慢性肝炎，具有散结、保肝的作用，炙鳖甲养阴散结，同时具有滋补与攻邪的作用，处方标本兼治，暖肝温下、健脾补中、化痰调上，同时兼顾肿瘤的湿热痰瘀等因素，攻补得当。

二诊时复查CA19-9迅速下降，腹部胀痛好转，遂去吴茱萸，改党参为太子参，增其补益脾胃、濡养四肢之功。

三诊时患者腹痛好转,偶有咳嗽,考虑为湿热毒邪犯肺,故而以泻白散之桑白皮、地骨皮宣肺清热,柴胡桂枝汤疏肝解表、调和营卫治疗自汗,配合浮小麦、大枣、炙甘草之甘麦大枣汤养心阴而止汗,熟地黄滋阴补肾,知母、黄柏清相火而泄肾实。癌毒乃肾实为病,故而以泄膀胱而治肾实,继续重用白花蛇舌草、半枝莲、藤梨根、木鳖子抗癌解毒散结。患者为晚期胰腺癌,放化疗后治疗均较为困难,经3次诊治,不仅症状缓解,且肿瘤标志物持续下降,治疗效果较好。

案25　直肠癌:健脾补肾、解毒抗癌法降低晚期患者肿瘤标志物

邓某,男,59岁,初诊时间:2013年12月4日。

主诉:直肠癌术后4年10月余,肺转移γ刀治疗后1年7月余。

现病史:2009年患者因便血就诊于当地医院,肠镜提示直肠癌(具体病理不详),自诉术后因分期较早,未行放化疗,此后定期复查。2012年5月患者因直肠癌术后肺转移(肺内结节)行γ刀治疗。2013年2月开始行靶向治疗(具体不详)。2013年11月7日查肿瘤标志物示癌胚抗原12.05 ng/mL。2013年11月20日查胸腹CT示盆腔术后改变,骶前不规则软组织影;腹主动脉左侧类结节呈混杂密度,与左输尿管贴邻,大小约2.1 cm×1.3 cm;左肺上叶舌段斜裂下小结节较前增大(直径0.7 cm→0.8 cm→1.2 cm),倾向转移;右肺上叶尖段胸膜下不规则类结节,内见通气支气管;右肺下叶条索、斑片影,余双肺散在小结节,同前;右侧胸膜不规则增厚,右侧胸腔极少量积液。

辅助检查:浅表淋巴结超声示双侧腹股沟淋巴结探及,左侧阴囊内积液。

刻下症:后背疼痛,手足麻木,常畏寒,遇冷后腰以下沉重麻木,小便涩痛。纳眠可,大便调。舌暗红,苔白腻,脉沉细。

西医诊断:直肠恶性肿瘤(Ⅳ期);肺继发恶性肿瘤。

中医诊断:肠癌病。

辨证:脾肾阳虚,浊毒内阻。

处方:生黄芪30 g,桂枝10 g,白芍20 g,干姜10 g,大枣10 g,炙甘草10 g,草河车15 g,连翘30 g,败酱草15 g,蜈蚣3条,全蝎5 g,蒲公英30 g,木鳖子30 g,藤梨根30 g,蜂房8 g,半枝莲30 g,八月札10 g,龙葵30 g,土鳖虫10 g,川楝子10 g,白花蛇舌草30 g。20剂,每日1剂,水煎,早晚分服。

2014年8月16日二诊。

2014 年 5 月患者再次行 γ 刀治疗。

辅助检查：胸部 CT（2014 年 8 月 15 日）示左肺上叶舌段斜裂下小结节较前缩小（直径 1.2 cm → 0.9 cm）。其间患者定期前来调方，持续口服中药汤剂。

2017 年 8 月 1 日三诊。

辅助检查：肿瘤标志物（2017 年 7 月 2 日）示癌胚抗原 38.21 ng/mL。

刻下症：患者诉有干咳、气短，纳眠可，药后时有腹泻，大便每日 1~2 次，小便调。舌红，苔黄腻，脉沉细。

处方：半枝莲 90 g，藤梨根 30 g，木鳖子 20 g，白花蛇舌草 90 g，蜂房 8 g，北豆根 8 g，法半夏 30 g，茯苓 10 g，白术 10 g，生薏苡仁 30 g，山药 30 g，川贝母 10 g，金荞麦 30 g，败酱草 15 g，太子参 30 g，生黄芪 30 g，枸杞子 30 g。20 剂，每日 1 剂，水煎，早晚分服。

2017 年 9 月 13 日四诊。

辅助检查：肿瘤标志物（2017 年 9 月 7 日）示癌胚抗原 42 ng/mL。

刻下症：干咳、气短，周身麻木，下肢甚，且遇冷后加重，纳眠可，二便调。舌紫暗，苔白厚，脉弦细。

处方：2017 年 8 月 1 日方，将半枝莲、白花蛇舌草各加至 120 g，加伊贝母 10 g，细辛 10 g，去金荞麦、山药。20 剂，每日 1 剂，水煎，早晚分服。

2017 年 10 月 11 日五诊。

辅助检查：肿瘤标志物（2017 年 10 月 1 日）示癌胚抗原 36.87 ng/mL。自诉查肺 CT，未见肿瘤进展（检查结果未见）。

刻下症：周身麻木、下肢畏冷等症状均减轻，纳可，寐安，二便调。舌质红，苔白厚，脉沉细。

处方：半枝莲 120 g，藤梨根 30 g，木鳖子 20 g，白花蛇舌草 120 g，蜂房 8 g，北豆根 8 g，法半夏 30 g，茯苓 10 g，败酱草 15 g，太子参 30 g，生黄芪 30 g，枸杞子 30 g，桂枝 10 g，细辛 10 g。20 剂，每日 1 剂，水煎，早晚分服。

2017 年 7 月 2 日—10 月 1 日治疗期间癌胚抗原指标的变化见图 6。

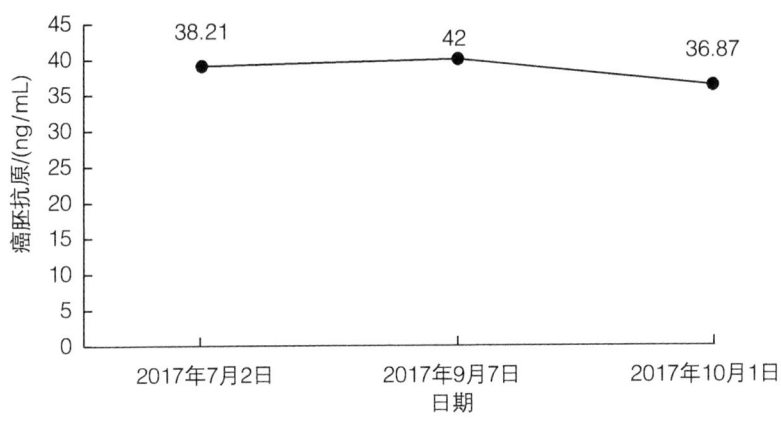

图 6　癌胚抗原指标变化

【按语】

直肠癌是指从齿状线至乙状结肠直肠交界处之间的癌，是消化道最常见的恶性肿瘤之一。直肠癌位置低，容易被直肠指诊及乙状结肠镜检查发现。但因其位置深入盆腔，解剖关系复杂，手术不易彻底切除，术后复发率高。直肠癌的病因目前仍不十分清楚，其发病与社会环境、饮食习惯、遗传因素等有关。目前公认的是动物脂肪和蛋白质摄入过高、食物纤维摄入不足及直肠息肉是直肠癌发生的高危因素。

肿瘤治疗需要掌握"节奏"，需要"军对军""排对排"，针对癌毒较盛而正气不虚，需应用大剂量抗癌解毒药物清除癌毒、减少毒量、减轻毒性，改变癌毒生存的"土壤"。而晚期肿瘤患者由于病程较长，经历多程放化疗治疗后，虽正气亏虚严重，体质较弱，但肿瘤多发转移，负荷较重，患者此时正气亏虚，癌毒内盛，单纯口服中药往往杯水车薪，此时应重视微创治疗，应用血管介入、射频、氩氦刀、射波刀等创伤相对较小的现代医学方法最大限度地减少癌毒的"毒量"，给正气恢复以机会，所以，提倡中晚期肿瘤患者应用中药联合微创治疗。

患者初诊时后背疼痛，手足麻木，结合舌暗红、苔白腻，考虑其浊毒内阻，阻遏气机，导致气血流通不畅。因此用多数解毒抗癌药物如大剂量半枝莲、白花蛇舌草、藤梨根、木鳖子、蜂房等来抑制肿瘤的发展，加上蜈蚣、全蝎、土鳖虫等虫类药物以增强攻毒散结、通络行瘀的作用。此外用八月札、川楝子等理气行滞、畅达气机。另患者常自畏寒，遇冷后腰以下沉重麻木，结合脉沉细，考虑其脾阳虚无以温阳化气、畅达气血，以黄芪建中汤温中补气、固护正气。

三诊时患者出现干咳、气短，此处由肺火瘀毒、肺气不宣加之正气不足导致，应用北豆根、川贝母、金荞麦、败酱草清肺热，法半夏、茯苓、白术、生薏苡仁燥湿化痰，太子参、生黄芪等益气固表。

四诊时患者癌胚抗原指标略有升高，干咳、气短症状未见好转，遂重用半枝莲、白花蛇舌草各至 120 g，再加伊贝母润肺止咳，细辛止咳定喘、温阳通络以缓周身麻木。而金荞麦性凉，山药滋腻助湿，不利于温阳通脉以缓周身麻木，遂去除。

五诊时患者诸症好转，全方较上方加桂枝解肌透表以治周身麻木，患者干咳痊愈遂去伊贝母。

综上，瘀毒、正虚、气滞三者合而为病，癌毒产生于人体内，阻而为瘀，影响气机的条达，加上正虚阳弱，治以大剂量解毒行瘀、通络散结、温阳理气药物而达到治疗目的，在较短时间内降低了相关肿瘤指标，有效控制了肿瘤的进展。

案 26　卵巢癌：大剂量解毒药物在短时间内使患者肿瘤指标下降

李某，女，69 岁，初诊时间：2016 年 1 月 25 日。

主诉：卵巢癌术后 3 年 10 个月，化疗后。

现病史：患者 2012 年 3 月 30 日行卵巢癌手术，术后病理示双侧卵巢高分化黏液腺癌，术后以紫杉醇＋卡铂化疗 8 个周期，化疗结束后癌胚抗原仍高于正常水平。此后未定期复查，现患者为求中药治疗来诊。

辅助检查：肿瘤标志物（2016 年 1 月 19 日）示癌胚抗原 8.77 ng/mL。

刻下症：纳可，胃胀，嗳气，气短，吸气费力，眠差，梦多易醒，噩梦，不易入睡，夜间口干，偶有心悸，大便每日 1～2 次，成形，夜尿 1 次，腰酸，晨起口中黏腻。舌暗红，苔黄厚，脉滑。

西医诊断：双侧卵巢高分化黏液腺癌术后。

中医诊断：卵巢癌病。

辨证：脾虚肾亏，浊毒瘀阻。

处方：炮山甲 10 g，土鳖虫 10 g，龙葵 30 g，白英 30 g，木鳖子 30 g，藤梨根 30 g，全蝎 5 g，蜈蚣 3 条，海藻 30 g，生甘草 15 g，生黄芪 50 g，肉桂 10 g（后下），黄连 10 g，黄柏 10 g，熟地黄 30 g，炙龟板 30（先煎），当归 10 g，川芎 15 g，女贞子 15 g，青皮 10 g，焦三仙各 30 g。20 剂，每日 1 剂，水煎，早晚分服。

2016 年 11 月 23 日二诊。

辅助检查：肿瘤标志物（2016 年 10 月 9 日）示癌胚抗原 13.23 ng/mL；

腹部B超（2016年10月9日）示盆腔术后，脂肪肝，胆囊息肉。

刻下症：患者自诉气短，吸气困难，全身乏力，偶有胃胀，口干，纳可，睡眠一般，多梦，梦醒不易入睡，大便偏干，偶有黏液难以排出，小便正常。舌淡，苔黄，脉弦。证属相火肝郁，浊毒。

处方：川楝子10 g，青皮10 g，炒酸枣仁30 g，黄连10 g，阿胶珠10 g，当归10 g，干姜10 g，牡丹皮10 g，黄芩10 g，太子参10 g，绿萼梅10 g，枳壳10 g，法半夏30 g，茯苓10 g，龙葵30 g，木鳖子25 g，藤梨根30 g，白花蛇舌草30 g。40剂，每日1剂，水煎，早晚分服。

2017年3月29日三诊。

辅助检查：肿瘤标志物（2017年3月24日）示癌胚抗原6.49 ng/mL，腹部B超（2017年3月24日）示脂肪肝，胆囊息肉。

刻下症：患者自诉憋气较前减轻，心烦心慌，烦热，怕热汗出，热时周身刺痒，痒即起红丘疹，第二日疹消，晨起口干，纳眠可，大便黏滞不爽，食水果即溏泄，小便可，夜尿1次。舌淡暗、边尖无苔，苔薄黄，脉左细右弦。

处方：熟地黄30 g，白芍15 g，当归10 g，川芎15 g，柴胡30 g，黄芩10 g，党参30 g，炙甘草10 g，大枣10 g，桂枝10 g，半夏15 g，荆芥10 g，防风10 g，鹿角霜10 g，鲜龙葵果10 g，白英30 g，木鳖子20 g，白鲜皮15 g，香附10 g，肉桂3 g（后下），巴戟天20 g，菟丝子30 g，绿萼梅10 g，枳壳10 g。20剂，每日1剂，水煎，早晚分服。

2017年5月31日四诊。

辅助检查：复查肿瘤标志物示癌胚抗原13.33 ng/mL。

刻下症：患者自诉服药后憋气症稍减，常喜太息，生气则加重，平时乏力，汗多而饮水少，不喜饮水，偶觉烦热，热时全身痒，服药后疹出减少，近四五日觉头颈僵硬伴有头晕，纳可，大便黏滞难解。舌红，苔黄腻，脉滑，关脉洪、稍疾。证属肝郁瘀毒。

处方：生黄芪30 g，白术10 g，防风10 g，肉桂6 g（后下），黄连15 g，柴胡30 g，黄芩10 g，党参30 g，炙甘草10 g，大枣10 g，桂枝10 g，白芍15 g，法半夏15 g，葛根15 g，八月札10 g，白薇15 g，生谷芽30 g，当归10 g，半枝莲60 g，白花蛇舌草60 g。40剂，每日1剂，水煎，早晚分服。

2017年8月20日五诊。

辅助检查：肿瘤标志物（2017年8月8日）示癌胚抗原18.88 ng/mL。胸腹盆CT示腹膜局部欠规则增厚；双肺数个微小斑点影，大者直径为0.2 cm；余较前相仿。

刻下症：患者自诉嗝气较前好转，周身瘙痒基本消失，仍有胸闷憋气，乏力，纳眠可，二便调。舌淡，苔黄，脉弦。证属肝郁瘀毒。

处方：茯苓10 g，半夏30 g，白术10 g，陈皮10 g，龙葵30 g，蛇莓30 g，白英30 g，木鳖子20 g，白花蛇舌草60 g，半枝莲60 g，生黄芪30 g，白术10 g，防风10 g，女贞子15 g，枸杞子30 g，焦三仙各30 g，金荞麦30 g，桔梗6 g，炮山甲10 g，土鳖虫10 g。20剂，每日1剂，水煎，早晚分服。

2017年9月27日六诊。

辅助检查：肿瘤标志物（2017年9月21日）示癌胚抗原12.55 ng/mL，CA125 6.44 U/mL，CA19-9 32.54 U/mL。

刻下症：患者自诉乏力，气短，胃脘部胀满，饭后明显，喜叹息，食欲可，眠可，夜尿1次，口中涩，大便每日1～2次，基本成形，小便可，腰痛。舌淡红，苔黄厚腻，脉弦滑数。

处方：上方加生薏苡仁30 g，川楝子10 g，白花蛇舌草加至90 g，半枝莲加至90 g。20剂，每日1剂，水煎，早晚分服。

2017年11月1日七诊。

辅助检查：肿瘤标志物（2017年10月25日）示癌胚抗原6.24 ng/mL，CA125（-），CA19-9（-）。

刻下症：患者自诉气短，喜太息，遇事易胸闷心悸，劳累加重，胃脘胀，口中涩麻，纳可，眠欠安，易醒，难寐，易起急，伴潮热汗出，腰痛。舌淡红，苔心发乌、后部苔黄腻，脉弦。

处方：上方加玫瑰花10 g，百合15 g，白芍15 g，去桔梗、陈皮。20剂，每日1剂，水煎，早晚分服。

2017年12月6日八诊。

辅助检查：患者复查肿瘤标志物示癌胚抗原4.9 ng/mL，CA125 5.53 U/mL，CA19-9 24.32 U/mL。

刻下症：患者自诉气短时作，易喘憋，身热时周身痒甚，口中涩麻，舌头麻木，纳可，眠欠安，入睡困难，易思虑，二便可。舌淡紫，苔黄厚腻，脉弦。证属浊毒瘀阻，相火肾亏。

处方：补骨脂30 g，巴戟天30 g，炮山甲10 g，土鳖虫10 g，龙葵30 g，白英30 g，白花蛇舌草30 g，太子参30 g，茯苓10 g，女贞子15 g，玫瑰花10 g，远志10 g，阿胶珠10 g，柏子仁15 g，百合15 g。20剂，每日1剂，水煎，早晚分服。

2018年1月3日九诊。

辅助检查：肿瘤标志物（2017年12月27日）示癌胚抗原4.43 ng/mL，CA125 5.32 U/mL，CA19-9 22.74 U/mL。

刻下症：患者自诉气短乏力未见明显改善，时有心慌，双耳鸣2年，舌麻仍存，纳可，夜眠较前明显改善，二便调。舌红，苔黄染，脉濡。证属瘀毒未尽，胆火旺盛。

处方：补骨脂30 g，巴戟天30 g，炮山甲10 g，土鳖虫10 g，龙葵30 g，白英30 g，白花蛇舌草30 g，太子参30 g，茯苓10 g，女贞子15 g，玫瑰花10 g，远志10 g，阿胶珠10 g，柏子仁15 g，百合15 g，半枝莲30 g，生薏苡仁15 g，生黄芪30 g。20剂，每日1剂，水煎，早晚分服。

2018年3月7日十诊。

辅助检查：肿瘤标志物（2018年2月28日）示阴性。B超示脂肪肝，胆囊息肉。

刻下症：患者自诉口干、苦，舌麻，乏力，不欲饮水，晚餐后饮水，夜尿1次，心悸气短，易惊悸，自汗，耳鸣如前，纳可，眠尚可，遇事失眠，二便调，大便费力。舌暗红，苔厚浊腻，脉弦，尺脉沉。证属胆火肾亏浊毒。

处方：白芍30 g，桂枝10 g，干姜10 g，大枣10 g，炙甘草10 g，炒酸枣仁10 g，川芎15 g，知母10 g，茯苓10 g，柴胡15 g，郁金10 g，枳壳10 g，瞿麦30 g，半夏30 g，黄芩10 g，苦杏仁10 g，麦冬15 g，龙葵30 g，白英30 g，蛇莓30 g，鳖甲30 g，蜈蚣3条，全蝎5 g。40剂，每日1剂，水煎，早晚分服。

此后患者定期口服中药治疗，病情稳定。

【按语】

卵巢癌在女性常见恶性肿瘤中占2.4%～6.5%，在女性生殖系统恶性肿瘤中居第3位，次于宫颈癌和宫体癌。近几年对宫颈癌及宫体癌的防治取得了一定的成效，而有关卵巢癌的防治方面收效相对较小，所以在女性生殖系统恶性肿瘤中，卵巢癌是造成死亡率最高的一种肿瘤。卵巢癌早期多无自觉症状，因其位置较深，待发现时往往已处于晚期。本例患者术后化疗后，可评价瘤灶已切除，但肿瘤标志物中癌胚抗原水平依然较高，患者依然存在潜在复发和转移风险。

卵巢癌在中医古籍文献中并无此病名，根据其发病特点，可归属于"癥瘕""痞积""肠覃"等范畴。现代中医肿瘤学认为其发病多由机体正气不足、风寒湿热之邪内侵，或情志因素、房室所伤，导致脏腑功能失常，气滞、血瘀、痰饮、湿浊等有形之邪凝结不散，停聚在胞宫，逐渐形成。

纵观本例患者治疗过程，患者癌胚抗原处于持续波动过程中（图7），几经波折，在中药治疗下终于逐渐下降，本例充分体现癌毒学说的基本治法。癌毒以痰瘀为依附而成形，耗精血自养而增生，因此"虚痰瘀毒"是肿瘤病的主要核心病机，扶正、化痰、消瘀是治疗肿瘤的重要大法。据此，可以针对多种病理因素的因果演变转化而组方，随其所在脏腑病位的病理特性而配药。

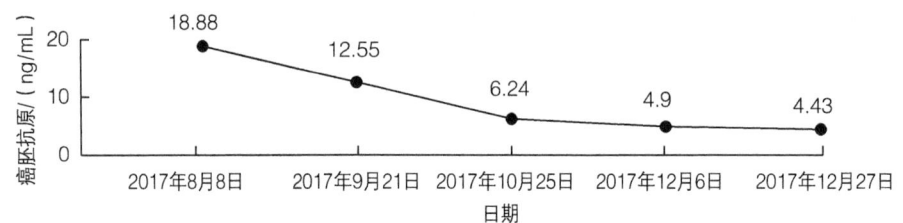

图7 患者癌胚抗原指标变化

卵巢属肾，藏天癸，多气多血。卵巢癌病位在下焦，局部易虚易瘀，所以益气扶正、养血活血、抗癌解毒为卵巢癌的核心治法。本例患者治疗可分为三阶段，第一阶段，首诊以益气养血、化痰散结为主，患者术后气血亏虚，首诊以保元汤为主，重用生黄芪至50 g，肉桂10 g，着重益气生血，恢复患者术后纳差、乏力等气血亏虚症状，扶正不忘解毒，同时以炮山甲、土鳖虫化瘀通络，龙葵、白英、木鳖子、藤梨根等清热利湿解毒。三诊患者周身略有皮疹伴痒，在原养血基础上，以荆芩四物汤养血祛风清热，以柴胡疏肝散、柴胡桂枝汤合用疏肝理气，表里双解，故而五诊时周身瘙痒基本消失。

第二阶段，2017年5月31日四诊开始，此阶段患者癌胚抗原较前升高，经中药治疗又降至正常，此为本案最精彩之处，癌毒潜伏，正气渐复，癌毒死灰复燃，癌胚抗原再次升高，2017年5月31日以玉屏风散、交泰丸、柴胡桂枝汤、葛根汤加减，其中以葛根汤缓解颈肩部不适，重用柴胡清热、疏肝、祛风，下焦肿瘤常伴湿热下注，故而喜用半枝莲、白花蛇舌草，五诊尚各用60 g，复查肿瘤标志物下降不显著，后续以健脾疏肝、清热解毒、温阳散结为主，以补骨脂、巴戟天补肾温阳，继续以炮山甲、土鳖虫通络散结，女贞子、枸杞子养阴补肾，六诊重用半枝莲、白花蛇舌草各至90 g，加重清热利湿、抗癌解毒之功，经此治疗，患者癌胚抗原、CA125逐渐降至正常水平。

第三阶段，末诊处方以炒枣仁汤养心清热治失眠，小柴胡汤或合桂枝汤疏肝健脾，桂枝汤治疗因营卫不和出现的皮疹，继续以龙蛇羊泉汤抗癌解毒，恐"炉烟虽熄，灰中有火"，扶正而不忘祛邪。

本例单纯中药治疗，大剂量清热解毒药物控制癌毒，因癌毒乃火之极致，以火、炎、焱、燚取类比象来看，癌毒乃燚，故而治疗需重用清热解毒之品，常规剂量之龙葵、白英、半枝莲、白花蛇舌草恐难以奏效，故而本例在癌毒复燃之际，重用半枝莲、白花蛇舌草治燚毒，药证相符，故而取得良好疗效。

案27 肺结节：大剂量攻毒药降低肺结节患者肿瘤标志物

张某，女，74岁，初诊时间：2019年11月10日。

主诉：发现肺结节7年，怀疑恶性病变半月余。

现病史：患者2019年10月24日因咳嗽就诊于某医院，查胸部CT示右肺上叶后段结节影，左肺下叶小结节影，占位性病变不除外；双肺斑点，小结节样影。行抗感染治疗后复查CT未见明显变化。

辅助检查：胸部CT示右肺上叶后段结节影，左肺下叶小结节影，占位性病变不除外；双肺斑点，小结节样影；左肺下叶近膈面条片状影，考虑慢性炎症或肺组织膨胀不全；右肺下叶纤维索条；肺动脉主干增粗；甲状腺左叶钙化灶。

刻下症：咳嗽，咽痒，白黏痰，纳可，眠差，入睡困难，二便调。舌暗，苔薄白，有齿痕，脉滑。

西医诊断：肺结节。

中医诊断：肺结节。

辨证：相火瘀毒。

处方：炮附子15 g，干姜10 g，炙甘草10 g，野菊花30 g，土鳖虫10 g，苦参10 g，槟榔15 g，姜黄20 g，苦杏仁10 g，前胡10 g，龙葵30 g，白英30 g，半枝莲120 g，白花蛇舌草120 g，柴胡15 g，黄芩10 g，玫瑰花10 g，夏枯草30 g。60剂，每日1剂，水煎，早晚分服。

2020年10月14日二诊。

辅助检查：CT检查示右肺上叶后段水平裂旁磨玻璃结节影较2013年7月11日略增大（6 mm×4 mm → 7 mm×6 mm）；余双肺微结节大致同前。肿瘤标志物示神经元特异性烯醇化酶30.58 ng/mL。超声示右腹股沟多发淋巴结。

刻下症：偶胸闷气短，腰冷痛，足跟痛，纳眠可，二便调，畏寒，四肢凉。舌暗，苔薄白，脉细，右尺脉微紧。证属水火未济，瘀毒未尽。

处方：肉桂 10 g，桂枝 10 g，白芍 30 g，怀牛膝 10 g，炙甘草 10 g，神曲 15 g，茯苓 10 g，干姜 10 g，芡实 10 g，生黄芪 30 g，防风 10 g，巴戟天 30 g，半枝莲 150 g，白花蛇舌草 150 g，龙葵 30 g，白英 30 g，海藻 30 g。40 剂，每日 1 剂，水煎，早晚分服。

2021 年 3 月 31 日三诊。

辅助检查：肿瘤标志物示神经元特异性烯醇化酶 19.73 ng/mL。

刻下症：眠差，入睡困难，醒后难入睡，腰酸，下肢轻微水肿，胸闷气短，乏力，小便频急、无力，大便可。舌淡红，苔薄白，脉沉弱。证属相火肝郁瘀毒。

处方：柴胡 30 g，黄芩 10 g，党参 30 g，炙甘草 10 g，大枣 10 g，桂枝 10 g，白芍 15 g，法半夏 15 g，乌梅 15 g，茯苓 10 g，车前子 30 g，细辛 10 g，炒酸枣仁 30 g，远志 10 g，香附 10 g，龙葵 30 g，白英 30 g，半枝莲 150 g，白花蛇舌草 150 g。20 剂，每日 1 剂，水煎，早晚分服。

2021 年 6 月 16 日四诊。

辅助检查：肿瘤标志物示神经元特异性烯醇化酶 12.72 ng/mL。

刻下症：眠差，多梦，夜尿 1~2 次，气短，乏力，活动后双下肢水肿，畏寒，四肢凉，纳可，活动后偶有胸闷，尿频急，腰酸背痛，口苦。舌暗，苔薄白，脉弦。

处方：上方去乌梅、远志，加鸡血藤 6 g，木瓜 15 g，菊花 20 g，川芎 15 g，肉桂 5 g，黄连 15 g。40 剂，每日 1 剂，水煎，早晚分服。

【按语】

本例为肺结节患者，高度怀疑恶性病变，现寻求中药治疗。其间患者肿瘤标志物升高，经过中医药治疗后，肿瘤标志物（神经元特异性烯醇化酶）逐渐下降（图 8），并且 CT 显示结节稳定，无明显变化，病灶控制稳定。

王教授治疗肺结节，仍秉承四诊合参的理念，但对于伴有肿瘤标志物升高的患者，常重用抗癌解毒之药。首诊患者以咽痒不适为主要症状，李时珍《频湖脉学》云"滑脉为阳元气衰，痰生百病食生灾"，阳气不足，运化无力，以四逆汤温阳启运，肺结节伴有肿瘤标志物升高，考虑毒邪壅盛，采用大剂量清热解毒药，半枝莲 120 g、白花蛇舌草 120 g 联合龙葵、白英、野菊花清热攻毒、土鳖虫、姜黄活血化瘀，苦参清热燥湿，槟榔理气，佐以杏仁、前胡通降肺气，以柴胡、黄芩、玫瑰花、夏枯草梳理肝气，肝升肺降，左升右降，使气机畅通。

二诊时患者肿瘤标志物升高,在上方基础上,加大清热解毒药物的应用,调整半枝莲、白花蛇舌草各至150 g,去掉野菊花、姜黄等药,以桂枝配肉桂温心肾之阳,黄芪、干姜等药健脾。

三诊时患者肿瘤标志物下降,提示中药治疗有效,在原方基础上加大疏肝解郁之品通调气机。王教授认为少阳相火不降,中土失根,上热不降,水火失序,可造成虚阳上越、水火未济、上热下寒之象,调少阳相火常用柴胡桂枝汤。在和解少阳的同时,热极生风,加乌梅、白芍酸收酸敛,息内风,以车前子"泻肾",细辛温少阴阳气,如此肝、脾、肾三脏同调,扶正气抗邪。四诊时,患者肿瘤标志物恢复正常,效不更方,随证加减,重用交泰丸交通心肾,柴胡配川芎等药继续疏肝活血理气,巩固疗效。

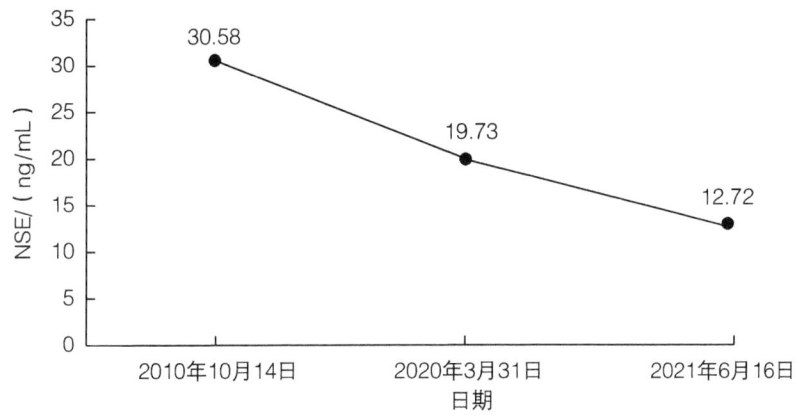

图8 神经元特异性烯醇化酶变化趋势

案28 肺结节:和解枢机、表里同治、清降相火解毒法降低患者肿瘤标志物

成某,男,68岁,初诊时间:2019年4月14日。

主诉:发现右肺结节3年1月余。

现病史:患者于2019年3月体检时行胸部CT检查发现左下叶基底段及右肺中叶炎性病变,右肺上叶前段微结节。2018年6月9日查肿瘤标志物示癌胚抗原6.9 ng/mL。患者为求进一步治疗前往我科就诊。

既往史:高血压病史2年余。

刻下症:头晕、乏力、畏寒,时有空腹胃痛,呃逆,纳可,喜热饮,双膝软。大便干，3～5日1行，小便泡沫多。眠可。舌淡胖有齿痕，苔薄白，脉滑。

西医诊断：肺占位性病变。

中医诊断：肺积。

辨证：营卫不和，痰毒内结。

处方：柴胡10 g，桂枝10 g，黄芩10 g，法半夏15 g，钩藤15 g（后下），浙贝母30 g，夏枯草30 g，白花蛇舌草120 g（先煎），苦参15 g，炒酸枣仁30 g，柏子仁15 g，焦山楂10 g，焦麦芽10 g，焦神曲10 g，防风10 g，半枝莲120 g（先煎）。60剂，每日1剂，水煎，早晚分服。

2022年2月16日二诊。

刻下症：头晕减轻，时有乏力，无胃痛，入睡难，大便时干时稀。舌淡胖，苔薄白，右脉弦硬。

处方：柴胡10 g，桂枝10 g，黄芩10 g，法半夏15 g，太子参30 g，炒知母10 g，炒酸枣仁30 g，夏枯草30 g，浙贝母30 g，龙葵30 g，半枝莲120 g，白花蛇舌草120 g，防风10 g。20剂，每日1剂，水煎，早晚分服。

2022年12月1日三诊。

辅助检查：胸部CT示右肺多发微小结节，大致同前；左肺下叶支气管扩张伴炎性改变，周围多发斑点结节影，部分较前减少。

此后患者一直坚持按时复诊，中药汤剂在上方基础上随证加减，目前仍在治疗中。治疗过程中各项肿瘤标志物的变化见图9。

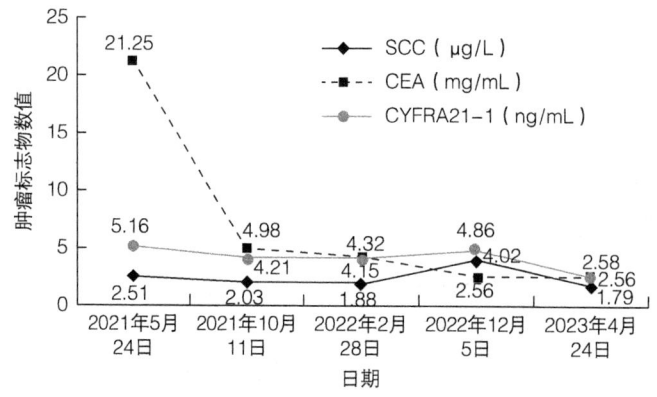

图9　各项肿瘤标志物变化

【按语】

本例患者肺结节伴有肿瘤标志物升高，临床具有一定恶变风险，对于肺结节伴有肿瘤标志物异常的患者,中医方面王教授常按癌毒治疗。王教授认为,相火内寄于肾,温养五脏六腑,得肾精涵养方能寄居于下焦。正常情况下,肾中元气充足,则相火内潜。若肾精异变,真阴暗耗则相火内动;或肾阳虚衰,相火浮越则发为促进肿瘤发生发展的邪火。少阳相火离位、厥阴风木化火化毒是恶性肿瘤发生发展、复发转移的关键病机之一。王教授指出,癌毒是恶性肿瘤发生发展的关键,清热解毒抗癌是抑制癌毒进展的关键。

首诊时患者头晕、乏力、畏寒,考虑其为枢机不利,营卫不和,加之癌毒内结所致,故以柴胡桂枝汤太阳少阳同治,枢机利则表易解;重用白花蛇舌草、半枝莲抗癌解毒;钩藤、夏枯草、苦参清少阳之火,以免与厥阴风木风火相煽;苦参、炒酸枣仁、柏子仁清心肝之火兼润养心神,心神得安则失眠向愈。

二诊时患者头晕减轻,知药病相应,故守法不变,患者积极配合治疗,故收效显著。

本患者历经数诊,肿瘤标志物降至正常水平,肺结节复查CT提示病情稳定,可见中药药证相符,辨癌毒与辨证有机结合的重要性。王教授强调,癌毒为肿瘤病发展的特殊病机,这是与非肿瘤疾病最为本质的区别。因此,临证应综合肿瘤标志物、影像学检查结果动态衡量癌毒的强弱多寡,以及癌毒与正虚的关系。只有把清解癌毒放在重要位置,癌病方有向愈之机。

二、控制肿瘤病灶

案1 肺癌:健脾益肾、解毒化瘀法使患者肺部结节缩小

张某,男,61岁,初诊时间:2017年10月29日。

主诉:右肺腺癌术后3年9月余,左肺腺癌术后2年7月余,未行放化疗。

现病史:患者2014年1月发现右肺占位,行手术切除,术后病理提示肺腺癌,2015年3月发现左肺占位,手术切除后,术后病理示腺癌,考虑为双原发肺癌,术后均未行放化疗,现为求中药治疗来诊。

刻下症:纳食不香,胃胀,胁肋、背部皮肤紧、窜痛、阵痛,咽干,饮水增多,少量白痰,怕冷,眠可,二便调。患者近期亲人去世,情绪悲伤。舌紫暗有瘀斑,苔白,脉弦细。

西医诊断:双肺腺癌术后。

中医诊断：肺癌病。

辨证：肝郁脾虚，相火瘀毒。

处方：土鳖虫 10 g，鸡血藤 30 g，柴胡 30 g，黄芩 10 g，党参 30 g，炙甘草 10 g，大枣 10 g，桂枝 10 g，白芍 15 g，法半夏 15 g，玫瑰花 10 g，肉桂 6 g（后下），砂仁 10 g（后下），生谷芽 30 g，龙葵 30 g，生黄芪 30 g，防风 10 g，百合 15 g，木鳖子 10 g，熟地黄 30 g。20 剂，每日 1 剂，水煎，早晚分服。

其间症状逐渐好转，证治基本同前，随证加减。2018 年 3 月 28 日二诊。

辅助检查：查血常规（2018 年 3 月 16 日）未见异常。复查胸部 CT 示新发右肺下叶直径约 0.7 cm 不规则结节影，余较前相仿。

刻下症：患者前胸及后背胁肋部窜痛，腹部怕冷，自觉皮肤发紫，自行按摩可缓解，口干，咽部自觉有痰，纳眠可，大便不成形，便溏质黏，每日 1~2 次，小便调，手脚怕冷。舌红，苔白有齿痕，脉弦滑。证属肝郁胆火，瘀毒内阻。

处方：柴胡 30 g，黄芩 10 g，党参 30 g，炙甘草 10 g，大枣 10 g，桂枝 10 g，白芍 15 g，法半夏 15 g，菊花 10 g，焦栀子 10 g，牡丹皮 10 g，炮山甲 6 g，土鳖虫 10 g，蜈蚣 3 条，全蝎 5 g，茯苓 10 g，炒酸枣仁 30 g，龙葵 30 g，白英 30 g，蛇莓 30 g，白花蛇舌草 60 g，半枝莲 60 g，瞿麦 30 g，石韦 15 g，山药 30 g，焦三仙各 30 g，莲子心 10 g。20 剂，每日 1 剂，水煎，早晚分服。

2018 年 9 月 19 日三诊。

辅助检查：复查胸部 CT（2018 年 8 月 14 日）示右肺下叶结节较前缩小。

刻下症：患者眼部涩胀，咽喉不利，颈腰部疼痛，胁肋处不适，仍有胸闷，纳可，大便每日 1~2 次，不成形，质稀，小便调，眠可。舌暗，苔白微腻，脉细弦。证属肾虚肝郁，脾虚瘀毒。

处方：柴胡 15 g，桂枝 10 g，白芍 15 g，川楝子 10 g，党参 30 g，茯苓 10 g，炒白术 10 g，炙甘草 10 g，山药 30 g，炮山甲 10 g，土鳖虫 10 g，女贞子 15 g，枸杞子 30 g，黄芩 10 g，茯苓 10 g，车前子 15 g（包煎），防风 10 g，生黄芪 30 g，半枝莲 60 g，白花蛇舌草 60 g，龙葵 30 g，白英 30 g，法半夏 15 g。20 剂，每日 1 剂，水煎，早晚分服。

2018 年 11 月 14 日四诊。

辅助检查：复查胸部 CT 示右肺下叶小结节较前缩小。

刻下症：患者现仍有颈椎、胸椎处肌肉疼痛，得热痛减，疼痛时可引起胸闷，大便溏，时黏腻，眼睛干涩，胀痛。舌红暗，苔少，脉弦滑。证属肾亏肝郁，脾虚痰毒。

处方：炮山甲 10 g，土鳖虫 10 g，桂枝 10 g，白芍 15 g，炙甘草 10 g，大枣 10 g，生姜 10 g，柴胡 15 g，黄芩 10 g，茯苓 10 g，炒白术 10 g，龙葵 30 g，白英 30 g，瞿麦 30 g，八月札 10 g，车前子 15 g（包煎），焦三仙各 30 g，半枝莲 60 g，白花蛇舌草 30 g。20 剂，每日 1 剂，水煎，早晚分服。

【按语】

患者双肺腺癌术后，均为原发肺癌，属双重癌，早期行手术切除后预后尚可。双重癌病因不明，治则与原发性支气管肺癌相同。患者初诊时距手术已 3 年有余，根据患者症状，判断其为肝郁脾虚肾亏、相火痰毒瘀阻的虚实夹杂之证，故整体上应予疏肝健脾补肾，同时活血化瘀。

首诊患者以胁肋部窜痛、纳差为主，故以柴胡桂枝汤加熟地黄、生黄芪、防风，意在疏肝健脾、滋阴益气；患者情绪悲伤，不能自控，类似《金匮要略》中"百合病"，以百合地黄汤养心肾之阴，重用桂枝配肉桂，少量肉桂补坎中真火以温下，桂枝补上焦阳气以开心阳，两者合用以振奋周身阳气，佐以土鳖虫、鸡血藤等逐瘀通络。

二诊时，患者复查 CT 新见右肺下叶不规则结节影，故在前治疗方法的基础上，考虑患者瘀血内阻，在原法基础上以炮山甲、土鳖虫、蜈蚣、全蝎通络散结，加大半枝莲、白花蛇舌草等药物剂量，清热散结、抗癌解毒。

三诊时，患者复查 CT 结节较前缩小，继续应用大剂量清热解毒药，以及柴胡桂枝汤和解少阳、调和营卫；癌毒学说认为，癌毒乃肾精异变成"肾实"所致，故通过利水道泄膀胱以治肾实，四君子汤加山药、茯苓、炒白术、车前子益气健脾、化湿利浊，同时利小便实大便；女贞子、枸杞子亦补肾中之阴等。

后复查结节逐渐缩小，继续予前方加减治疗。本例在发现患者肺结节后，辨为瘀毒内阻，在肾实学说理论指导下，以虫类药物通络，重用解毒药物抗癌，始终以泄肾解毒为主要治法，应用大剂量解毒攻毒中药配合泄肾调肝、扶土安脏、行瘀散结等方法使肺部结节缩小，病情控制良好。

案 2　肺癌：清肺益肾、解毒通滞法控制患者病情

李某，男，72 岁，初诊时间：2018 年 11 月 21 日。
主诉：左肺广泛期小细胞肺癌半年余，化疗已结束 3 个月。
现病史：2018 年 4 月患者因咯血就诊于当地医院，查 PET/CT（2018 年 4

月25日）：①左肺门软组织密度影伴代谢活性增高，伴阻塞性肺炎、肺不张，纵隔及左肺门大小不等的淋巴结代谢活性增高，以上考虑恶性伴淋巴结转移；②左侧胸膜增厚，胸腔积液伴代谢活性增高；③右肺陈旧性病变；④双肾囊肿；⑤前列腺增生；⑥老年性脑改变。支气管镜检查（2018年4月27日）病理示（左下叶开口）被覆呼吸性上皮的黏膜组织间质可见大量小蓝圆细胞成片状或巢状排列，部分细胞挤压变形，结合免疫表型考虑为小细胞癌。免疫组化（2018年4月27日）示 CK（点状+）、CD56（+）、Syn（+）、TTF-1（+）、IgA（-）、P40（-）、LCA（淋巴细胞+）、Ki-67指数＞80%。后行化疗，末次化疗时间为2018年8月16日。现为求中药治疗来诊。

既往史：确诊支气管哮喘1年余；既往有冠心病病史，陈旧性心肌梗死，冠状动脉搭桥术后28年；高血压30余年，现口服降压药，血压控制尚可。

刻下症：咯血，色鲜红，气喘，动则喘甚，咽喉不利，口干，身痒，双下肢水肿，精神差，疲乏无力，食欲差，胃脘嘈杂，小便短小，大便调。舌紫暗，苔薄黄，脉弦。

西医诊断：左肺小细胞肺癌化疗后。

中医诊断：肺癌病。

辨证：肝肾不足，肺火瘀毒。

处方：麦冬30 g，法半夏10 g，党参15 g，大枣10 g，炙甘草15 g，炮附子15 g（先煎），干姜10 g，炮山甲10 g，三七6 g，血余炭10 g，黄芪10 g，防风10 g，炒白术10 g，龙葵30 g，白英30 g，蛇莓30 g，半枝莲60 g，白花蛇舌草60 g，柴胡15 g，黄芩10 g，苦杏仁10 g，川贝母10 g，炙枇杷叶15 g，前胡10 g，焦三仙各30 g，砂仁10 g（后下），生谷芽30 g，仙鹤草15 g。20剂，每日1剂，水煎，早晚分服。

2019年1月30日二诊。

辅助检查：CT（2018年12月26日）示左侧肺癌；左肺动脉受侵，左侧胸腔积液较前相仿；胸骨术后改变；右肺下叶钙化灶；右肾囊肿。生化检查（2019年1月29日）示白蛋白37.0 g/L，乳酸脱氢酶305 U/L，羟丁酸脱氢酶258 U/L。甲状腺功能（2019年1月29日）示游离三碘甲状腺原氨酸2.06 pmol/L，超敏促甲状腺激素4.90 mIU/L。后于北京某医院行胸腔穿刺抽液配合贝伐珠单抗治疗，2019年1月28日行PD-1治疗。

刻下症：全身皮肤瘙痒，干燥，畏寒，下肢水肿，咳喘，有痰，痰中带血，疲乏无力，不思饮食，夜晚睡眠时口舌干燥，大便干，尿频，近1个月体重下降2 kg。舌紫暗，有紫斑，苔薄白，脉细，沉取无力。证属瘀毒内阻。

处方：三七6g，血余炭10g，熟地黄30g，炙龟板30g，白芍30g，苦参10g，柴胡15g，黄芩10g，砂仁10g（后下），生谷芽30g，炮山甲10g，土鳖虫10g，生黄芪30g，防风10g，炒白术10g，金荞麦30g，败酱草10g，车前子15g（包煎），车前草15g（包煎），桂枝10g，龙葵30g，白英30g，半枝莲60g，白花蛇舌草60g，麦冬30g，肉桂3g（后下），黄连10g。20剂，每日1剂，水煎，早晚分服。

2019年3月27日三诊。

辅助检查：B超（2019年3月6日）示左锁骨上原多发淋巴结较前显示不清；右锁骨上可见偏心靶环状淋巴结，大小为1.3cm×0.5cm。胸部CT（2019年3月7日）示左肺下叶肺门旁占位较前缩小，远端阻塞性肺不张范围较前缩小；左侧胸腔积液较前减少；纵隔、左肺门多发肿大淋巴结较前缩小。

刻下症：全身皮疹、瘙痒，疲乏无力，双下肢乏力，咳喘、咯血好转，痰少、色青，口干畏寒，纳可，大便多，小便频。近2个月体重下降2.5kg。舌暗淡，苔薄白，脉弦涩。证属脾肾不足，相火瘀毒。

处方：柴胡15g，黄芩10g，牡丹皮10g，炮山甲10g，土鳖虫10g，苦参10g，生黄芪30g，茯苓10g，苍术10g，薏苡仁30g，五味子15g，生地黄15g，桑白皮15g，地骨皮15g，盐知母10g，黄柏10g，水牛角30g，白芍15g，砂仁10g（后下），炙甘草10g，半枝莲60g，白花蛇舌草60g，龙葵30g，白英30g，防风10g，荆芥10g。20剂，每日1剂，水煎，早晚分服。

2019年5月22日四诊。

辅助检查：胸部CT（2019年5月6日）示左肺下叶肺门旁占位较前缩小；远端阻塞性肺不张范围较前缩小；左侧胸腔积液较前减少；纵隔、左肺门淋巴结部分缩小；左上肺炎症减轻。

刻下症：疲乏无力，气短，全身皮疹，瘙痒剧烈，晨起喉中有痰，入睡困难，纳可，二便较前好转。舌质紫暗，苔薄白，脉弦滑。证属相火痰毒。

处方：熟地黄60g，麦冬30g，巴戟天30g，茯苓10g，生薏苡仁30g，炒酸枣仁30g，柏子仁15g，肉桂6g（后下），黄连10g，女贞子15g，枸杞子30g，苦参10g，焦三仙各30g，太子参30g，地骨皮15g，桑白皮15g，炮山甲10g，土鳖虫10g，半枝莲60g，白花蛇舌草60g，龙葵30g，白英30g。20剂，每日1剂，水煎，早晚分服。

【按语】

小细胞肺癌虽对放化疗较为敏感，但极易发生继发性耐药，容易复发。中医药治疗小细胞肺癌具有提高患者生活质量、降低不良反应、延长生存时间等明显优势。

本例患者年老体弱，经放化疗后毒恋正虚，肺、脾、肾三阴俱损。据癌毒学说，以"虚火瘀毒"为肿瘤病的核心病机。病位在肺，以脾肾内虚为本，癌毒在肺为标，治疗上以补益脾肾、攻癌解毒为主要治疗方法。

首诊时表现为疲乏无力、气喘、食欲差、双下肢水肿等脾肾亏虚之证，同时也表现出咯血、色鲜红、身痒等风邪袭表之证，此乃里虚表实，故治疗上应采取补虚泻实之法。以麦门冬汤降肺中虚火，四逆汤回脾肾之阳，玉屏风散补肺卫之虚，同时应用三七、血余炭、仙鹤草等止血，龙葵、白英、蛇莓、半枝莲、白花蛇舌草等攻毒抑瘤，苦杏仁、川贝母、炙枇杷叶等止咳化痰，焦三仙、砂仁、生谷芽等顾护脾胃。

二诊前复查 CT 示左肺动脉受侵，左侧胸腔积液较前相仿，咯血较前好转，正虚毒结之证仍在，又出现口舌干燥、大便干等阴虚之证，故去仙鹤草，加熟地黄、炙龟板滋阴清热，肉桂、黄连乃交泰丸引火归元，金荞麦、败酱草清热排肺中之痰，车前子与车前草引胸中之水下行。

三诊时，胸部 CT 结果显示肿瘤较前缩小，症状上咯血、咳喘好转，但本虚标实之证仍贯穿始终，故以柴胡、黄芩疏解少阳气机，茯苓、苍术、薏苡仁等祛体内之湿，桑白皮、地骨皮泻肺火，盐知母、黄柏泄肾祛浊。

四诊时，CT 复查结果提示患者情况好转较为明显，此时应用引火汤继续调治。后患者整体状况良好，病情得到改善。

案3 肺癌：健脾益肾、解毒散结法控制患者肿瘤进展

高某，男，60岁，初诊日期：2012年2月1日。

主诉：发现右肺占位半月余。

现病史：患者因2012年1月13日无明显诱因出现背痛就诊于北京某医院，查胸部 CT 示右肺占位性病变，并行 PET/CT 示右肺上叶根部肿物，伴代谢增高，支气管镜活检提示可见可疑癌细胞。现为求中药治疗来诊。

辅助检查：肿瘤标志物（2012年1月16日）示神经元特异性烯醇化酶 19.1 ng/mL，癌胚抗原、CA125、CYFRA21-1、鳞癌相关抗原均未见明显异常。

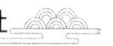

PET/CT（2012年1月17日）示右肺上叶根部肿物，大小为4.0 cm×2.5 cm，伴代谢增高，考虑肺癌，侵犯纵隔；右肺尖斑片影，双肺多发小结节和小类结节；纵隔及右肺门多发淋巴结肿大，考虑转移。支气管镜活检提示可见可疑癌细胞。

刻下症：偶有咳嗽，痰中带血丝，背痛，五心烦热，自汗、盗汗，畏寒，乏力，纳眠可，二便调。舌暗，苔微黄，脉滑。

西医诊断：右肺上叶癌，侵犯纵隔，纵隔淋巴结转移，右肺门淋巴结转移。

中医诊断：肺癌病。

辨证：脾肾亏虚，瘀毒互结。

处方：生黄芪30 g，防风10 g，炒白术10 g，木鳖子20 g，藤梨根30 g，太子参30 g，茯苓10 g，炙甘草10 g，熟地黄30 g，女贞子15 g，炮山甲10 g，土鳖虫10 g，蜈蚣3条，全蝎5 g，浙贝母30 g，夏枯草30 g，龙葵30 g，白英30 g，延胡索20 g，仙鹤草30 g，血余炭10 g，柴胡10 g。20剂，每日1剂，水煎，早晚分服。

2012年5月9日二诊。

刻下症：咳嗽带血好转，时气短，胸闷，喘息，背痛不适，纳可，眠安，二便调。舌红，苔薄黄，脉弦。证属脾肾亏虚，瘀毒互结。

处方：蜈蚣3条，龙葵30 g，白英30 g，炮山甲10 g，土鳖虫10 g，莪术10 g，木鳖子20 g，藤梨根30 g，夏枯草30 g，熟地黄30 g，女贞子15 g，僵蚕15 g，枸杞子15 g，生黄芪30 g，防风10 g，炒白术30 g，浙贝母30 g，茯苓10 g，桑椹15 g。20剂，每日1剂，水煎，早晚分服。

2012年6月6日三诊。

刻下症：患者仍时有胸闷，气短，喘息，偶右胸痛，背部不适，纳可，眠安，二便调。舌红、胖大、边有齿痕，苔薄黄，脉弦。证属脾肾亏虚，瘀毒互结。

处方：桂枝10 g，薤白20 g，法半夏20 g，木鳖子25 g，首乌藤30 g，僵蚕15 g，夏枯草30 g，蜈蚣3条，全蝎5 g，白英30 g，龙葵30 g，海藻30 g，生甘草10 g，枳壳10 g，土鳖虫10 g，炮山甲10 g，生黄芪30 g，防风10 g，炒白术30 g，女贞子15 g，桑椹15 g。20剂，每日1剂，水煎，早晚分服。

2012年7月4日四诊。

刻下症：仍有胸闷气短，喘憋，偶有右胸刺痛，纳眠可，二便调，手足发热，夜间加重。舌红，苔白腻，脉弦。证属脾肾亏虚，瘀毒互结。

处方：熟地黄30 g，女贞子15 g，川芎30 g，当归15 g，白芍30 g，麦冬

15 g，地骨皮 15 g，枸杞子 30 g，枳壳 10 g，薤白 20 g，土鳖虫 10 g，炮山甲 10 g，蜈蚣 3 条，全蝎 5 g，莪术 10 g，夏枯草 30 g，浙贝母 30 g，龙葵 30 g。20 剂，每日 1 剂，水煎，早晚分服。

2012 年 8 月 9 日五诊。

辅助检查：胸部 CT（2012 年 8 月 8 日）与 2012 年 5 月 2 日胸部 CT 比较，见右上肺门处肿块明显缩小。

刻下症：患者胸闷、气短较前好转，已无胸痛，口臭，背痛，纳眠可，二便调。舌红，苔根黄腻，脉弦。证属脾肾亏虚，瘀毒互结。

处方：土鳖虫 10 g，炮山甲 10 g，全蝎 5 g，蜈蚣 3 条，生黄芪 30 g，防风 10 g，炒白术 30 g，海藻 30 g，夏枯草 30 g，瓜蒌 30 g，桂枝 10 g，薤白 20 g，龙葵 30 g，白英 30 g，冬瓜皮 30 g，生薏苡仁 30 g，莪术 10 g，枳壳 10 g。20 剂，每日 1 剂，水煎，早晚分服。

【按语】

局部晚期肺癌，夹在早期与晚期肺癌中间，指已经出现了区域淋巴结转移，但还没有远处转移，分期在局部晚期（Ⅱ～Ⅲ期），需根据病情，结合指南，制定个体化的治疗方案。祛邪与扶正的实施，应根据肿瘤发展的不同时期合理安排。

本例患者发现即考虑为局部晚期肺癌，未行放化疗及手术治疗，以单纯中药治疗为主。此时正气已渐衰而癌毒尚盛，基于扶正祛邪治疗原则，依据阶段攻补策略，辨证选用健脾益气、补肾调阳、解毒散结、理气通滞等药物，在一定时间内缩小了右肺上叶病灶，使患者病情稳定，且改善了患者的生活质量。

首诊时患者气阴亏虚，以玉屏风散、四君子汤健脾益气，熟地黄、女贞子滋阴补肾；患者咳嗽、痰中带血丝，考虑为肝火犯肺，以夏枯草清肝，浙贝母化痰止咳，仙鹤草、血余炭止血，柴胡调达肝气；肿瘤乃痰瘀互结而成，以炮山甲、土鳖虫通络散结；蜈蚣、全蝎、龙葵、白英抗癌解毒。

二诊时患者咳嗽带血好转，在前方的基础上去止血之品，加枸杞子补肾填精，藤梨根清热解毒，僵蚕化痰散结，莪术行气活血，桑椹滋补肝肾。

三诊时患者痰湿蕴肺较为明显，故而以桂枝、薤白、法半夏温通阳气，以海藻配生甘草化痰散结。

四诊时患者手足发热且夜间明显，考虑为阴虚发热，治以养阴散结，以四物汤滋阴养血，枳壳理气，薤白通阳，地骨皮滋阴清热。

五诊时患者胸闷气短好转，胸痛已无，考虑患者痰热明显，以瓜蒌薤白桂枝汤通阳化痰，夏枯草重用清肝散结，冬瓜皮利水排脓。全程治疗随患者证候变化而调整处方，根据患者情况调整抗癌解毒与扶正的剂量，体现了随证治之，短短半年时间迅速控制了肿瘤的进展，取得了较好的疗效。

案 4　肺癌：大剂量解毒药使患者肿瘤病灶缩小

汪某，男，51 岁，初诊时间：2017 年 8 月 2 日。

主诉：右肺腺癌术后 4 月余，咳嗽半月余。

现病史：患者于 2017 年 2 月 20 日发现右肺腺癌，2017 年 3 月 20 日于外院行手术治疗，术后行 4 个周期化疗（化疗方案不详）。化疗后患者开始口服吉非替尼至今，现为求中药治疗来诊。

刻下症：近半个多月偶咳嗽，咳痰，痰白黏，中有血丝，气短，食欲稍差，厌油腻，眠可，二便调。舌淡，苔薄滑，脉数，左脉细涩。

西医诊断：右肺腺癌术后。

中医诊断：肺癌病。

辨证：肺火瘀毒。

处方：麦冬 30 g，党参 30 g，法半夏 15 g，大枣 10 g，炙甘草 10 g，生黄芪 30 g，防风 10 g，炒白术 10 g，土鳖虫 10 g，郁金 10 g，血余炭 10 g，砂仁 10 g（后下），生谷芽 30 g，女贞子 15 g，枸杞子 30 g，黄芩 10 g，龙葵 30 g，藤梨根 30 g。40 剂，每日 1 剂，水煎，早晚分服。

2017 年 11 月 1 日二诊。

辅助检查：肝肾功能示谷丙转氨酶 71 U/L，谷草转氨酶 45 U/L；肿瘤标志物未见异常；肺 CT 示肝血管瘤、肝囊肿，余同前；脑 MRI 示未见转移；浅表淋巴结 B 超未见异常。

刻下症：患者咳嗽咳痰基本痊愈，偶有夜间咽痒干咳，行动稍快则觉胸闷，纳眠可，二便调。舌暗，苔白，脉弦细，沉取有滑象。证属脾肾不足，瘀毒未尽。

处方：女贞子 15 g，枸杞子 30 g，生黄芪 30 g，炒白术 10 g，防风 10 g，麦冬 30 g，太子参 30 g，龙葵 30 g，木鳖子 15 g，补骨脂 30 g，土鳖虫 10 g，五味子 30 g，姜黄 20 g。40 剂，每日 1 剂，水煎，早晚分服。

2018 年 4 月 25 日三诊。

患者因肝功能异常自行停用吉非替尼 1 月余（其后未再继续服用）。

辅助检查：血常规示白细胞计数 3.43×10^9/L，嗜酸性粒细胞 0.3%；肝肾功能示同型半胱氨酸 25.3 μmol/L，血肌酐 103 μmol/L。

刻下症：患者偶有咽痒干咳，早起易困倦，双脚怕凉，纳眠可，二便调。舌暗，苔薄白，脉细滑。证属肾亏肺火，瘀毒内阻。

处方：柴胡 30 g，黄芩 10 g，党参 30 g，法半夏 15 g，大枣 10 g，炙甘草 10 g，桂枝 10 g，白芍 15 g，黄芩 10 g，苦杏仁 10 g，川贝母 10 g，炮山甲 10 g，土鳖虫 10 g，半枝莲 60 g，龙葵 30 g，白花蛇舌草 60 g，蛇莓 30 g，白英 30 g，海藻 30 g，生甘草 15 g，女贞子 15 g，肉桂 6 g（后下）。40 剂，每日 1 剂，水煎，早晚分服。

2018 年 6 月 27 日四诊。

辅助检查：查胸部 CT 示双肺多发结节（新见），大者约 0.6 cm × 0.7 cm，肺转移可能？肝脏右叶散在低密度灶，部分边缘可见强化灶，血管瘤？肝囊肿？

刻下症：偶咽痒，干咳伴少量白痰，纳眠可，二便调。舌红，苔薄白，脉细。证属痰毒未尽。

处方：炮山甲 10 g，土鳖虫 10 g，生黄芪 30 g，炒白术 10 g，防风 10 g，龙葵 30 g，蛇莓 30 g，白英 30 g，半枝莲 90 g，白花蛇舌草 90 g，海藻 30 g，生甘草 15 g，麦冬 30 g，瞿麦 30 g。40 剂，每日 1 剂，水煎，早晚分服。

2018 年 8 月 22 日五诊。

刻下症：患者近几日夜间偶咳，伴少量痰，平卧时明显，纳眠可，二便调。舌淡红，苔薄白，脉弦滑。证属痰毒未尽。

处方：生黄芪 30 g，炒白术 10 g，防风 10 g，龙葵 30 g，蛇莓 30 g，白英 30 g，女贞子 15 g，枸杞子 30 g，法半夏 15 g，麦冬 30 g，半枝莲 60 g，白花蛇舌草 60 g，焦三仙各 30 g，川贝母 10 g，瞿麦 30 g。40 剂，每日 1 剂，水煎，早晚分服。

2018 年 10 月 17 日六诊。

辅助检查：肝肾功能示同型半胱氨酸 39.7 μmol/L，血肌酐 102 μmol/L；血常规未见异常；肿瘤标志物未见异常。胸部 CT 示左肺下叶背段结节，边缘毛糙，大者直径为 0.5 cm；双肺小结节，大部分较前缩小，大者直径为 0.4 cm，余同前。

刻下症：患者夜间偶有咳嗽，无痰，纳眠可，二便调。舌根黄腻，脉沉细。证属痰毒未尽。

处方：2018 年 8 月 22 日方加太子参 30 g，泽泻 10 g。40 剂，每日 1 剂，水煎，早晚分服。

【按语】

肺癌系风寒暑湿燥火等六淫或外界秽浊、邪毒之气侵袭肺脏,致肺失宣肃、肺不布津、聚而成痰,或肺气膹郁、脉络受阻、气滞血瘀。外邪、痰浊、瘀血相互搏结,日久则成肺癌。肺癌原发于肺,因虚致病,因虚致实,整体属虚,局部属实。治疗应扶正补虚、攻毒抑癌,在不同的治疗阶段,二者偏重有所不同。治疗过程中需根据患者所处治疗阶段,恰当把握扶正与攻毒的时机。

患者首诊时正处于术后及化疗后不久,癌毒已去,正虚较甚,中药治疗以扶正补虚为主,佐以攻毒抑癌,防止癌毒死灰复燃。手术在中医病因学中属"金刃伤"范畴,直接施治于肺,损伤人体气血津液,肺为娇脏,易受邪袭,以玉屏风散补肺固表,肺其性喜润恶燥,以宣降为贵,合麦门冬汤滋养肺阴,恢复肺的宣降功能;化疗进一步损伤人体正气,故而以女贞子、枸杞子补肾,佐以龙葵、藤梨根等抗癌解毒。

二诊时患者诸症减轻,继续沿用上方思路。

三诊时患者停用靶向药,中药治疗当扶正攻癌并重。患者既有少阳郁闭引起的"上热",又有双足怕冷、脾肾阳虚引起的"下寒",故而以柴胡桂枝汤疏肝理脾,清少阳之热,肉桂温补脾肾、引火归元,同时兼顾活血化瘀、化痰散结。同时加大攻毒抑癌之力,用龙葵、蛇莓、白英等清热解毒之药,半枝莲、白花蛇舌草剂量各增至 60 g。

四诊时辅助检查提示患者病情进展,癌毒复盛,治以攻毒抑癌为主,兼顾正气。新现病灶,此时癌毒势强,进一步加大攻毒抑癌药量,半枝莲、白花蛇舌草各增至 90 g。癌毒阻滞气机可产生痰、瘀,痰、瘀的形成进一步阻滞气血津液运行,方用炮山甲、土鳖虫活血化瘀,海藻、生甘草化痰散结。兼以扶正固护肺气,以防外邪侵袭。六诊时复查病灶明显缩小,提示此治疗有效。

本例患者在口服靶向药物后出现肝功能异常,自行停用靶向药物后出现病情进展,依据阶段攻补策略,并应用大剂量抗癌解毒中药有效地控制了肿瘤进展。

案 5 肺癌:抗癌化瘀、健脾祛瘀法缩小肺结节

王某,男,64 岁,初诊时间:2017 年 10 月 11 日。

主诉:肺腺癌术后 4 个月。

现病史：患者2017年6月因咯血就诊于当地医院，发现左肺占位，行手术切除，术后病理显示为腺癌，行4个周期化疗（末次化疗时间为2017年9月18日）。2017年10月3日患者突发高热，体温最高为38.5 ℃，外院完善胸部CT考虑右肺炎症，于当地医院行莫西沙星对症抗感染治疗，现为求中药治疗来诊。

刻下症：咳嗽，不喜饮水，咳黄白色痰，鼻痒，流白涕，咳嗽伴胸闷、纳差，足心热，心烦，体温正常，大便可，小便调。舌淡红，苔白厚腻，脉弦。

西医诊断：左肺腺癌术后。

中医诊断：肺癌病。

辨证：肺火相火，瘀毒未尽。

处方：生谷芽30 g，川贝母10 g，苦杏仁10 g，砂仁10 g（后下），金荞麦30 g，败酱草15 g，生黄芪30 g，炒白术10 g，防风10 g，柴胡15 g，黄芩10 g，麦冬30 g，法半夏15 g，干姜10 g，炙甘草10 g，太子参30 g，草河车15 g，龙葵30 g，鸡血藤30 g，白花蛇舌草30 g。20剂，每日1剂，水煎，早晚分服。

2017年12月13日二诊。

刻下症：咳嗽，偶有喘憋，痰少，能咳出，时有足踝部酸痛不适，时有胃脘不适，反酸、烧心，纳可，眠欠安，入睡困难，大便可，夜尿频，尿少，小便困难。晨起及受凉后易打喷嚏。舌暗红，苔黄厚腻，舌尖略红，脉弦细。证属肺火肾亏，脾虚肝郁。

处方：法半夏15 g，黄连10 g，黄芩10 g，生姜15 g，干姜10 g，炙甘草10 g，大枣10 g，党参30 g，川芎15 g，盐知母10 g，茯苓10 g，炒酸枣仁30 g，防风10 g，川贝母10 g，白英30 g，土茯苓60 g，龙葵30 g。40剂，每日1剂，水煎，早晚分服。

2018年3月21日三诊。

辅助检查：胸部CT示右肺尖磨玻璃密度影及右胸膜下淡片影，较前吸收好转；右肺中叶结节较前增大（2017年11月大小为0.5 cm×0.3 cm；2018年2月7日大小为0.7 cm×0.4 cm）；双肺多发索条影较前减少；左侧胸膜增厚，右侧心膈角区多发小淋巴结，均同前。

刻下症：纳可，入睡困难，胃脘不适较前减轻，偶胀，大便调，小便不利，偶有哮鸣音，过敏性鼻炎反复发作。舌红，苔薄白，舌中有裂纹，左脉弦，右脉沉弱。证属肝郁瘀毒。

处方：柴胡15 g，黄芩10 g，法半夏15 g，党参30 g，炙甘草10 g，大枣10 g，桂枝10 g，白芍15 g，半枝莲60 g，川贝母10 g，凌霄花10 g，白花蛇舌草60g,麦冬30g,牡丹皮10g,全蝎5g,蜈蚣3条,焦栀子10g,焦三仙各30g,玫瑰花10g,苦杏仁10g,炮山甲10g,土鳖虫10g,龙葵30g,白英30g,蛇莓30g。40剂,每日1剂,水煎,早晚分服。

2018年5月3日四诊。

刻下症:咽痒、咳嗽,痰少质黏,无明显胸闷憋气,口干、手足心热,夜间明显,纳眠可,大便偏稀,遇冷加重。舌暗红,苔白,脉弦。证属相火瘀毒。

处方:柴胡15g,郁金10g,法半夏15g,黄芩10g,太子参30g,熟地黄30g,黄柏10g,肉桂6g(后下),麦冬30g,龙葵30g,白英30g,海藻30g,生甘草15g,金荞麦30g,土鳖虫10g,白花蛇舌草90g,半枝莲90g,炮山甲10g,川贝母10g,炙鳖甲30g(先煎)。40剂,每日1剂,水煎,早晚分服。

2018年6月27日五诊。

辅助检查:胸部CT示右肺尖磨玻璃密度影及右胸膜下淡片影,较前吸收好转;右肺中叶结节较前缩小,密度变淡;双肺多发索条影较前减少。

刻下症:饭后胃疼、胃胀,排气后缓解,反酸、烧心,活动稍急则胸闷、气喘,左侧锁骨下处明显,自觉肩部不适,口干,小便黄、不畅、有烧灼感、无力,大便溏。舌淡,苔黄腻,脉滑濡涩。证属肝郁脾虚,瘀毒未尽。

处方:炮山甲10g,土鳖虫10g,柴胡15g,黄芩10g,法半夏15g,党参30g,炙甘草10g,大枣10g,吴茱萸5g,黄连15g,龙葵30g,蛇莓30g,白英30g,生黄芪30g,炒白术10g,防风10g,半枝莲60g,熟地黄30g,金荞麦30g,白花蛇舌草60g,黄柏10g,郁金10g,桂枝10g,红藤15g。40剂,每日1剂,水煎,早晚分服。

【按语】

本例患者是左肺腺癌术后,右肺发现肺结节。基于太阳、少阳合病病机学说,应用柴胡剂和解太阳、少阳,结合抗癌解毒中药有效缩小肺结节,改善了患者的生活质量。患者左肺腺癌术后化疗后,首诊以外感症状为主,虚实夹杂,以小柴胡汤调畅少阳、疏肝清热、健脾化痰,柴胡配黄芩解表清热,重用法半夏至15g燥湿化痰,金荞麦配败酱草清热化痰,川贝母配苦杏仁化痰止咳,玉屏风散益气固表,同时以龙葵、白花蛇舌草、草河车清热解毒,生谷芽、砂仁开胃。

二诊表邪已解,以脾胃不和为主证,《黄帝内经》云"胃不和则卧不安",四诊合参,考虑患者还是寒热错杂、痰热内蕴,兼有脾肾不足。以酸枣仁汤养心安神,以生姜泻心汤温胃止呕。生姜泻心汤原治"伤寒汗出后,胃中不和,心下痞硬，噫气食臭，胁下有水气，腹中雷鸣下利者"。本例患者反酸、烧心、胃脘部不适，正是生姜泻心汤之主证，以生姜温胃止呕、解表散邪，干姜健脾温中。重用土茯苓清热利湿，防风祛风解表、散未尽之表邪。

三诊患者胃脘部不适较前减轻，以柴胡桂枝汤、丹栀逍遥散疏肝健脾，麦门冬汤养阴散结化痰，苦杏仁、川贝母化痰止咳，以蜈蚣、全蝎通络散结，炮山甲、土鳖虫化瘀通络，玫瑰花疏肝和胃。复查提示双肺多发条索影较前减少，但右肺结节略有增大，故而重用半枝莲、白花蛇舌草各至 60 g，同时联合龙蛇羊泉汤清热解毒。

四诊从二诊的脾胃寒热错杂，变为心肾不交、寒热错杂，火在上则手足心热、口干，水在下、阳气不足则可见大便偏稀，王教授以"相火"二字概括，相火以肾为根，以肝为本，以小柴胡汤合滋肾丸（《兰室秘藏》）方义加减，以黄柏清虚热，熟地黄滋肾阴，肉桂引火归元，并重用半枝莲、白花蛇舌草各至 90 g，加强清热解毒力度，炮山甲、土鳖虫化瘀通络，川贝母润肺化痰，海藻、生甘草化痰散结。

五诊复查提示右肺结节进一步吸收。患者胃脘部不适再次加重，以小柴胡汤疏肝健脾，左金丸制酸，重用黄连清热燥湿。其余诸化痰、清热、散结等药与前相仿。本患者经应用癌毒学说抗毒抑癌，应用内虚瘀毒学说健脾益气祛瘀，缩小肺部结节，效果良好。

案 6　肺癌：解毒抗癌、清肺降火法缩小患者转移灶

战某，男，57 岁，初诊时间：2018 年 2 月 4 日。

主诉：发现左肺肺癌 5 日，未行病理检查及相关治疗。

现病史：2018 年 1 月 29 日患者因颈椎、腰椎疼痛 1 年余于当地医院检查，PET/CT 示左上肺占位，考虑肺癌；右肺肺气肿，肺大疱，双肺支气管扩张，右肺下叶小结节；右腮腺内侧结节，考虑肿大淋巴结，不除外转移。尚未行病理检查及西医相关治疗。现为求中药治疗来诊。

既往史：吸烟 40 年，每日 2 包；饮酒 40 年，白酒每日 2 两。

刻下症：咳嗽，咳吐白黏痰，胸前区时有疼痛，受凉后憋气感，动则短气，疲乏，纳可，口干口苦，眠尚可，子时（夜间 11 点至凌晨 1 点）易醒，大便黏，不成形，每日 2～3 次，易腹泻，小便可。舌紫暗，苔薄白，左脉沉弱，右脉弦滑。

西医诊断：左肺肺癌。

中医诊断：肺癌病。

辨证：脾虚肝郁，肺火肾亏，痰浊内阻。

处方：柴胡 30 g，黄芩 10 g，党参 30 g，炙甘草 10 g，大枣 10 g，桂枝 10 g，白芍 15 g，法半夏 15 g，知母 10 g，桃仁 10 g，瞿麦 30 g，炙鳖甲 30 g（先煎），石韦 15 g，酒大黄 20 g，熟地黄 30 g，女贞子 15 g，牡丹皮 10 g，土鳖虫 10 g，蜈蚣 3 条，全蝎 5 g，炒酸枣仁 30 g，厚朴 10 g，川贝母 10 g，阿胶珠 10 g，黄芩 10 g，半枝莲 60 g，龙葵 30 g，白花蛇舌草 60 g，白英 30 g，车前子 15 g（包煎）。20 剂，每日 1 剂，水煎，早晚分服。

其后至 2018 年 9 月，其间复诊，症状无明显变化，证治基本同前，随证加减。

2018 年 9 月 16 日二诊。

辅助检查：胸部 CT（2018 年 8 月 14 日）示左肺上叶肺门处软组织肿块较前增大，大小约 4.7 cm×2.3 cm（2018 年 5 月检查，肿块大小约 4.2 cm×2.5 cm），右肺下叶背段小结节，纵隔多发小结节，双肺肺气肿。血常规示血小板 360×10^9/L。

刻下症：咳嗽，咳白痰，量多，胸闷憋气，时有胸痛，左半身疼痛，口干口苦，纳可，眠差，入睡难，小便频，大便调。舌紫暗，苔薄，脉弦数。证属胆火痰毒。

处方：柴胡 30 g，黄芩 10 g，党参 30 g，炙甘草 10 g，大枣 10 g，桂枝 10 g，白芍 15 g，法半夏 15 g，炒酸枣仁 30 g，五味子 15 g，柏子仁 15 g，瞿麦 30 g，泽泻 10 g，麦冬 30 g，苦杏仁 10 g，川贝 10 g，生黄芪 30 g，炒白术 10 g，防风 10 g，炮山甲 10 g，土鳖虫 10 g，龙葵 30 g，白英 30 g，蛇莓 30 g，白花蛇舌草 90 g，半枝莲 90 g，炙麻黄 10 g，蜈蚣 3 条，全蝎 5 g。20 剂，每日 1 剂，水煎，早晚分服。

2018 年 11 月 18 日三诊。

辅助检查：胸部 CT（2018 年 11 月 3 日）示左肺上叶肺门处软组织肿块同前（2018 年 8 月）；右肺下叶背段小结节，同前；纵隔多发小结节，双肺肺气肿。复查血常规示血小板 320×10^9/L；复查肿瘤标志物示神经元特异性烯醇化酶 21.69 ng/mL。

刻下症：周身疼痛，胸闷憋气，气喘，活动后尤甚，晨起 4—5 点易汗出，纳眠可，二便调。舌紫暗，苔少，脉弦滑。证属肝肾不足，瘀毒内阻。

处方：炒白术 10 g，生黄芪 30 g，防风 10 g，麻黄 6 g，桂枝 10 g，苦杏仁 10 g，炙甘草 10 g，龙葵 30 g，白英 30 g，蛇莓 30 g，半枝莲 90 g，白花蛇舌草

90 g，炮山甲 10 g，土鳖虫 10 g，麦冬 30 g，牛膝 10 g，泽泻 10 g，瞿麦 30 g，白芍 30 g，车前子 15 g（包煎），太子参 30 g。30 剂，每日 1 剂，水煎，早晚分服。

2019 年 2 月 27 日四诊。

辅助检查：胸部 CT（2018 年 12 月 1 日）示左肺上叶舌段肿块，大小约 3.9 cm×2.3 cm，纵隔可见小淋巴结影；两肺局限性肺气肿，肺大疱，较前相仿。

刻下症：患者目前周身疼痛消失，气喘加重，胸闷憋气，痰鸣，痰黏难咳，晨起 3—5 点上半身大汗出，纳眠可，二便调。舌紫暗胖大，舌根腻，剥落苔，脉弦滑数。证属相火肺火，痰毒瘀阻。

处方：柴胡 15 g，黄芩 10 g，白芍 30 g，砂仁 10 g（后下），炙甘草 10 g，熟地黄 30 g，桑白皮 15 g，炙龟板 30 g（先煎），地骨皮 15 g，知母 10 g，黄柏 10 g，车前子 15 g（包煎），桂枝 5 g，黄连 10 g，金荞麦 30 g，败酱草 15 g，巴戟天 30 g，白花蛇舌草 60 g，半枝莲 60 g，炮山甲 10 g，土鳖虫 10 g，焦栀子 10 g，泽泻 10 g，瞿麦 30 g，白英 30 g。20 剂，每日 1 剂，水煎，早晚分服。

【按语】

患者主要表现为上焦实火、下焦虚寒的寒热错杂之证。故治法上应采取疏肝泻肺以清上焦之热，补益脾肾以温下焦虚寒的基本治法。

首诊时患者发现肺癌 5 日，主要表现为咳嗽、咳痰、胸痛，并伴有口干、口苦等肝火上炎之证。而少阳郁火，内迫阳明，下趋大肠，与中焦脾胃虚寒相合，使得患者出现大便溏、黏腻不爽之症。患者也表现出活动后短气、疲乏无力等肾不纳气、脾肾亏虚之证。故用知母、酒大黄、黄芩等清泻肺中实火，合以川贝母清热化痰。同时针对少阳郁火之证，应用柴胡桂枝汤疏解少阳经与太阳经气机，使气机得调，上焦得清。在此基础上再加入炙鳖甲、熟地黄、女贞子等滋补肾阴，针对肿瘤以桃仁、瞿麦、石韦活血化瘀、清利水之上源，蜈蚣、全蝎攻毒抑癌。其余随证加减。随后至 2018 年 9 月，其间复诊，症状稳定。

2018 年 9 月二诊，由于左肺上叶肺门处软组织肿块较前增大，癌毒进展，症状较前加重。由患者脾肾亏虚导致的症状较前有所好转，此时以实证为主，遂在柴胡桂枝汤的基础上减去熟地黄、女贞子等补肾之药，增加大剂量清热解毒药，如半枝莲、白花蛇舌草、龙葵、白英等，增强攻癌抑毒之功，其余随证加减。

第二部分 降低肿瘤标志物,控制肿瘤病灶

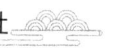

2018年11月三诊,肿块维持稳定,但总体表现出周身疼痛、气喘加重、汗出等营卫不和、经气不利、气虚之证,继续以大剂量清热解毒药物为主控制癌毒的发展,加以玉屏风散补气固表,麻黄汤透达营卫、宣发肺气。

2019年2月四诊,复查胸部CT示左肺上叶肿块已稍有缩小,周身疼痛症状消失,但气喘汗出加重,舌象紫暗胖大,辨为痰火阻肺、相火上炎的周身火热之证。用药上以柴胡、黄芩、白芍疏解肝之郁火,桑白皮、地骨皮、金荞麦、败酱草泻肺中之火,熟地黄、炙龟板、巴戟天、车前子、知母、黄柏补泻同施。另外加以炮山甲、土鳖虫等活血化瘀之品。

本患者经应用癌毒学说攻毒抑癌,火水未济学说交通心肾、清肺降火,内虚学说健脾益肾,有效缩小转移灶,效果良好。

案7 肺癌:引火归元、疏肝通络法控制肿瘤病灶

何某,男,63岁,初诊时间:2020年12月2日。

主诉:发现右肺结节2年。

现病史:患者2年前体检发现右肺结节,代谢增高,肺癌不除外,为求中药治疗就诊。2020年9月1日查增强CT:①右肺上叶后段可见直径约6 mm实性结节,形态欠规整,内见点状钙化灶,增强扫描未见异常强化。②双肺见多发散在实性及磨玻璃密度微结节灶。③双肺野透亮度明显增高,可见多发形态不规则或类圆形透光区,较大者直径约2.1 cm。④双肺门及隆突下多发小淋巴结,未见融合趋势。与2020年4月26日CT比较未见明显变化。

既往史:慢性阻塞性肺疾病6年,现为重度。

刻下症:自觉胸前堵闷,活动后缓解,咳嗽咳痰,痰色白质黏,偶感乏力,汗出多,口干,纳可,眠差,多梦易醒,腹部坠胀感,大便每日2~3次,小便频数,夜尿2~3次。舌暗,苔白腻有涎沫,边有齿痕,脉弦滑。

西医诊断:右肺代谢增高性肺结节;肺门及隆突下淋巴结肿大。

中医诊断:肺癌病。

辨证:脾虚相火,痰毒瘀阻。

处方:百合15 g,石斛15 g,生地黄15 g,熟地黄15 g,防风10 g,野菊花30 g,土鳖虫10 g,苦参15 g,肉桂8 g,黄连15 g,龙葵30 g,茯苓10 g,半枝莲60 g,白花蛇舌草60 g。20剂,每日1剂,水煎,早晚分服。

2021年1月27日二诊。

辅助检查:2021年1月1日CT与2020年9月1日CT相比无显著变化。

刻下症：右侧肩肘部酸痛，胸前堵闷，活动后稍减轻，纳可，眠差，多梦易醒，便意频，小便正常。舌红，苔黄腐，脉弦数。

处方：百合15g，生地黄15g，熟地黄15g，炒酸枣仁30g，防风10g，野菊花30g，土鳖虫10g，苦参15g，肉桂8g，黄连15g，龙葵30g，蜈蚣3条，半枝莲120g，白花蛇舌草120g，炮附子20g，干姜10g，炙甘草10g。40剂，每日1剂，水煎，早晚分服。

2021年9月29日三诊。

辅助检查：2021年7月20日CT示左肺下叶新增多发磨玻璃结节影，较大者直径为1.0cm，余无显著变化。

刻下症：患者喘憋气短明显，咳嗽痰多色白，双侧肩部不适，腹部下坠感，口干口苦，易急躁，下肢凉，纳可，眠浅多梦，小便可，大便不成形。舌暗红，苔白，脉弦数。

辨证：肝郁脾虚，水火未济。

处方：肉桂3g，黄连10g，龙葵30g，防风10g，生地黄15g，熟地黄15g，鱼腥草30g，生黄芪30g，白术10g，茯苓10g，柴胡15g，黄芩10g，党参30g，炙甘草10g，大枣10g，桂枝10g，白芍15g，半夏15g，半枝莲120g，白花蛇舌草120g。20剂，每日1剂，水煎，早晚分服。

2021年12月8日四诊。

辅助检查：2021年10月20日CT与2021年7月20日CT相比，原左肺下叶多发磨玻璃结节影基本消失，余同前。

刻下症：胸闷气短较前减轻，痰难咳出，色白量多，双肩痛，多梦，大便时溏，夜尿1～3次。舌红苔黄，脉沉微滑。

处方：肉桂3g，黄连10g，龙葵30g，防风10g，生地黄15g，熟地黄15g，鱼腥草30g，生黄芪30g，白术10g，茯苓10g，柴胡15g，黄芩10g，党参30g，炙甘草10g，大枣10g，桂枝10g，白芍15g，半夏15g，半枝莲120g，白花蛇舌草120g，地龙10g，苦参15g，生牡蛎30g，钩藤15g，夏枯草30g。20剂，每日1剂，水煎，早晚分服。

【按语】

本例患者有右肺结节，PET/CT示代谢增高，肺癌不除外，因考虑重度慢性阻塞性肺疾病病史，未行手术及放化疗，要求中药治疗。慢性阻塞性肺疾病是一种慢性气道阻塞性疾病，属于中医学"肺胀""喘证""咳嗽""痰饮"等范畴，临床表现为咳、痰、喘、胸部胀闷等。患者既往慢性肺系疾病日久，致肺脏虚损,肺卫不固,易受外邪侵袭,全身脏腑阴阳气血失调,日久气滞、血瘀、痰结、热毒等相互纠结,积滞于肺,形成有形之肿块,发为肺结节甚或肺癌。

首诊时患者虚火上炎,则胸前堵闷,炼液为痰则咳痰色白质黏,肺肾亏虚,水道不通则小便频数、夜尿频,故以百合、石斛养阴润肺,兼益胃生津,肉桂、黄连交通心肾,生熟地黄填补后天之精、滋肾水潜阳,同时以土鳖虫通络散结,龙葵清热解毒,半枝莲、白花蛇舌草抗癌解毒。

二诊时患者胸前堵闷活动后稍减轻,右侧肩肘部酸痛,多梦易醒,《素问·生气通天论》曰:"阳气者,精则养神,柔则养筋。"今心阳衰微,神失所养,则神衰寐不安;肾阳衰微,不能暖脾,升降失调,则便意频,阳气不足以养筋,经络闭塞不通则身体酸痛,加蜈蚣活血通络,炒酸枣仁养心安神,四逆汤温阳布阳。

三诊时患者病情变化,喘憋气短明显,2021年7月20日CT示左肺下叶新增多发磨玻璃结节影,较大者直径为1.0 cm。患者口干口苦,易急躁,此乃少阳经络不通,肝气郁结,气郁化火,循经上行,灼肺影响肺之宣肃,加柴胡桂枝汤疏肝通络、和解少阳;磨玻璃结节新发,邪气盛,此时应调整攻补比例,以攻邪为主,加大半枝莲、白花蛇舌草剂量各至120 g以清热解毒、抗癌散结,加鱼腥草30 g以清热解毒、消痈排脓。

四诊时患者胸闷气短较前减轻,2021年10月20日CT与2021年7月20日CT相比,原左肺下叶多发磨玻璃结节影基本消失,继续予半枝莲、白花蛇舌草各120 g,大剂量清热解毒药抗癌,同时加生牡蛎、钩藤、地龙息风平肝、镇心安神;夏枯草30 g散结消肿,目前中药抗癌解毒治疗有效,继观患者病情变化。

案8 乳腺癌:泻火解毒、疏肝解郁法控制肿瘤病灶

张某,女,54岁,初诊时间:2021年12月22日。

主诉:左乳浸润癌术后1年2月余,放化疗后,现内分泌治疗中。

现病史:患者2020年10月行左乳乳腺癌手术,病理示(左乳)乳腺浸润性癌,非特殊型,Ⅱ级,可见多处脉管癌栓,肿瘤最大直径为2.5 cm,未侵及乳头下方及胸膜,淋巴结转移(1/19),叶尖淋巴结周围见脉管癌栓。免疫组化示ER(+,95%弱阳),PR(+,95%强阳),HER-2(-),Ki-67指数(30%),AR(+90%强阳),CK5/6(-),P120(+),E-cad(+)。术后6个周期化疗(末

次化疗时间为2021年3月12日),30次放疗(2021年4月16日—5月18日),2021年11月开始用依西美坦治疗至今。2021年4月15日颈部+胸部CT提示左前胸壁及左腋窝术后改变,术区皮肤增厚,皮下可见多发斑片、条索影,局部少量囊性积液,较前略增多。双肺散在小结节,大者直径约0.2 cm。余血常规、肝肾功能、肿瘤标志物均未见明显异常。

既往史：不详。

刻下症：眠差,入睡困难,易醒,醒后难入睡,易起皮疹,纳可,二便调。舌红,苔薄黄干,边有齿痕,脉沉。

西医诊断：乳腺恶性肿瘤。

中医诊断：乳癌病。

辨证：相火瘀毒。

处方：白豆蔻15 g(后下),半夏30 g,柴胡10 g,黄芩10 g,焦栀子15 g,苦参15 g,荆芥10 g,防风10 g,柏子仁15 g,知母10 g,浙贝母30 g,瞿麦30 g,酸枣仁30 g,半枝莲60 g,白花蛇舌草60 g。20剂,每日1剂,水煎,早晚分服。

2022年2月9日二诊。

刻下症：睡眠较前改善,偶有心慌,尿急、尿频、尿痛,纳可,二便调。舌暗,苔薄白,脉沉。

处方：白豆蔻15 g(后下),半夏30 g,柴胡10 g,黄芩10 g,焦栀子15 g,苦参15 g,荆芥10 g,防风10 g,柏子仁15 g,知母10 g,浙贝母30 g,瞿麦30 g,酸枣仁30 g,半枝莲60 g,白花蛇舌草60 g,白茅根15 g,石韦15 g,黄柏10 g。20剂,每日1剂,水煎,早晚分服。

2022年9月21日三诊。

刻下症：眠差,入睡困难,需药物助眠,凌晨2—3点易醒,醒后难入睡,右侧肩膀活动不利,纳可,二便调。舌红,苔黄,边有齿痕,脉浮缓。

处方：土鳖虫10 g,莪术10 g,白豆蔻15 g(后下),柴胡10 g,黄芩10 g,半枝莲60 g,白花蛇舌草60 g,桂枝10 g,白芍15 g,炙甘草10 g,防风15 g,麦冬15 g,茯苓10 g,砂仁10 g,络石藤15 g,蜈蚣3条,远志10 g,柏子仁15 g,熟地黄40 g,夏枯草30 g。20剂,每日1剂,水煎,早晚分服。

2023年3月22日四诊。

刻下症：两胁肋部疼痛,眠欠安,眠浅易醒,情绪波动大,二便调。舌暗红,苔白,有齿痕,脉沉、微滑。

处方：土鳖虫10 g,郁金10 g,玫瑰花10 g,柴胡10 g,黄芩10 g,

半枝莲 60 g，白花蛇舌草 60 g，桂枝 10 g，白芍 15 g，炙甘草 10 g，防风 15 g，麦冬 15 g，茯苓 10 g，砂仁 10 g，当归 15 g，蜈蚣 3 条，远志 10 g，穿山龙 10 g，熟地黄 40 g，浙贝母 30 g，枳壳 10 g。20 剂，每日 1 剂，水煎，早晚分服。

患者 2021 年 12 月 22 日—2023 年 3 月 22 日治疗期间，血常规、肝肾功能、肿瘤标志物均正常，双肺散在小结节（大者直径约 0.2 mm）消失，右乳结节未见增大，左锁骨下淋巴结较前缩小（大小由 0.7 cm×0.5 cm 缩小至 0.6 cm×0.2 cm），CT 及 B 超诊断结果如下。

2021 年 4 月 5 日中国医学科学院肿瘤医院颈胸部增强 CT：左乳癌治疗后复查，与 2021 年 2 月 8 日颈胸部 CT 比较：①左前胸壁及左侧腋窝术后改变，术区皮肤增厚，皮下可见多发斑片、条索影，大致同前，局部少量包裹性积液，较前略增多，请随诊。②右侧腋窝、双侧内乳区、纵隔、双肺门未见明确肿大淋巴结。③双肺散在小结节，大者直径约 0.2 cm，同前相仿。④双侧胸腔及心包未见积液。⑤扫描范围内上腔静脉至右心房置管影同前，请结合临床。⑥鼻窦、鼻咽、口咽、喉部、腮腺、颌下腺、甲状腺未见明确异常。⑦双侧颈部未见明确肿大淋巴结。

2023 年 3 月 1 日中国医学科学院肿瘤医院颈胸腹部增强 CT：左乳癌改良根治术后、化疗后放疗复查，与 2022 年 9 月 7 日颈胸部 CT 比较：①左前胸壁及左侧腋窝术后改变，术区皮肤增厚，皮下可见多发斑片、条索影，大致同前。②右侧腋窝、双侧内乳区、纵隔、双肺门未见明确肿大淋巴结。③双肺未见明确结节或实变影。④双侧胸腔及心包未见积液。⑤右肾囊肿，同前。肝脏、胆囊、胰腺、脾脏、双侧肾上腺及左肾未见明确异常。⑥腹腔和腹膜后未见明确肿大淋巴结，未见腹水。⑦腮腺、颌下腺、甲状腺未见明确异常。双侧颈部未见明显肿大淋巴结。

2021 年 12 月 24 日中国医学科学院肿瘤医院乳腺 B 超：①左乳术后改变。②右乳片状低回声，大者位于外象限，大小约 0.3 cm×0.3 cm，BI-RADS 2 类。③左侧锁骨下胸小肌深面低回声，大小约 0.7 cm×0.5 cm，同前相仿，建议随诊。

2023 年 2 月 24 日中国医学科学院肿瘤医院乳腺 B 超：①左乳术后改变。②右乳外象限见一低回声结节，大小约 0.3 cm×0.3 cm，考虑良性。③左侧胸肌间见一低回声淋巴结，大小约 0.6 cm×0.2 cm，考虑良性。

【按语】

本例患者为左乳浸润癌术后1年2月余，放化疗后，现内分泌治疗中，现为防复发转移求中药治疗前来就诊，经王教授1年3月余中药治疗，双肺散在小结节（大者直径约0.2 mm）消失，右乳结节未见增大，左锁骨下淋巴结较前缩小（大小由0.7 cm×0.5 cm缩小至0.6 cm×0.2 cm）。

根据王教授对于恶性肿瘤病因病机的认识，以及癌毒学说的相关理论，癌毒是在多种因素作用下形成的特异性病因，癌毒为异常邪火，由妄动的相火为其提供动力，助其播散、蔓延。在癌毒作用下，机体气血阴阳失衡，虚瘀痰毒相继出现，并与癌毒相互促进，互相纠结，聚成有形之物停于乳腺，形成乳腺癌。

首诊时患者眠差，入睡困难，易醒，醒后难入睡，易起皮疹，纳可，二便调。舌红，苔薄黄干，边有齿痕，脉沉，辨证为相火瘀毒。患者体内相火亢盛，相火妄动而扰心，阴不入阳，心肾不交，故眠差，入睡困难，醒后难入睡，舌红，苔薄黄干，用柏子仁、酸枣仁补养心肝，半枝莲、白花蛇舌草、焦栀子、知母、黄芩、瞿麦清泻邪火、抗癌解毒，加用柴胡疏肝理气、调畅气机；患者体内相火亢盛，壮火食气，导致正气亏虚，卫外功能失常，且患者舌边有齿痕，脾虚有湿，故易起皮疹，用防风、荆芥疏风解表，白豆蔻、半夏、浙贝母燥湿化痰。

二诊时患者睡眠较前改善，上方仍符合辨证，但患者尿急、尿频、尿痛，考虑湿热下注，在上方基础上加用白茅根15 g，石韦15 g，黄柏10 g，清下焦湿热，利尿通淋。

三诊时患者又眠差反复，右肩活动不利，舌红苔黄，边有齿痕，脉浮缓。患者无尿路刺激征故去茅根、石韦、黄柏；患者眠差反复，脉浮缓，为营卫不和、气机不畅、营阴亏少、脏腑失养所致，故用桂枝汤调和营卫，并加用麦冬、熟地黄补阴降火，土鳖虫、莪术、蜈蚣活血通络，茯苓、砂仁、远志温脾健胃、交通心肾；患者右肩活动不利，加用络石藤祛风通络。

四诊时患者两胁肋部疼痛，眠欠安，眠浅易醒，情绪波动大，二便调。舌暗红，苔白，有齿痕，脉沉、微滑。辨证为相火瘀毒，肝郁脾虚。患者右肩不适消失，故去莪术、络石藤；患者脾虚有湿，肝气郁结，气机不畅，气血瘀滞胁肋，故胁肋疼痛，舌暗红，苔白，有齿痕，脉沉、微滑，故去柏子仁、夏枯草、白豆蔻，加用穿山龙、郁金、玫瑰花、当归、枳壳疏肝解郁、活血养血，浙贝母清热化痰、解毒散结。

患者2021年12月22日—2023年3月22日治疗期间，血常规、肝肾功能、肿瘤标志物均正常，双肺散在小结节（大者直径约 0.2 mm）消失，右乳结节未见增大，左锁骨下淋巴结较前缩小（大小由 0.7 cm×0.5 cm 缩小至 0.6 cm×0.2 cm）。

案9 肺结节：补肾疏肝、化痰解毒法治愈肺结节

倪某，女，54岁，初诊时间：2022年7月13日。

主诉：发现右肺结节4月余。

现病史：患者于2022年3月体检时胸部CT示两肺下叶微结节，大者直径为4 mm，考虑为硬结节灶。患者为求进一步诊治前往我科。

既往史：甲状腺结节、乳腺结节、子宫肌瘤病史。

刻下症：脑鸣，晨起白痰易咳，右腿发凉、沉，纳眠可。舌淡红，苔白腻，脉沉。

西医诊断：肺占位性病变。

中医诊断：肺积。

辨证：肝郁肾亏，痰毒瘀结。

处方：熟地黄60 g，巴戟天15 g，茯苓15 g，天冬10 g，五味子10 g，蝉15 g，浙贝母30 g，夏枯草30 g，柴胡10 g，黄芩10 g，干姜10 g，炙甘草10 g，白豆蔻15 g（后下），半枝莲60 g（先煎），白花蛇舌草60 g（先煎），土鳖虫10 g。40剂，每日1剂，水煎服，早晚分服。

2022年9月14日二诊。

刻下症：脑鸣时作，右腿发沉，自汗，心烦，咳痰减轻。

处方：初诊方加生龙骨、生牡蛎各30 g（先煎），决明子10 g，苦杏仁10 g，桂枝6 g。40剂，每日1剂，水煎服，早晚分服。

此后患者分别于2022年10月26日、2023年3月15日复诊，根据症状加减治疗。

2023年6月7日三诊。

辅助检查：胸部CT（2023年4月13日）示肺结节消失，右肺上叶少许索条影，边界清。

刻下症：新型冠状病毒感染后自汗出，潮热时作，口干口苦，喜饮，晨起咳痰，纳眠可。舌淡白，苔黄腻，脉细弱，尺沉。

处方：青蒿15 g，炙鳖甲30 g，牡丹皮10 g，白豆蔻15 g（后下），柴胡10 g，黄芩10 g，太子参30 g，生地黄30 g，熟地黄30 g，砂仁10 g（后下），

蜈蚣 3 条，浙贝母 30 g，荆芥 10 g，土鳖虫 10 g，姜黄 20 g，龙葵 30 g，半枝莲 60 g（先煎），白花蛇舌草 60 g（先煎）。40 剂，每日 1 剂，水煎，早晚分服。

【按语】

本例患者的肺结节在临床上具有一定的恶变风险。王教授认为，相火内寄于肾，温养五脏六腑，得肾精涵养方能寄居于下焦。正常情况下，肾中元气充足，则相火内潜。若肾精异变，真阴暗耗则相火内动；或肾阳虚衰，相火浮越则发为促进肿瘤发生发展的邪火。少阳相火离位、厥阴风木化火化毒是恶性肿瘤发生发展、复发转移的关键病机之一。王教授指出，癌毒是恶性肿瘤发生发展的关键，清热解毒抗癌是抑制癌毒进展的关键。

首诊时患者脑鸣，晨起白痰易咳，右腿发凉、沉，纳眠可，考虑其肝郁肾亏、痰毒瘀结，故以引火汤合小柴胡汤少阴、少阳同治，重用白花蛇舌草、半枝莲抗癌解毒；浙贝母、夏枯草化痰解毒散结。

二诊治慢性病则有方有守，知药病相应，故守法不变，患者积极配合治疗，故收效显著。

王教授强调，癌毒为肿瘤病发展的特殊病机，这是与非肿瘤疾病最为本质的区别。因此临证应综合肿瘤标志物、影像学检查结果动态衡量癌毒的强弱多寡，以及癌毒与正虚的关系。只有把解毒散结放在重要位置，肺结节方有向愈之机。

第三部分　改善肿瘤患者症状，提高生活质量

由于癌肿损伤了人体组织器官的功能，肿瘤患者，特别是肿瘤中晚期的患者，会出现各种各样的症状，如消瘦、食欲差、低热、疼痛、乏力等，而且放化疗等治疗方法的毒副作用也会对人体造成伤害，出现疼痛、发热、贫血、心悸、失眠、便秘、腹泻、恶心、呕吐、脱发、呼吸困难等症状，造成白细胞降低、免疫力下降，不仅给患者带来很大痛苦，严重影响患者生活质量，甚至导致患者突发死亡。应用中药治疗对缓解症状有良好的效果，能显著提高患者的生活质量。临床研究和动物实验均证实，中药具有对放化疗减毒、保护骨髓、提高食欲、增强体力、改善睡眠和精神状况，以及预防恶病质、延缓终末期肿瘤患者的衰竭等功效。

案 1　肺癌：疏肝健脾、化痰散结法提高患者生活质量

徐某，女，51 岁，初诊时间：2016 年 12 月 4 日。

主诉：右肺上叶腺癌术后 10 个月，胸闷 1 个月。

现病史：2016 年 2 月患者因右肺肿物于当地医院行右肺上叶切除术，术后病理示肺高 - 中分化腺癌，腺泡型（约 60%）+ 附壁型（约 40%）。术后未行放化疗，定期复查，提示病情稳定，（自诉）胸部 CT（2016 年 10 月 8 日）示左肺下叶胸膜下小结节，直径为 3 mm。肿瘤标志物（2016 年 10 月 8 日）示 CA15 - 3 36.49 U/mL。1 个月前无明显诱因出现胸闷。现为求中药治疗来诊。

刻下症：胸闷气短，偶干咳，胸背胀痛，双下肢沉、乏力，口干口苦，咽痛、咽部异物感，纳可，清晨 3—4 点易醒，二便调。舌暗红，苔薄白，脉沉滑。

西医诊断：右肺上叶腺癌术后（pT1N0M0）。

中医诊断：肺癌病。

辨证：胆火相火，瘀毒未尽。

处方：黄芩 10 g，金荞麦 30 g，败酱草 15 g，巴戟天 30 g，菟丝子 20 g，炮山甲 10 g，土鳖虫 10 g，吴茱萸 5 g，黄连 10 g，海藻 30 g，龙葵 30 g，木

鳖子20g，草河车15g，八月札10g，桂枝10g，白芍15g，大枣10g，生姜10g。20剂，每日1剂，水煎，早晚分服。

其间随证调方，病情稳定，2016年12月28日二诊。

辅助检查：胸部CT（2016年12月8日）示①右肺上叶切除术后，局部见条索状高密度影，并见少许条索影，考虑术后改变；②右肺中叶、左肺下叶索条影；③心包少量积液，未见胸腔积液。腹部CT（2016年12月8日）示右侧膈脚后、腹髂、腹膜后小淋巴结。脑MRI（2016年12月8日）示左侧额叶脑回小结节样T_2WI略高信号，考虑为缺血改变。FLAIR考虑余脑实质散在高信号，微结节大者直径约0.2cm，建议增强。肿瘤标志物（2016年12月8日）示CA15-3 34 U/mL。

刻下症：胸闷、口苦口干、咽痛、咽部异物感均较前好转，左侧腹股沟隐痛，头晕头疼，胸背闷痛，咳嗽，痰白不易咳出，腰痛，面部烘热，颈后发凉、发麻，纳可，睡后易醒，醒后不易入睡，大便不成形，每日4次，小便调。舌红，苔薄，脉沉。证属相火瘀毒。

处方：柴胡10g，党参10g，炙甘草10g，黄芩10g，大枣10g，桂枝10g，吴茱萸5g，黄连10g，当归10g，阿胶珠10g，白花蛇舌草30g，半枝莲30g，八月札10g，龙葵30g，藤梨根30g，茯苓10g，蜈蚣3条，鹿角霜10g，前胡10g，羌活10g，白梅花30g。20剂，每日1剂，水煎，早晚分服。

其间随证调方，病情稳定，2017年8月1日三诊。

辅助检查：心电图（2017年7月20日）示Ⅰ度房室传导阻滞。肿瘤标志物（2017年7月20日）示CA15-3 29.92 U/mL，CYFRA21-1 3.41 ng/mL。

刻下症：头晕较前好转，两耳发胀，偶有左侧太阳穴胀痛，乏力，眠差易醒，难以入睡，多梦，偶有胸闷气短，偶心悸，纳可，大便每日1~2次，不成形。舌淡红，苔薄黄，脉沉细弱。证属相火瘀毒未尽。

处方：牡丹皮10g，北柴胡30g，黄芩10g，炙甘草10g，党参20g，大枣10g，白芍15g，法半夏15g，桂枝10g，苦杏仁10g，炒酸枣仁30g，当归10g，盐知母10g，茯苓10g，川芎15g，玫瑰花10g，郁金10g，百合15g，淫羊藿15g，半枝莲30g，白花蛇舌草30g。20剂，每日1剂，水煎，早晚分服。

其间随证调方，病情稳定，2018年4月25日四诊。

辅助检查：肿瘤标志物（2018年4月21日）示CA15-3 35.53 U/mL，神经元特异性烯醇化酶18.11 ng/mL，CYFRA21-1 3.41 ng/mL。生化检查（2018年4月21日）示尿酸360 μmol/L，甘油三酯1.94 mmol/L。脑电图（2018年4月21日）示神经传导速度减慢。

刻下症：双手麻，咽痛，双腿乏力，胸闷气短，背痛减轻，口干，口唇偶有灼热感，眠差，入睡困难，易醒。近几个月小便频，饭后烧心，大便不调，偶有1日大便3～4次，平素1～2次，便溏。舌红，苔薄黄，脉弦滑。证属相火瘀毒。

处方：北柴胡15 g，法半夏15 g，党参30 g，炙甘草10 g，黄芩10 g，干姜10 g，大枣10 g，桂枝10 g，白芍15 g，杭菊花10 g，金荞麦30 g，牡丹皮10 g，黄连15 g，炒酸枣仁30 g，盐知母10 g，茯苓10 g，川芎15 g，远志10 g，拳参15 g，龙葵30 g，白英30 g，蛇莓30 g，白花蛇舌草90 g，半枝莲90 g，炮山甲10 g，土鳖虫10 g，全蝎5 g，蜈蚣3条，肉桂6 g（后下）。20剂，每日1剂，水煎，早晚分服。

其间随证调方，病情稳定，2018年5月23日五诊。

辅助检查：肿瘤标志物（2018年5月18日）示CA15-3 37.57 U/mL，神经元特异性烯醇化酶13.18 ng/mL，CYFRA21-1 2.86 ng/mL。生化检查（2018年5月18日）示甘油三酯1.85 mmol/L。患者2016年10月—2018年4月CA15-3结果变化趋势见图10。

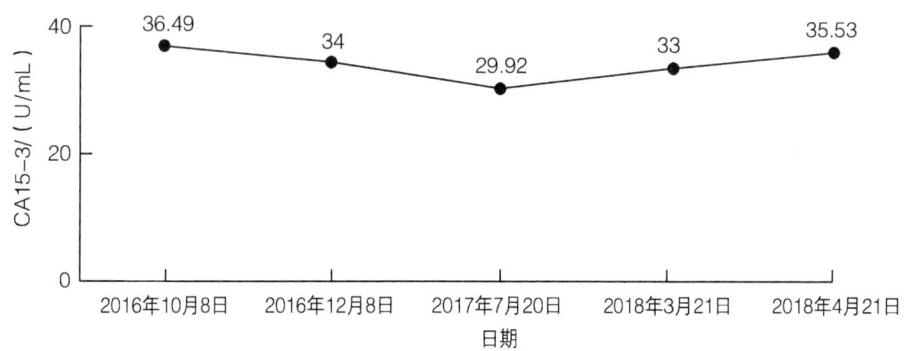

图10　CA15-3结果变化趋势

刻下症：大便急，略黏，每日2～3次，咽干，喉咙辛辣感，烧心反酸，口干渴喜凉饮，乏力，胸闷气短，眠差，易醒难寐，纳可。舌暗红，苔黄腻，脉细涩。证属相火瘀毒。

处方：北柴胡30 g，法半夏15 g，党参30 g，炙甘草10 g，黄芩10 g，当归10 g，阿胶珠10 g，大枣10 g，干姜10 g，茯苓10 g，生甘草15 g，盐知母10 g，川芎15 g，柏子仁15 g，远志10 g，吴茱萸5 g，黄连15 g，生地黄15 g，熟地黄 15 g，金荞麦 30 g，败酱草 15 g，玫瑰花 10 g，牡丹皮 10 g，龙葵 30 g，白英 30 g，蛇莓 30 g，白花蛇舌草 90 g，半枝莲 90 g。20 剂，每日 1 剂，水煎，早晚分服。

定期复查，随证调方。

【按语】

肺腺癌患者人数占所有肺癌人数的 40%，腺癌易侵犯血管和淋巴管壁，而出现较多的血行及淋巴转移，好发于女性和不吸烟者，手术是早期肺癌患者最重要的治疗方法。此外，由于肺腺癌病灶较小时也多已出现血行或淋巴转移，虽进展缓慢，但由于微转移灶的存在，治疗往往得不到满意的效果。本例患者为早期肺腺癌术后选择用中药治疗，并且规律复查。现已持续治疗 2 年 3 个月，患者病情平稳。

本例癌症原发于肺，法当养肺清肺、散结攻毒。中医认为，肺癌的形成是正气亏虚于内，脏腑功能失调，邪毒乘虚袭肺，肺气郁闭，津液失于输布，津聚为痰，痰凝气滞，气滞则血瘀，痰瘀毒结于肺脏，日久形成积块。故治疗时应以扶正补虚、理气化痰、活血化瘀、抗癌攻毒为原则。

本例患者初诊时为肺腺癌术后 10 个月，正气尚可，胸闷气短，偶干咳属气机阻滞，气不通则停滞，滞留胸部则胸闷气短，滞于咽部则会有异物感，胸膜下有小结节，大小为 3 mm，前胸后背胀痛，舌暗红，属相火相扰、余毒未尽，治疗以行气散结攻毒为主，佐以清热解毒，败酱草、海藻、龙葵、木鳖子散结攻毒，黄芩、黄连清热解毒；王教授认为，肾水不足，无以上达引火下行，火炎上愈烈，水居下无运，火水未济，形成上热下寒之症；"阳虚则寒"，虚阳上扰，导致肝胆火旺，所以加桂枝温通经脉，与白芍相配伍，乃法桂枝汤调和营卫、调和气血；与吴茱萸相配，乃暖肝温经、活血止痛；与巴戟天合用，乃法地黄饮子之意，温阳补肾、引火归元。

二诊时患者体力较前改善，咽部异物感较前好转，但胸闷胀痛较前变化不大，遂继用前法，复查 CT 显示右侧膈脚后、腹腔、腹膜后小淋巴结，遂改用攻毒力量更强的半枝莲、白花蛇舌草解毒攻毒、毁形消燚，佐以前胡止咳化痰，再加以当归、阿胶珠补益。

三诊时患者两耳发胀，左侧偏头痛，故加北柴胡、黄芩和解少阳；眠差易醒，醒后不易再睡，属邪火扰心，神不守舍，配合酸枣仁汤，养阴血、安心神，清热除烦。配合黄芩、白花蛇舌草、半枝莲等清热解毒抗癌消癥。

五诊时患者肿瘤标志物保持稳定，但大便黏、急，咽喉辛辣，烧心，口干渴喜凉饮，眠差，易醒难寐，病机属火毒内扰，证属相火瘀毒，治疗以大剂量清热解毒药物，倍用半枝莲、白花蛇舌草以增强攻毒之效。同时为防止元气异变，扶元固本贯穿疾病始终，加以当归、阿胶珠等养血；久病入络，以虫类药物搜剔攻毒、消瘀散结；烧心反酸，吴茱萸配黄连清热制酸。

肿瘤为有形之邪，往往伴随气机失调，柴胡剂具有和解少阳、疏通内外、调畅气机之功，所以治疗始终以柴胡剂为主调节少阳之枢机。首先，肺主气，司呼吸，调节全身之气，肺朝百脉；肝藏血，主疏泄，调节全身血量。肝肺两脏共同调节人体气机与气血升降。肺功能失职使肝失疏泄，枢机不利，气机升降失宜，气血失于调畅，木反侮金，进入恶性循环，所以调节少阳枢机为主。其次，解毒清肺相配，扶正攻邪并进。王教授的癌毒学说认为癌毒乃元气异化而生，元气化生脏腑经络之气，是构成脏腑经络和维持其功能的主要成分，故元气的异常直接导致脏腑经络局部构造异常，另外还使得运行其中的气、血、津、液凝聚而成痰、成瘀、成郁，最终成瘤；元气的源源化生特性，使得其不断增生，元气的异常四处流布，使得其具备转移特性。根据王教授心神学说，癌由心生，心为君主之官，心若不明则生永生不死之志，正常的生命节律被扰乱，导致肾精异化，化生癌毒，扰动相火，灼伤真阴，水火失济，心念妄动，易出现情绪不佳、失眠等症状。在治疗时，应综合考虑，辨证施治，该例患者经过中药综合治疗，并且规律复查，现病情平稳，生活质量明显提高。

案 2 肺癌：健脾补肾、化痰解毒法有效提高老年患者生活质量

赵某，女，75 岁，初诊时间：2017 年 12 月 13 日。

主诉：右肺占位术后 4 年 9 个月。

现病史：患者因胸闷憋气于当地医院行胸部 CT 检查发现右肺占位，并于 2013 年 3 月行手术切除，病理结果提示恶性肿瘤（具体病理类型不详），因冠心病及心功能不全术后未行放化疗，现为求中药治疗来诊。

既往史：冠心病病史 20 余年，目前未规律服药；心功能不全病史 10 余年。

刻下症：久行后双下肢水肿，夜间舌干，纳少，夜间每于 1—3 点醒，但可复睡，夜尿 3 次，大便每日 1～3 次，偶不成形。舌暗，苔白，脉沉滑。

西医诊断：右肺恶性肿瘤。

中医诊断：肺癌病。

辨证：肾亏肝郁，瘀毒未尽。

处方：炒酸枣仁 30 g，炙甘草 10 g，知母 10 g，茯苓 10 g，川芎 10 g，合欢皮 15 g，砂仁 5 g（后下），炒白术 10 g，龙葵 30 g，巴戟天 30 g，补骨脂 30 g，木鳖子 15 g，生黄芪 30 g。20 剂，每日 1 剂，水煎，早晚分服。

其间随证调方，病情稳定，2018 年 4 月 25 日二诊。

辅助检查：胸部 CT（2018 年 3 月 13 日）示右侧胸膜、叶间胸膜增厚，可见多发大小不等结节影，较前略增多，部分较前增大，考虑胸膜转移；右肺下叶小结节影，大致同前。

刻下症：白天久行双下肢水肿减轻不明显，平卧休息后改善，自不觉渴，夜间口干好转，尿频，每次量少，夜尿 3 次，睡眠较前略有改善，纳可，偶有腹胀，右侧腰部自觉不适，似牵拉感。舌红，苔滑腻，多涎，脉滑细沉。证属脾肾亏虚，浊毒内阻。

处方：炮附子 15 g（先煎），干姜 10 g，炙甘草 10 g，炮山甲 10 g，土鳖虫 10 g，桂枝 10 g，柴胡 15 g，法半夏 15 g，白芍 30 g，黄芩 10 g，全蝎 5 g，蜈蚣 3 条，龙葵 30 g，白英 30 g，蛇莓 30 g，白花蛇舌草 90 g，半枝莲 90 g，生黄芪 60 g，车前子 15 g（包煎）。20 剂，每日 1 剂，水煎，早晚分服。

其间随证调方，病情稳定，2018 年 5 月 23 日三诊。

辅助检查：血常规及生化检查均未见明显异常。

刻下症：夜尿频多较前缓解，上一周喑哑，于周六自行缓解，纳可，双下肢水肿缓解，晨起眼睑水肿。舌红，苔滑稍腻，脉滑。证属瘀毒未尽。

处方：生黄芪 30 g，炒白术 10 g，防风 10 g，龙葵 30 g，白英 30 g，蛇莓 30 g，炙鳖甲 30 g（先煎），炮山甲 10 g（先煎），土鳖虫 10 g，柴胡 30 g，半枝莲 60 g，白花蛇舌草 60 g，车前子 15 g（包煎），芡实 20 g，金樱子 15 g，法半夏 30 g。20 剂，每日 1 剂，水煎，早晚分服。

患者目前继续在我院门诊治疗，病情尚稳定。

【按语】

本例乃高龄肺癌，合并较为严重的冠心病及心功能不全，因存在术后放化疗风险，以单纯中药治疗，自 2017 年 12 月初诊至 2018 年 5 月末次就诊，患者以中药治疗已半年，病情稳定。大多数医家认为老年肿瘤患者正气亏虚，不耐攻伐，而本案采用大剂量攻癌解毒中药未见不良反应，且病情控制良好。

本案患者首诊时双下肢水肿，夜尿频，王教授辨为脾肾亏虚之证，治疗以健脾补肾为主。患者夜间睡眠不安，凌晨 1—3 点为肝经循行之时，肝气不舒，郁而不畅，神魂不安，则眠差易醒，故治疗上以合欢皮疏肝解郁；炒白术、茯苓健脾利水；川芎解郁行血；龙葵、木鳖子抗癌解毒；巴戟天、补骨脂温阳补肾；再加生黄芪健脾益气；炒酸枣仁养心安神。首诊以酸枣仁汤合健脾补肾之药，重在脾、肾、肝，数脏同调。

二诊时患者相关症状略有缓解，但不明显。王教授认为乃病重而药轻。患者水肿、小便不利、食多腹胀、脉滑细沉仍是脾肾亏虚之证，改为四逆汤补肾温阳；生黄芪补气利水，生黄芪适用于气虚失运、水湿停聚引起的肢体面目水肿、小便不利；车前子补肾利水；以柴胡桂枝汤健脾和胃，以桂枝、柴胡、法半夏、白芍、黄芩疏利三焦，疏肝健脾。患者乃肺癌，癌毒内存，瘀毒内阻，治疗以祛瘀和攻毒为法，药用炮山甲、土鳖虫活血祛瘀，蜈蚣、全蝎攻毒散结；龙蛇羊泉汤之半枝莲、白花蛇舌草抗癌解毒。

三诊时患者症状改善明显，但晨起仍有眼睑水肿，复查各项指标也均未见明显异常，证属瘀毒未尽，继用上法，去四逆汤温阳，改以水陆二仙丹补肾固精缩尿；玉屏风散益气固表；重用法半夏燥湿健脾，化痰散结；继续应用龙蛇羊泉汤、炮山甲、土鳖虫化瘀解毒。

本案治法以健脾补肾、抗癌解毒贯穿始终。首诊应用心神理论，以酸枣仁汤补心安神；二诊以柴胡桂枝汤疏肝通络、调和肝脾，四逆汤补肾温阳；三诊根据内虚瘀毒学说，侧重健脾，以玉屏风散健脾益气，水陆二仙丹补肾固精缩尿，车前子补肾，继续重用半枝莲、白花蛇舌草抗癌解毒，炮山甲、土鳖虫化瘀通络。综合运用多种辨证方法，方随证变，取得了良好的疗效。

案3　肺癌：疏肝健脾、抗癌解毒法有效改善晚期患者生活质量

李某，男，58岁，初诊时间：2018年10月17日。

主诉：左肺下叶鳞癌1个月，未行手术或放化疗。

现病史：2018年9月患者体检查胸部CT示左肺下叶大小为4 cm×2.4 cm分叶状结节。进一步行穿刺活检，病理示鳞状细胞癌。免疫组化示D63（+），CK56（−），Syn（−），CD56（−），Ki-67指数（80%）。因患者肺功能存在极重度混合性通气功能障碍，当地医院建议放弃手术及放化疗，家属表示理解并同意放弃手术及放化疗。现患者为求中药治疗就诊于肿瘤科门诊。

既往史：慢性支气管炎10余年，肺气肿6年。

过敏史：有青霉素、头孢、海鲜过敏史。

辅助检查：胸部CT（2018年9月20日）示左肺下叶占位，左侧气胸，左侧胸腔积液，颈部及左侧胸壁气肿，纵隔少量积气；双肺纤维灶，多发小

结节；慢性支气管炎合并肺气肿。

刻下症：气短喘憋，动则加重，时有咳嗽，喉间痰鸣，痰白难咳，昨日外感后恶寒发热，头痛，自服小柴胡颗粒等中成药后汗出热退，无关节疼痛。纳眠可，二便调。舌暗红，苔薄白，脉沉。

西医诊断：左肺下叶鳞癌。

中医诊断：肺癌病。

辨证：浊毒瘀阻。

处方：柴胡 15 g，郁金 10 g，青蒿 10 g，炙鳖甲 30 g（先煎），知母 10 g，黄柏 10 g，桂枝 10 g，连翘 40 g，法半夏 15 g，太子参 30 g，炮山甲 10 g，土鳖虫 10 g，金荞麦 30 g，败酱草 15 g，瞿麦 30 克，车前子 15 g（包煎），炒栀子 10 g，龙葵 30 g，白英 30 g，蜈蚣 3 条，半枝莲 60 g，生薏苡仁 30 g，白花蛇舌草 60 g。20 剂，每日 1 剂，水煎，早晚分服。

其间随证调方，病情稳定，2018 年 11 月 14 日二诊。

辅助检查：血常规、肝肾功能均未见明显异常。

刻下症：现喘憋气短症状明显减轻，服药后后脊部明显汗出，痰鸣音重，痰难咳出，饮食、睡眠可，二便调。舌暗红，苔薄白，脉沉滑。证属浊毒瘀阻。

处方：2018 年 10 月 17 日方加麦冬 30 g，浮小麦 30 g，去桂枝、青蒿。40 剂，每日 1 剂，水煎，早晚分服。

其间随证调方，病情稳定，2019 年 1 月 16 日三诊。

刻下症：活动后憋闷缓解，乏力症状好转，纳眠可，二便调。舌暗，苔白，脉细滑稍数。予五行消燚丸加减。

处方：柴胡 15 g，黄芩 10 g，白芍 30 g，砂仁 10 g（后下），炙甘草 10 g，生黄芪 30 g，党参 30 g，桑白皮 15 g，地骨皮 15 g，知母 10 g，黄柏 10 g，车前子 15 g（包煎），黄连 10 g，连翘 40 g，半枝莲 90 g，白花蛇舌草 90 g，龙葵 30 g，白英 30 g，木鳖子 15 g，蜈蚣 3 条，全蝎 10 g，炮山甲 10 g，土鳖虫 10 g。40 剂，每日 1 剂，水煎，早晚分服。

【按语】

肺癌是最常见的恶性肿瘤，发病率逐年升高，恶性程度高、死亡率高且易复发转移。肺癌早期诊断困难，85% 的患者确诊时已为中晚期，即使行根治性手术切除，5 年生存率仅有 35%～50%。本例患者发现即为晚期，因慢性支气管炎合并肺气肿，肺功能存在极重度混合性通气功能障碍，西医建议放弃手术及放化疗，家属同意，并要求口服中药治疗。经应用扶正抗癌、大剂量抗肿瘤

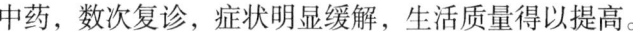

中药,数次复诊,症状明显缓解,生活质量得以提高。

肺癌,属于中医学的"肺积""痞癖""咳嗽""咯血""胸痛"等范畴。现代中医肿瘤学认为肺癌是由正气内虚、邪毒外侵导致的,痰浊内聚,气滞血瘀,蕴结于肺,以致肺失宣发与肃降为基本病机,以咳嗽、咯血、胸痛、发热、气急为主要临床表现的一种恶性疾病。

本例肺癌患者临床见气短喘憋,动则更甚,舌暗红,苔薄白,脉沉滑。依内虚瘀毒学说,属真元亏耗,津血推动无力,痰瘀内阻,浊毒内生,结聚为有形之邪,阻遏气机,致使肺金不降,五脏失调,本虚邪实,浊毒瘀阻;法当补虚泻实,五脏同调,清解癌毒。正虚则固本调中,以砂仁、炙甘草、生黄芪、党参固护脾胃中气;痰浊瘀阻,结聚有形之邪,致使肺金不降,肝失条达,肾与膀胱气化失司,予柴胡、黄芩、白芍疏肝理气,桑白皮、地骨皮泻肺,车前子、知母、黄柏以泻肾祛浊,黄连清心,桂枝温阳。

首诊重用连翘,张锡纯认为"连翘味淡微苦,性凉。具升浮宣散之力,流通气血,治十二经血凝气聚,为疮家要药"。又云"以治外感风热,用至一两必能出汗,且其发汗之力甚柔和,又甚绵长"。患者外感恶寒发热,以桂枝疏风散寒,连翘清热解毒散结,寒温并用。

二诊时加入麦冬养肺金,浮小麦止汗。

三诊继用前法,癌毒久稽,重用半枝莲 90 g、白花蛇舌草 90 g 以抗癌解毒,将首诊之太子参改为党参,党参、黄芪健脾益气,以柴胡、黄芩、白芍疏肝,黄柏、知母泻肾,桑白皮、地骨皮泻肺,车前子泻膀胱补肾,黄连清心,重用连翘清热散结,本方势大力宏,五脏同调,攻补兼施。

本例运用内虚瘀毒学说,在中医理论指导下补虚泻实,调节五脏功能,周流气机抗癌解毒,明显改善了晚期肺癌患者憋闷、咳嗽等症状,提高了患者的带瘤生活质量。

案 4　肺癌:疏肝健脾、清热解毒法改善患者生活质量

曾某,男,61 岁,初诊时间:2021 年 9 月 29 日。

主诉:右肺上叶腺癌术后 20 余天,未行放化疗,现为求进一步治疗来我院就诊。

辅助检查:2021 年 8 月 20 日肿瘤标志物示癌胚抗原 10.46 ng/mL,病理结果显示低分化腺癌,淋巴结转移(2/17),余暂缺。

刻下症:术后部位疼痛,纳眠可,乏力倦怠,精神差,大便稀,小便调。

舌红，苔白，舌下有瘀斑，脉涩。

西医诊断：右肺上叶腺癌术后。

中医诊断：肺癌病。

辨证：脾虚瘀毒。

处方：黄芪 30 g，白术 10 g，防风 10 g，柴胡 15 g，黄芩 10，干姜 10 g，炙甘草 10 g，蜈蚣 3 条，桂枝 10 g，白芍 15 g，太子参 30 g，龙葵 30 g，半枝莲 60 g，茯苓 10 g，杭菊花 10 g。20 剂，每日 1 剂，水煎，早晚分服。

其间随证调方，病情稳定，2021 年 11 月 17 日二诊，患者开始口服易瑞沙治疗。

辅助检查：肿瘤标志物示癌胚抗原 5.36 ng/mL，血常规示红细胞计数 3.5×10^{12}/L，血红蛋白 109 g/L，肝肾功能均未见明显异常。

刻下症：术后部位疼痛较前好转，乏力改善，纳眠可，脾气急，大便不成形，黏臭，小便调。舌淡红，苔薄白，脉弦。

处方：焦山楂 10 g，柴胡 30 g，黄芩 10 g，党参 30 g，炙甘草 10 g，大枣 10 g，桂枝 10 g，杭白芍 15 g，法半夏 15 g，防风 10 g，茯苓 10 g，土鳖虫 10 g，苦参 15 g，龙葵 30 g，半枝莲 60 g，白花蛇舌草 60 g。20 剂，每日 1 剂，水煎，早晚分服。

其间随证调方，病情稳定，2022 年 6 月 15 日三诊。

辅助检查：肿瘤标志物（2022 年 6 月 10 日）示癌胚抗原 5.68 ng/mL。

刻下症：术后部位疼痛消失，咽干、咽痒，偶有异物感，头面、胸前、后背疱疹，乏力，喜热饮，大便每日 2～3 次，质稀，不成形，纳眠可，小便调。舌红，苔薄白，边有齿痕，脉弦。

处方：百合 15 g，生地黄 15 g，熟地黄 15 g，金荞麦 30 g，柴胡 10 g，黄芩 10 g，白芍 15 g，干姜 10 g，甘草 10 g，天冬 15 g，麦冬 15 g，龙葵 30 g，白英 30 g，半枝莲 120 g，白花蛇舌草 120 g，浙贝母 30 g，夏枯草 30 g，车前子 15 g，川贝母 6 g（分冲），淫羊藿 15 g，茯苓 10 g，山药 30 g，苦参 15 g。20 剂，每日 1 剂，水煎，早晚分服。

其间随证调方，病情稳定，2022 年 7 月 20 日四诊。

辅助检查：肿瘤标志物（2022 年 6 月 25 日）示癌胚抗原 5.27 ng/mL。

刻下症：咽干、咽痒已无，头面、胸前、背部疱疹减轻，乏力减轻，纳眠可，大便不成形，每日 2～3 次，小便调。舌红，少苔，有瘀斑，脉沉涩。

处方：百合 15 g，防风 15 g，金荞麦 30 g，桂枝 10 g，柴胡 10 g，黄芩 10 g，白芍 15 g，柏子仁 15 g，甘草 10 g，麦冬 15 g，龙葵 30 g，白英 30 g，半

枝莲120g，白花蛇舌草120g，浙贝母30g，夏枯草30g，车前子15g。20剂，每日1剂，水煎，早晚分服。

其间随证调方，病情稳定，2022年9月7日五诊。

刻下症：咽干痒好转，有异物感，不易咳出，头面、胸前、背部疱疹明显好转，乏力好转，纳眠可，大便不成形，每日2~3次，小便调。舌红，苔薄白，脉弦。

处方：百合15g，熟地黄60g，肉桂8g，金荞麦30g，柴胡10g，黄芩10g，白芍15g，干姜10g，甘草10g，天冬15g，麦冬15g，龙葵30g，白英30g，半枝莲120g，白花蛇舌草120g，浙贝母30g，夏枯草30g，车前子15g，五味子15g，茯苓10g，苦参20g，白鲜皮15g，白豆蔻15g（后下），白术10g。40剂，每日1剂，水煎，早晚分服。

定期随访，病情平稳。

【按语】

本例患者主诉为"右肺上叶腺癌术后20余天"，术后病理显示为右肺上叶低分化腺癌，为求更好疗效来我院进行中药治疗。根据我们对恶性肿瘤病因病机的认识和癌毒学说的阐释，癌毒学说是在正虚的病理基础之上，机体因正气虚弱，内生痰浊、气滞、血瘀等病理产物，在内、外邪共同作用下，化生癌毒，作用于人体最虚损之处，所谓"邪客极虚之地"，一方面耗伤人体正气；另一方面导致脏腑、经络功能失调，诱生痰浊、瘀血、湿浊等多种病理产物。癌毒凝结于肺，形成肺癌。肺癌患者多伴有肝郁脾虚，肝主升发，肝郁不得疏泄，升降失衡，脾气虚弱不得运化，水谷精微难以输布于肺，使肺失宣降，郁而生火，发而为病。

首诊时患者可见术后部位疼痛、乏力倦怠、精神差、舌下有瘀斑、脉涩等症状，考虑为脾虚瘀毒。脾气虚弱，无以运化水谷精微至全身，因而乏力倦怠，没有精神；术后伤口疼痛，舌下有瘀斑，同时结合患者病情及癌毒理论，考虑患者有瘀毒。方用玉屏风散为基础方，益气固表；加柴胡桂枝汤和解少阳、调和营卫，兼以补气健脾；同时加杭菊花、半枝莲清热解毒并化解癌毒；龙葵、蜈蚣活血通络止痛。通过补气健脾，清热解毒，通络止痛共同治疗肺癌。

二诊时患者乏力改善，术后部位疼痛减轻，同时癌胚抗原有所降低，但患者大便质稀、黏臭，因而以柴胡桂枝汤为底方，调和营卫，调和机体；焦山楂健胃消食；兼以防风固表，巩固病情；苦参清热燥湿；土鳖虫通络止痛；半枝莲、白花蛇舌草、龙葵清热解毒，化解癌毒，巩固治疗。

三诊时患者大便好转，以咽痒、咽干及疱疹为主症，同时肿瘤标志物水平略有升高。中医辨证为气阴两虚，毒热内蕴，以百合固金汤、小柴胡汤加减，毒热损伤皮肤，以苦参燥湿解毒，茯苓健脾渗湿；恶性肿瘤乃燊毒，患者肿瘤标志物略有升高，重用龙蛇羊泉汤，将半枝莲、白花蛇舌草重用各至120 g，本患者乃痰毒为患，以川贝母润肺化痰，浙贝母化痰散结。

四诊时患者症状均有好转，但脉象有所变化，在前方的基础上，去掉生地黄、熟地黄、天冬、山药、苦参等药，以柴胡桂枝汤为主方，防风用至 15 g 以祛风止痒，风药又能升阳，继续以龙蛇羊泉汤抗癌解毒。

五诊患者舌脉均有好转，再改为三诊之法，以百合固金汤、小柴胡汤立法疏肝健脾，扶正解毒。重用熟地黄 60 g 以滋补肝肾，配以肉桂引火归元，继续重用龙蛇羊泉汤抗癌解毒。患者历经 1 年，在中西医结合治疗下病情稳定，且口服靶向药物的副作用也控制良好，收到了较好的效果。

案 5　食管癌：疏肝健脾、扶正灭燊法改善患者生活质量

臧某，男，63 岁，2015 年 12 月 14 日初诊。

主诉：发现食管癌半月余。

现病史：2015 年 11 月 13 日患者因吞咽困难于外院行胸 CT 示双肺多发微结节，大者直径约 0.4 cm。11 月 17 日肿瘤标志物：CA242 36.28 U/mL（异常升高），肝肾功能及血脂：甘油三酯 2.42 mmol/L（异常升高），低密度脂蛋白胆固醇 3.46 mmol/L（异常升高）。2015 年 11 月 23 日胃镜提示：距门齿约 30～32 cm 有隆起性病变，食管壁内低回声占位。胃镜病理提示鳞状细胞癌。2015 年 12 月 8 日拟于外院外科行手术，术前检查时因房室传导阻滞未行手术。现患者及其家属要求中药治疗而来诊。

既往史：甲状腺功能减退病史。完全右束支房室传导阻滞、左前分支阻滞 40 年。

刻下症：反酸，乏力，口干，胸闷，纳眠可，小便黄，大便调。舌红苔黄，脉细结。

西医诊断：食管恶性肿瘤。

中医诊断：食管癌。

辨证：浊毒瘀阻，脾虚肝郁。

处方：吴茱萸 5 g，黄连 10 g，草河车 15 g，鸡血藤 30 g，败酱草 30 g，

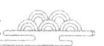

黄芩 10 g，熟地黄 30 g，川芎 10 g，白芍 10 g，当归 10 g，土鳖虫 10 g，炮山甲 10 g，木鳖子 25 g，藤梨根 30 g，生甘草 15 g，生黄芪 40 g，蜂房 8 g，青皮 10 g，枳壳 10 g，竹茹 30 g，法半夏 30 g，白花蛇舌草 30 g，女贞子 15 g。20 剂，每日 1 剂，水煎，早晚分服，口服 5 日休息 2 日，每月 20 剂。

患者在口服中药的同时，局部行放疗 29 次，定期复诊，随证调方。2016 年 12 月 16 日二诊。

辅助检查：肿瘤标志物未见异常。

刻下症：胸闷心慌，乏力，余无明显不适，纳眠可，二便调。舌胖，苔薄黄，脉弦。

辨证：肾亏相火瘀毒。

处方：土鳖虫 10 g，炮山甲 10 g，丹参 30 g，薤白 30 g，桂枝 10 g，黄连 10 g，阿胶珠 30 g，当归 10 g，鹿角霜 10 g，藤梨根 30 g，川楝子 10 g，女贞子 15 g，生黄芪 40 g。20 剂，每日 1 剂，水煎，早晚分服，口服 5 日休息 2 日，每月 20 剂。

2017 年 3 月 8 日三诊。

刻下症：自觉胸闷，咳嗽咯白痰，乏力，余无明显不适，纳眠可，二便调。舌暗红，苔薄黄，有裂纹，脉弦。

辨证：肾亏瘀毒。

处方：熟地黄 30 g，山茱萸 15 g，吴茱萸 5 g，黄连 10 g，鸡血藤 30 g，败酱草 30 g，黄芩 10 g，苦杏仁 10 g，川贝母 10 g，土鳖虫 10 g，炮山甲 10 g，巴戟天 30 g，菟丝子 30 g，鹿角霜 10 g，藤梨根 30 g，木鳖子 30 g，蜂房 8 g，北豆根 8 g，八月札 10 g，砂仁 10 g（后下），法半夏 15 g，生黄芪 30 g。40 剂，每日 1 剂，水煎，早晚分服，口服 5 日休息 2 日，每月 20 剂。

2017 年 5 月 10 日四诊。

刻下症：自觉胸闷，牙痛，咽痛，偶有心慌，余无明显不适，纳眠可，二便调。舌暗红，苔白厚，脉沉细。

辨证：肾亏瘀毒。

处方：肉桂 6 g（后下），黄连 2 g，苦杏仁 10 g，川贝母 10 g，法半夏 15 g，麦冬 30 g，党参 30 g，炙甘草 10 g，金荞麦 10 g，败酱草 30 g，柴胡 10 g，郁金 10 g，土鳖虫 10 g，龙葵 30 g，藤梨根 30 g，熟地黄 30 g，女贞子 15 g，生黄芪 30 g，蜈蚣 3 条。20 剂，每日 1 剂，水煎，早晚分服，口服 5 日休息 2 日，每月 20 剂。

2017 年 7 月 12 日五诊。

刻下症：胸闷气短，咯白痰，时有胃脘不适，余无明显不适，纳眠可，大便每日2～3次，小便调。舌暗红，苔白，脉沉滑。

辨证：脾虚肝郁，瘀毒未尽。

处方：法半夏30 g，陈皮10 g，茯苓30 g，炙甘草6 g，川芎30 g，土鳖虫10 g，郁金10 g，藤梨根30 g，木鳖子30 g，蜂房8 g，北豆根8 g，生薏苡仁15 g，太子参30 g。40剂，每日1剂，水煎，早晚分服。

2017年10月18日六诊。

辅助检查：2017年8月25日胃镜示食管局部黏膜呈瘢痕样改变，表面黏膜充血粗糙，局部碘染色阳性，考虑治疗后改变。2017年8月30日胃镜病理示鳞状上皮组织呈慢性炎。2017年8月23日胸CT示食管裂孔疝。复查肿瘤标志物未见异常。

刻下症：胸背痛，每次发作均在凌晨4—6点，纳眠可，大便每日2次，小便调。舌暗红，苔黄腻，齿痕，脉滑。

辨证：脾肾不足，痰瘀内阻。

处方：党参30 g，麦冬30 g，五味子10 g，生黄芪30 g，土鳖虫10 g，炮山甲10 g，丹参30 g，炒白术10 g，茯苓30 g，炙甘草10 g，藤梨根30 g，木鳖子30 g，蜂房8 g，北豆根8 g，淮山药30 g，生薏苡仁15 g，龙葵30 g。40剂，每日1剂，水煎，早晚分服，口服5日休息2日，每月20剂。

2018年4月18日七诊。

辅助检查：2018年3月6日胸CT示食管裂孔疝，双肺多发散在小结节及类结节影，大者直径约4 mm。复查肿瘤标志物未见异常。

刻下症：胸背痛，胃脘不适，纳眠可，二便调。舌暗红，苔薄黄，脉弦滑。

辨证：肾亏瘀毒。

处方：土鳖虫10 g，炮山甲10 g，藤梨根30 g，木鳖子30 g，蜂房8 g，北豆根8 g，蜈蚣3条，全蝎5 g，柴胡10 g，黄芩10 g，桂枝10 g，白芍15 g，党参30 g，法半夏10 g，大枣10 g，干姜6 g，八月札10 g，杭菊花10 g，焦山栀10 g，海藻30 g，生甘草15 g，白花蛇舌草60 g，半枝莲60 g。40剂，每日1剂，水煎，早晚分服，口服5日休息2日，每月20剂。

其间复查稳定，定期调方。2019年4月17日八诊。

刻下症：偶有头晕，偶有牙龈肿痛，口干，胃脘不适，胸骨后烧灼感，烧心，纳眠可，二便调。舌暗红，苔白腻，脉沉弦。

辨证：相火肝郁，痰毒瘀阻。

处方：土鳖虫10 g，炮山甲10 g，肉桂5 g（后下），黄连10 g，吴茱萸

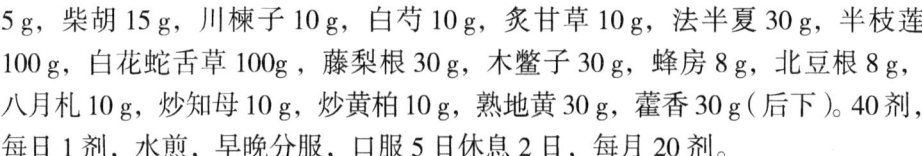

5 g,柴胡15 g,川楝子10 g,白芍10 g,炙甘草10 g,法半夏30 g,半枝莲100 g,白花蛇舌草100 g,藤梨根30 g,木鳖子30 g,蜂房8 g,北豆根8 g,八月札10 g,炒知母10 g,炒黄柏10 g,熟地黄30 g,藿香30 g(后下)。40剂,每日1剂,水煎,早晚分服,口服5日休息2日,每月20剂。

其间复查稳定,定期调方。2019年7月19日九诊。

辅助检查:2019年7月14日复查肿瘤标志物、血常规、肝肾功能均未见异常。

刻下症:胃脘不适,空腹明显,喜温喜按,大便不成形,肛门灼热感,纳眠可,小便调。舌淡暗,苔白腻,脉沉滑。

辨证:肝郁脾虚,瘀毒内阻。

处方:黄芩10 g,白芍30 g,败酱草15 g,八月札10 g,藤梨根60 g,桂枝10 g,茯苓10 g,土鳖虫10 g,白豆蔻15 g(后下),延胡索15 g,黄柏10 g,太子参30 g,木鳖子10 g,秦皮10 g。20剂,每日1剂,水煎,早晚分服,口服5日休息2日,每月20剂。

患者定期复查随访至2021年,病情稳定,后失访。

【按语】

本例患者为老年人,确诊为食管癌后因存在手术相对禁忌症未行手术治疗,仅单纯局部放疗。明代张景岳《景岳全书》说"凡脾肾不足及虚弱之人,多有积聚之病"。患者老年气血亏虚,脾肾不足,脾虚则痰湿内生,气虚推动无力,血虚血行无力,瘀血内生,痰湿、瘀血为癌毒发生的基础,食管位于人体上部,中医认为上为阳,癌毒其性常动,乃燚毒为患,故而当扶正祛邪,解毒灭燚。

首诊时患者以胸闷、反酸、脉细为主证,王教授辨证为气血亏虚为本,脾虚为主,肝郁为标,毒邪为标,当治以益气养血为主,重用生黄芪,配以四物汤益气养血,肝木克伐脾土,脾热内蕴故而反酸,治以《丹溪心法》之左金丸,但剂量上略有不同。以青皮、枳壳疏肝理气,法半夏、竹茹清热化痰,以藤梨根、木鳖子等药清热抗癌解毒,此后数诊均偶有瘀证,均以土鳖虫活血化瘀,炮山甲化痰散结通络。

二诊时患者瘀血较重,以桂枝、丹参活血,丹参重用至30 g以通心络,以薤白豁痰通阳,鹿角霜补肾阳,助生黄芪补气,阿胶珠滋补肝肾养血,配黄连即黄连阿胶汤之意,取其清心火,补肾水"泻南补北",单用一味藤梨根抗癌解毒。

三诊时患者放疗后出现咳嗽咯痰，以苦杏仁宣肺止咳，川贝母润肺化痰，败酱草等清热，再入左金丸清胃热，八月札疏肝理气散结，同时以巴戟天、鹿角霜、菟丝子补肾精，熟地黄、山茱萸滋补肾阴，生黄芪健脾益气，肾阴阳互根互用；此时阴阳同调，大补气血，促使正气有力抗邪。

四诊时患者偶有心慌、牙痛，考虑虚火上浮，《金匮要略》所谓"火逆上气"，以麦门冬汤滋补气阴，法半夏降气化痰，交泰丸之黄连清心火，肉桂引热下行，柴胡疏肝，郁金凉血清肝，续以生黄芪、女贞子、熟地黄等药养阴益气。

此后患者病情基本稳定，五诊至七诊基本治法同前，患者多次复查病情均稳定。八诊时患者以头晕、牙痛为主，以炒知母、炒黄柏、熟地黄滋肾清热，以交泰丸引火归元。脉见沉弦，苔白腻，痰瘀互结之证，在化痰活血的基础上，重用半枝莲、白花蛇舌草抗癌解毒灭燚，破癌毒之巢，重用藿香芳香化湿，佐助法半夏化痰。九诊继用前法加减。本患者自2015年随访至2021年，采用中药扶正解毒灭燚联合放疗，病情稳定，生活质量良好。

案6 乳腺癌：疏肝补肾、解毒利湿法有效改善患者生活质量

丁某，女，61岁，初诊时间：2007年11月6日。

主诉：右侧乳腺癌术后7年，右肺转移术后3月余。

现病史：患者2000年12月行右乳癌根治术，术后病理示（右乳腺）浸润性导管癌。免疫组化示ER（＋），PR（－），HER－2（＋）。术后化疗6个周期，口服他莫昔芬2年至闭经，间断服用中药2月余，其间病情稳定。2007年9月12日复查PET/CT示右肺下叶结节，氟代脱氧葡萄糖代谢增高，考虑周围型肺癌；右肺上叶胸膜下结节，未见氟代脱氧葡萄糖异常代谢。2007年9月19日行右肺下叶切除、纵隔淋巴结清扫、右肺上叶结节切除术。术后病理示右侧乳腺浸润性导管癌，伴右肺下叶转移。淋巴结未见转移。2007年10月13日因胸闷气短于当地医院行右侧胸腔积液引流300 mL后喘憋好转，目前患者持续化疗中，现为求中药治疗来诊。

刻下症：右胸憋闷，时有牵拉痛，右臂肿胀，左乳胀痛，纳可眠差，二便调。舌暗红，苔薄白，脉沉细。

西医诊断：右乳浸润性导管癌术后（Ⅳ期）；肺继发恶性肿瘤切除术后；右侧恶性胸腔积液。

中医诊断：乳癌病。

第三部分 改善肿瘤患者症状,提高生活质量

辨证:肝郁脾虚,痰瘀互结。

处方:乳香10g,没药10g,延胡索10g,蜈蚣3条,全蝎5g,川芎30g,玫瑰花10g,柴胡10g,当归15g,白芍30g,枳壳10g,牡丹皮10g,焦栀子10g,半边莲20g,泽泻10g,猪苓15g,冬瓜皮15g,桂枝10g,车前草15g,车前子15g(包煎),山慈菇20g,路路通10g。20剂,每日1剂,水煎,早晚分服。

其间随证调方,病情稳定,2007年12月11日二诊。

刻下症:脱发,服药后觉食欲不佳,大便偏稀,头痛,纳差,眠差,大便日3~4行,汗多,药后右胸憋闷、右臂肿胀较前减轻。舌淡暗,苔薄黄,脉细滑。

处方:太子参30g,生谷芽30g,砂仁10g(后下),生黄芪30g,桂枝10g,白芍30g,黄芩10g,首乌藤30g,炒酸枣仁30g,当归15g,柏子仁15g,夏枯草30g,生薏苡仁30g,车前子15g(包煎),车前草30g,路路通10g,柴胡10g,枳壳10g,络石藤30g,炒白术10g,炙甘草6g,茯苓10g。20剂,每日1剂,水煎,早晚分服。

其间随证调方,病情稳定,2008年4月22日三诊。

辅助检查:头颅MRI(2008年4月18日)示未见异常。肿瘤标志物(2008年4月18日)示癌胚抗原7.59ng/mL。癌胚抗原(2007年9月10日)2.98ng/mL。

刻下症:患者自诉6个周期化疗后,脚趾麻木,足跟疼痛,手指略麻木,咽中异物感,胃脘胀闷不适,纳差,眠差,入睡困难,多梦,易醒,二便调。舌淡,苔薄白,脉细。

处方:牡丹皮10g,地龙10g,生黄芪50g,桂枝10g,当归15g,土鳖虫10g,川芎30g,浙贝母30g,黄连10g,阿胶10g,车前草15g,冬瓜皮15g,蜈蚣3条,柏子仁15g,竹茹10g,白芍30g,柴胡10g,黄芩10g,全蝎5g,生牡蛎30g(先煎)。20剂,每日1剂,水煎,早晚分服。

其间随证调方,病情稳定,2008年12月16日四诊。

刻下症:阵发头痛,纳差,药后胃脘阻塞感减轻,双手关节疼痛,时有舌头麻木感,服药后大便溏稀,眠差,入睡困难,易醒,小便频,偶有心慌、心悸,汗出,潮热。舌淡暗,苔薄黄,脉细滑。

处方:焦栀子10g,牡丹皮10g,地龙10g,土鳖虫10g,川芎30g,熟地黄30g,炙龟板30g(先煎),炮山甲10g,生薏苡仁30g,焦三仙各30g,山药30g,炒酸枣仁30g,首乌藤30g,夏枯草30g,石决明30g,砂

仁 10 g（后下），生牡蛎 30 g（先煎），柴胡 10 g，黄芩 10 g，法半夏 10 g。20 剂，每日 1 剂，水煎，早晚分服。

其间随证调方，病情稳定，2009 年 4 月 14 日五诊。

刻下症：乏力，食欲不佳，无恶心呕吐，眠差，入睡困难，其余无明显不适。舌淡红，苔黄根腻，脉沉细滑。

处方：党参 30 g，生薏苡仁 30 g，砂仁 10 g（后下），生谷芽 30 g，远志 10 g，肉桂 2 g（后下），生黄芪 20 g，炒酸枣仁 30 g，熟地黄 50 g，首乌藤 30 g，半枝莲 30 g，焦栀子 10 g，玫瑰花 10 g，法半夏 15 g，陈皮 10 g，茯苓 10 g，炒白术 10 g，炙甘草 6 g，山慈菇 30 g，柴胡 10 g，黄芩 10 g，夏枯草 30 g。20 剂，每日 1 剂，水煎，早晚分服。

其间随证调方，病情稳定，2009 年 9 月 1 日六诊。

刻下症：阴天时胸背疼痛，情绪不佳时眩晕，纳少，无食欲，入睡困难，口渴，咽痒，夜里自觉胸部烧灼感，二便调。舌暗，苔白，脉沉弱。

处方：熟地黄 30 g，女贞子 15 g，枸杞子 15 g，柴胡 10 g，枳壳 10 g，当归 30 g，白芍 30 g，牡丹皮 10 g，焦栀子 10 g，玫瑰花 10 g，夏枯草 30 g，草河车 15 g，半枝莲 20 g，川芎 30 g，砂仁 10 g（后下），藿香 10 g（后下），生龙骨 30 g（先煎），生谷芽 30 g，生牡蛎 30 g（先煎）。20 剂，每日 1 剂，水煎，早晚分服。

其间随证调方，病情稳定，2010 年 9 月 8 日七诊。

刻下症：偶有胸闷，偶有烧心，干咳无痰，呛咳，眠差，入睡困难，易醒，纳可，二便调。舌红，苔薄，脉弦。

处方：柴胡 10 g，当归 15 g，白芍 30 g，炙甘草 10 g，川贝母 10 g，首乌藤 30 g，枸杞子 15 g，炒酸枣仁 30 g，熟地黄 30 g，龟板 30 g（先煎），夏枯草 30 g，浙贝母 30 g，玄参 30 g，生龙骨 30 g（先煎），吴茱萸 3 g，黄连 6 g，半枝莲 30 g，生牡蛎 30 g（先煎），山慈菇 30 g。20 剂，每日 1 剂，水煎，早晚分服。

其间随证调方，病情稳定，2010 年 12 月 22 日八诊。

刻下症：失眠，胸闷，烘热汗出，心慌气短，纳可，大便稀，每日 2～3 次，小便可。舌暗红，苔白，脉沉。

处方：熟地黄 30 g，肉桂 2 g（后下），牡丹皮 10 g，盐知母 10 g，首乌藤 30 g，夏枯草 30 g，生龙骨 30 g（先煎），炒酸枣仁 30 g，柴胡 10 g，白芍 30 g，枳壳 10 g，生薏苡仁 30 g，太子参 30 g，茯苓 10 g，莪术 10 g，炮山甲 10 g（先煎），络石藤 30 g，路路通 10 g，车前草 10 g，生牡蛎 30 g（先煎）。

20 剂，每日 1 剂，水煎，早晚分服。

其间随证调方，病情稳定，2012 年 7 月 19 日九诊。

刻下症：心烦不安，眠差，纳可，时有头痛，手足发凉，二便调。舌红，苔白腻，脉沉细。

处方：法半夏 30 g，远志 10 g，黄芩 10 g，白芍 30 g，炙甘草 10 g，浮小麦 30 g，大枣 10 g，盐知母 10 g，川芎 30 g，生牡蛎 30 g（先煎），夏枯草 30 g，黄柏 10 g，熟地黄 30 g，女贞子 15 g，郁金 10 g，当归 15 g，首乌藤 30 g，茯苓 10 g，巴戟天 30 g，炒酸枣仁 30 g，生薏苡仁 30 g，半枝莲 30 g，炙龟板 30 g，山慈菇 30 g。20 剂，每日 1 剂，水煎，早晚分服。

【按语】

乳腺癌是严重威胁全世界女性健康的第一大恶性肿瘤，新发乳腺癌病例中 3%～10% 的女性在确诊时即有远处转移。早期患者中 30%～40% 可发展为晚期乳腺癌，5 年生存率约为 20%。

晚期乳腺癌中医辨证多为正虚邪实，以扶正固本、祛邪抗癌为基本治法。其中正虚多以脾肾两虚为主，邪实以癌毒为主。乳腺癌早期多为肝郁脾虚，晚期多为正虚毒结，且气滞、血瘀、痰阻相兼而病，病极难治。癌毒乃肾元异化而成，大多数医家认为肾脏多为虚证，肾主先天生殖之精，类似于现代医学所述之 DNA、RNA，现代医学认为恶性肿瘤的发生部分原因是 DNA、RNA 的突变或异常表达，相当于肾精异化产生有形之肿物，即"肾实"，针对"肾实"，需以泄肾为主，常用瞿麦、车前子、泽泻等药物泄肾利水治疗"肾实"。

本例首诊以右上肢肿胀为主要不适，同时还有肺转移、恶性胸腔积液，导致患者偶有胸闷不适，四诊合参，中医辨证为肝郁脾虚、痰瘀互结，治以疏肝解郁、化痰散结。以加味逍遥散、柴胡疏肝散加减疏肝解郁；乳香、没药通络定痛；蜈蚣、全蝎活血通络；以车前子利水道通小便而泄"肾实"，配合五苓散健脾利水，缓解上肢肿胀，冬瓜皮以皮治皮，路路通通络利水，《本草纲目拾遗》谓路路通能"搜逐伏水"；血不利则为水，故而重用川芎至 30 g 以活血，使血行则水去。

二诊时患者右胸憋闷、右臂肿胀较前好转，但食欲不佳，以砂仁配生谷芽理脾开胃；四君子汤、黄芪桂枝汤益气健脾，且能益气通络缓解右上肢肿胀；以首乌藤、炒酸枣仁、柏子仁养心安神。

三诊时患者化疗期间出现手足麻木，为气虚血瘀、气血不能荣养四末所致，继续以黄芪桂枝五物汤益气通络，重用生黄芪至 50 g 以补气推动气血运行，化疗后损伤患者脾胃功能，以竹茹化痰止呕，阿胶养血补血，浙贝母散结化痰，黄连、黄芩、白芍配阿胶乃黄连阿胶汤，功在清心养阴而安眠。

四诊时患者潮热汗出明显，以小柴胡汤疏肝健脾，夏枯草配牡丹皮清热散结，地龙配土鳖虫活血化瘀、活血通络，熟地黄、炙龟板滋阴清热，此后几诊，均以上法加减出入。本案例中养阴以熟地黄、龟板、女贞子、阿胶等，安神以黄连阿胶汤、甘麦大枣汤等，配合首乌藤养阴安神，生龙骨、生牡蛎等重镇潜阳。

患者为晚期乳腺癌，我们基于泄肾学说中药治疗5年，配合现代医学化疗等治疗，使晚期乳腺癌患者生存期维持5年以上，生活质量良好，可见中药确有减毒增效之功。

案7 鼻咽癌：疏肝健脾、补肾解毒法改善患者生活质量

温某，女，71岁，初诊时间：2022年10月19日。

主诉：鼻咽癌术后18年余，放疗后，发现肺及胸膜转移5年余。

现病史：患者2004年行鼻咽癌手术（具体不详）。2017年7月6日病理示右肺上叶腺样囊性癌。2019年9月2日PET/CT示左侧胸膜转移，左肺内见多发结节影，大者大小为1.3 cm×0.9 cm。

刻下症：右胸及背部疼痛剧烈，胸闷气短，活动后见气喘，乏力，纳可，眠差，大便干，2~3日1行，小便调。舌暗，苔薄黄，脉弦细。

西医诊断：鼻咽恶性肿瘤。

中医诊断：鼻咽癌病。

辨证：肝郁脾虚，浊毒瘀阻。

处方：桔梗10 g，羌活10 g，蜈蚣3条，全蝎5 g，苦参20 g，桂枝10 g，杭芍30 g，防风15 g，柴胡10 g，黄芩10 g，红曲10 g，龙葵50 g，海风藤15 g，白豆蔻15 g（后下），白花蛇舌草60 g，半枝莲60 g。20剂，每日1剂，水煎，早晚分服。

其间随证调方，病情稳定，2023年2月8日二诊。

刻下症：左肩、左腋下痛，仍乏力，气喘气短，胸闷失眠，纳一般，难入睡，梦多，小便黄，大便干。舌暗，苔薄黄，脉弦细。

处方：桔梗10 g，羌活10 g，蜈蚣3条，全蝎5 g，苦参20 g，桂枝10 g，杭芍30 g，防风15 g，柴胡10 g，黄芩10 g，红曲10 g，龙葵50 g，海风藤15 g，白花蛇舌草60 g，半枝莲60 g，制川乌10 g（先煎），制草乌10 g（先煎），延胡索10 g。20剂，每日1剂，水煎，早晚分服。

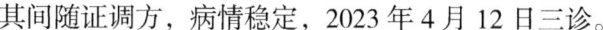

其间随证调方,病情稳定,2023 年 4 月 12 日三诊。

刻下症:左肩、左腋下痛,头晕乏力,大便干,4~5 日 1 行,小便可。舌暗,苔薄黄,脉弦细。

处方:蜈蚣 3 条,全蝎 5 g,川芎 30 g,土鳖虫 10 g,莪术 10 g,法半夏 30 g,竹茹 30 g,郁金 10 g,石菖蒲 10 g,龙葵 50 g,半枝莲 150 g,白花蛇舌草 150 g,干姜 10 g,炙甘草 10 g,决明子 15 g。40 剂,每日 1 剂,水煎,早晚分服。

其间随证调方,病情稳定,2023 年 7 月 12 日四诊。

刻下症:偶头晕,胸闷气短乏力,自汗,纳眠可,大便干,2~3 日 1 行,小便调。舌红,苔黄,脉弦。

处方:莪术 10 g,土鳖虫 10 g,苦参 15 g,生黄芪 30 g,白术 10 g,防风 10 g,龙葵 30 g,白英 30 g,白花蛇舌草 120 g,半枝莲 120 g,太子参 30 g,蜈蚣 3 条,全蝎 5 g,蒲黄 10 g,生大黄 10 g,制川乌 10 g(先煎),制草乌 10 g(先煎),肉桂 10 g。20 剂,每日 1 剂,水煎,早晚分服。

其间随证调方,病情稳定,2023 年 8 月 16 日五诊。

刻下症:疲劳乏力,右侧腰部疼痛,纳眠可,大便干,2~3 日 1 行,小便调。舌红,苔黄,脉弦。

处方:柴胡 30 g,黄芩 10 g,党参 30 g,炙甘草 10 g,大枣 10 g,桂枝 10 g,杭芍 15 g,法半夏 15 g,海风藤 15 g,络石藤 15 g,羌活 10 g,鸡血藤 50 g,肉桂 10 g,川连 10 g,龙葵 30 g,半枝莲 60 g,白豆蔻 10 g(后下),瓜蒌 30 g。20 剂,每日 1 剂,水煎,早晚分服。

【按语】

患者确诊鼻咽癌 18 年余,要求中药治疗。依据我们对恶性肿瘤核心病机的认识和癌毒学说,癌毒是在内外因素作用下,导致的全身脏腑阴阳气血失调,气滞、血瘀、痰结、热毒等相互纠结,日久积滞而成有形之肿块的一个病理过程。虚、痰、瘀、毒是导致肿瘤发生的基本病理因素。正气亏虚,痰湿、瘀血内生,凝结于鼻咽,形成鼻咽癌。鼻咽癌患者多为肝郁脾虚,浊毒瘀阻,发而为病。

首诊时患者右胸及背部疼痛剧烈,考虑其为肝气郁结,加之脾虚无以濡养胸背所致,肾阴亏虚则无以补充津液,故以桔梗、杭芍理肝气,固护中焦;重用白花蛇舌草、半枝莲抗癌解毒;龙葵清热解毒;蜈蚣、全蝎通络散结。

二诊时患者左肩及左腋下疼痛,考虑患者为肝气郁结所致,由于患者痛甚,故加制川乌、制草乌、延胡索各 10 g 以止痛。

三诊时患者左肩、左腋下痛，考虑癌毒内侵，阻滞经络，痛则不通，故而加大半枝莲、白花蛇舌草用量以清热解毒、抗癌散结。

四诊时患者胸闷气短乏力，加玉屏风散以补脾益肺，固护中焦，固表止汗。

五诊时患者右侧腰部疼痛，考虑不通则痛，故加海风藤、络石藤、鸡血藤，以藤通经络，减轻患者痛苦，改善患者生活质量。

案8　左肺上叶结节：补益脾肾、化痰解毒法有效改善患者生活质量

闫某，女，88岁，初诊时间：2021年6月2日。

主诉：发现左肺上叶结节2月余。

现病史：患者于2021年4月发现左肺上叶结节，考虑恶性病变，未行病理检查，未予系统治疗。2021年4月2日行PET/CT示左肺上叶不规则结节伴放射性摄取增高，大小约1.9 cm×1.5 cm。右肺下叶基底段小结节，放射性摄取增高，直径约0.6 cm。纵隔及双肺门多发淋巴结伴钙化，较大者约为2.3 cm×1.7 cm。

刻下症：咽痒，易疲劳乏力，易腹痛腹胀，纳少，眠安，小便调，腹泻，3次/日。舌暗，苔白，脉弦滑。

西医诊断：肺占位性病变。

中医诊断：肺积。

辨证：脾虚相火痰毒。

处方：桑叶15 g，菊花15 g，柴胡15 g，黄芩10 g，白芍30 g，炙甘草10 g，焦山楂10 g，焦神曲10 g，焦麦芽10 g，防风10 g，白英30 g，夏枯草30 g，白花蛇舌草90 g，半枝莲90 g，苦参15 g，白豆蔻15 g（后下），蜈蚣3条，桂枝10 g。20剂，每日1剂，水煎，早晚分服。

其间随证调方，病情稳定，2021年10月27日二诊。

刻下症：饭前后咳吐白色泡沫样稀痰，偶咽痒，干咳，纳可，眠浅多梦，小便可，大便日2～3次，腹泻减轻，怕凉，背凉，手脚凉。舌暗红，舌中有裂纹，有齿痕，苔薄白，脉弦左稍滑。

处方：白花蛇舌草180 g，半枝莲180 g，柴胡15 g，黄芩10 g，太子参30 g，桂枝10 g，半夏15 g，龙葵30 g，白英30 g，白豆蔻15 g（后下），防风10 g，黄芪30 g，柏子仁15 g，百合15 g。15剂，每日1剂，水煎，早晚分服。

其间随证调方，病情稳定，2022年4月6日三诊。

刻下症：腰部发凉，咽痒，咽中有少量白黏痰，双下肢无力，纳可，眠浅多梦，二便调。舌暗，少苔，脉弦。

处方：柴胡30 g，黄芩10 g，党参30 g，炙甘草10 g，大枣10 g，桂枝10 g，白芍15 g，半夏15 g，淫羊藿20 g，防风15 g，龙葵30 g，白花蛇舌草180 g，半枝莲180 g，肉桂5 g，黄连15 g，酸枣仁40 g，夏枯草30 g，浙贝母30 g。40剂，每日1剂，水煎，早晚分服。

其间随证调方，病情稳定，2022年10月26日四诊。

刻下症：偶有咽痒，白黏痰，脚腕水肿，膝软无力，烧心明显，纳可，眠可，多梦，大便4～5日1行，质不干，无便意，小便调。舌红，有齿痕，有裂纹，苔薄白，脉弦。

处方：熟地黄60 g，麦冬30 g，巴戟天30 g，茯苓10 g，黄连20 g，柴胡10 g，黄芩10 g，车前子15 g，败酱草15 g，太子参30 g，龙葵50 g，白英50 g，白花蛇舌草120 g，半枝莲120 g，夏枯草30 g，猫爪草20 g，土鳖虫10 g，伊贝母10 g，苦杏仁10 g。20剂，每日1剂，水煎，早晚分服。

其间随证调方，病情稳定，2023年5月31日五诊。

刻下症：背部时作阵咳，白痰，双下肢乏力，纳可，大便黏滞，2～3日1行，眠尚可，多梦。舌淡红，苔少，脉沉细。

处方：柴胡10 g，黄芩10 g，车前子15 g，败酱草15 g，太子参30 g，龙葵50 g，白英50 g，白花蛇舌草120 g，半枝莲120 g，夏枯草30 g，猫爪草20 g，土鳖虫10 g，苦杏仁10 g，浙贝母30 g，白豆蔻15 g（后下），桂枝10 g，白芍30 g，远志10 g。20剂，每日1剂，水煎，早晚分服。

【按语】

本例患者发现左肺上叶结节，行PET/CT示左肺上叶不规则结节伴放射性摄取增高，大小约1.9 cm×1.5 cm，临床具有一定恶变风险。癌毒是在内虚的基础上，体内外各因素共同作用产生的特异性致癌因子，是促进肿瘤发生、发展和变化的特殊动力。癌毒产生后导致脏腑功能失调、气血津液运行失常，产生痰浊、瘀血、水饮等病理产物，并吸引这些病理产物胶结在一起，促使癌毒力量由弱变强，最终导致肿瘤的产生。

首诊时该患者出现左肺上叶不规则结节，其最大直径大于1 cm，存在恶变风险，同时伴有咽痒、疲劳乏力、腹痛腹胀、纳少、腹泻，考虑为脾虚相火痰毒。脾气虚弱，运化水谷精微能力衰退，运化失常故而疲劳乏力、腹痛腹胀、纳少、腹泻，故用柴胡桂枝汤合夏枯草、焦山楂、焦神曲和焦麦芽调理肝脾，固护脾胃，助脾胃运化，固摄卫气。风邪犯肺、咽喉不利从而出现咽痒等症状，故用桑叶、菊花、防风疏风散邪，清肺润燥。重用白花蛇舌草、半枝莲和蜈蚣解毒散结，攻其毒实。

二诊较首诊患者仍有咽痒、眠浅多梦、腹泻，但症状减轻，故守上方。加黄芪、太子参、半夏益气化痰止咳。患者眠浅多梦，故加柏子仁、百合养血宁心安神。

三诊时患者症状好转，睡眠仍表现不佳，多梦，故加黄连、肉桂、酸枣仁交通心肾，养心安神，心神得安则失眠向愈。

四诊、五诊时患者症状较前均有所改善，新出现双下肢乏力，以引火汤为主方，配合苦杏仁、浙贝母、太子参益气化痰止咳，土鳖虫、败酱草以活血化痰，使癌毒得清，相火得以归元，痰瘀得消。

参考文献

［1］BRAY F, LAVERSANNE M, SUNG H, et al. Global cancer statistics 2022: GLOBOCAN estimates of incidence and mortality worldwide for 36 cancers in 185 countries［J］. CA Cancer J Clin, 2024, 74（3）: 22.

［2］孙亚飞, 徐图, 陈超波. 三阴性乳腺癌治疗的研究进展［J］. 中国现代普通外科进展, 2024, 27（9）: 714-719.

［3］方梓儒, 周欢欢, 王晓稼. 2024年ASCO年会HR+/HER2-晚期乳腺癌治疗研究进展［J］. 中国肿瘤临床, 2024, 51（22）: 1164-1169.

［4］李姝蒙, 陈芋屹, 吴桐桐, 等. 西医一线、中医药联合西医一线治疗广泛期小细胞肺癌的研究进展[J]. 中国医药导报, 2023, 20（30）: 43-46.